U0781473

國家古籍整理出版專項經費資助項目

中華古籍保護計劃

ZHONG HUA GU JI BAO HU JI HUA CHENG GUO

·成果·

中華醫藏

第三編

叢書卷

體仁彙編

1

（明）彭用光 撰

《中華醫藏》編委會 編
江凌圳 主編

國家圖書館出版社

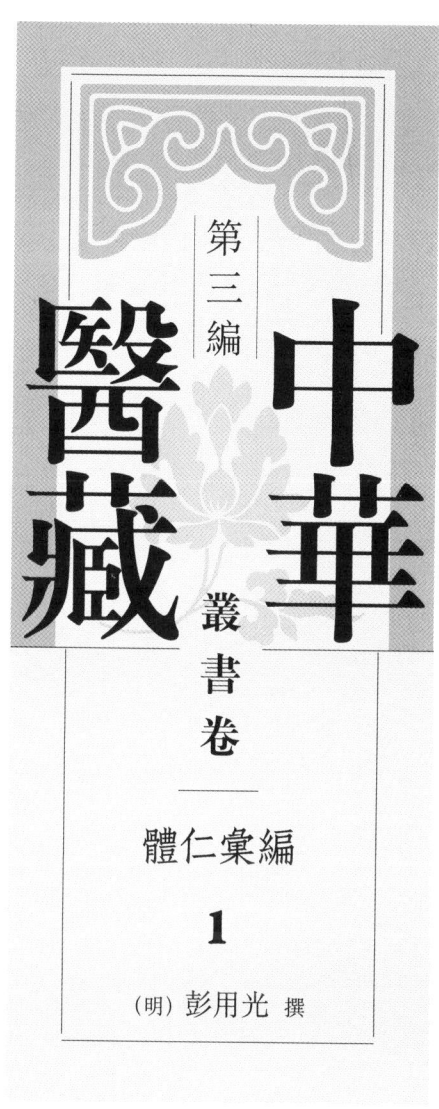

圖書在版編目(CIP)數據

體仁彙編:全二册/(明)彭用光撰;《中華醫藏》編委會編;江凌圳主編.—北京:國家圖書館出版社,2024.6
(中華醫藏·第三編·叢書卷)
ISBN 978-7-5013-8116-6

Ⅰ.①體… Ⅱ.①彭… ②中… ③江… Ⅲ.①中醫典籍-中國-明代
Ⅳ.①R2-52

中國國家版本館 CIP 數據核字(2024)第 090288 號

書　　名　體仁彙編(全二册)
著　　者　(明)彭用光 撰
叢 書 名　中華醫藏·第三編·叢書卷
著　　者　《中華醫藏》編委會 編　江凌圳 主編
項目統籌　殷夢霞
責任編輯　張愛芳　靳　諾　宋紅垚
編　　務　湯紅霞
封面設計　敬人書籍設計工作室

出版發行　國家圖書館出版社(北京市西城區文津街 7 號　100034)
(原書目文獻出版社　北京圖書館出版社)
010-66114536　63802249　nlcpress@nlc.cn(郵購)
網　　址　http://www.nlcpress.com
印　　裝　河北三河弘翰印務有限公司
版次印次　2024 年 6 月第 1 版　2024 年 6 月第 1 次印刷

開　　本　787×1092　1/16
印　　張　70.25
書　　號　ISBN 978-7-5013-8116-6
定　　價　1600.00 圓

《中華醫藏》規劃指導委員會　編纂委員會

專家委員會人員名單（二〇一二年）

規劃指導委員會

主任委員：蔡　武　王國强

副主任委員：楊志今　周和平　李大寧

委　　員：趙　雯　于　群　劉小琴　詹福瑞　蘇　國　石鵬建　閆　金　王　居

孫光奇　裴　飈　段　勇　王　煉　桑濱生　李　昱　晋保平

規劃指導委員會辦公室

主　　任：劉小琴

副 主 任：張志清　李　昱

成　　員：尹壽松　王思成　崔　蒙　柳長華　王振國

專家委員會

顧　問：傅熹年　丁　瑜　王　堯　安平秋

主任委員：李致忠　王永炎

副主任委員：曹洪欣

委　員（按姓氏筆畫排序）：

王玉川　石學敏　史金波　白化文　朱良春　朱鳳瀚　李今庸　李經緯

余瀛鰲　馬繼興　陸廣莘　陳可冀　張燦玾　程毅中　路志正　鄧鐵濤

注：《中華醫藏》規劃指導委員會、編纂委員會、專家委員會人員名單據二〇一二年八月文化部、國家中醫藥管理局『關於成立《中華醫藏》規劃指導委員會、《中華醫藏》編纂委員會、《中華醫藏》專家委員會的通知』（文公共函〔二〇一二〕一五八五號）

#《中華醫藏》規劃指導委員會　編纂委員會

專家委員會人員名單（二〇二二年）

規劃指導委員會

主任委員：胡和平　余艷紅　于文明

副主任委員：張　旭　熊遠明　王志勇

委　　員：馬秦臨　李　宏　陳彬斌　張志清　唐愛華　孫志誠　王新祥　王啓明
王小龍　張劍輝　羅　静　崔建民　王思成　劉群峰　李　昱　陳榕虎

規劃指導委員會辦公室

主　　任：陳彬斌　李　昱

副 主 任：張志清　陳榕虎

成　　員：湯　琳　邱　岳　賀曉路　李海燕　蕭永芝　王振國

編纂委員會

主任委員：熊遠明　黃璐琦　張伯禮

副主任委員：陳彬斌　李　昱　張志清

委　　員（按姓氏筆畫排序）：

王　麗　王　鵬　王旭東　王春艷　王映輝　王振國　扎　巴　玉臘波
艾爾肯·卡斯木　布仁達來　邢玉瑞　多吉卓嘎　江凌圳　李文林　李海峰
李海燕　李國慶　李燦東　李鴻濤　李耀輝　吴　格　吴元豐　何清湖
佟　琳　汪　劍　沈乃文　宋　坪　宋咏梅　林世田　和中浚　胡方林
胡旺林　徐憶農　殷夢霞　陳仁壽　陳先行　陳紅彦　陳麗雲　黃建明
黃潤華　崔　爲　許逸民　張其成　張華敏　張偉娜　張愛芳　張樹劍
張豐聰　達　娃　達力扎布　楊　峰　楊繼紅　甄雪燕　趙　瓊　趙　艷
蕭永芝　蔡永敏　蔡鴻新　蔣力生　鄧　都　劉更生　戴　銘　鞠寶兆
魏　崇　儲戟農　蘇品紅　羅　琳　羅艷秋

編纂委員會辦公室

主　　任：張志清　唐旭東

副 主 任：湯　琳　邱　岳　蘇品紅　李海燕

蕭永芝　王振國　魏　崇

成　　員（按姓氏筆畫排序）：

王　沛　王　鵬　王春燕　王映輝　王紅蕾　李　辰　李　兵　李　萌

李雨欣　李鴻濤　佟　琳　宋咏梅　范　磊　周　揚　洪　琰　陳　聰

陳廣坤　張　磊　張效霞　張偉娜　張愛芳　張豐聰　葛　政　賀曉路

楊照坤　趙文友　臧守虎　劉更生　儲戟農

專家委員會

顧　問：傅熹年　丁　瑜　王　堯　安平秋

主任委員：周和平　李致忠　王永炎

副主任委員：曹洪欣

委　員（按姓氏筆畫排序）：

于智敏　王　琦　王玉川　王旭東　王莒生　王振國　王國辰　石學敏
史金波　白化文　仝小林　邢玉瑞　朱良春　朱鳳瀚　伊廣謙　李大寧
李今庸　李秀明　李宗友　李經緯　李鴻濤　余瀛鰲　沈澍農　武繼彪
孟慶雲　胡曉峰　柳長華　段逸山　馬繼興　高文柱　陸廣莘　陳可冀
陳其廣　黃龍祥　崔　蒙　張如青　張志斌　張華敏　張瑞賢　張燦玾
萬　芳　董洪利　程毅中　焦振廉　楊成凱　楊金萍　裘　儉　甄　艷
路志正　趙京生　臧守虎　鄭金生　鄧鐵濤　魯兆麟　劉保延　劉時覺
諸國本　潘桂娟　薛清祿　錢超塵　嚴世芸　嚴季瀾

注：《中華醫藏》規劃指導委員會、編纂委員會、專家委員會人員名單據二〇二二年六月文化和旅游部、國家中醫藥管理局『關於調整《中華醫藏》規劃指導委員會、編纂委員會、專家委員會的通知』（文旅公共發〔二〇二二〕六八號）

前言

中醫藥是中華民族的偉大創造，是包括我國漢族和少數民族醫藥在内的各民族醫藥的統稱，具有悠久的歷史傳統、獨特的理論體系和豐富的技術方法，反映了中華民族對自然、生命、健康和疾病的認識，是我國獨具特色優勢的衛生、經濟、科技、文化和生態資源，具有科學和人文雙重屬性。中醫藥古籍承載着中華民族特有的精神價值、思想智慧和生命健康知識，藴含着豐富而寶貴的原創思維、獨特理論和實踐經驗，是養生保健、防病治病理論與方法的寶藏，更是中醫藥科技創新和學術進步的源泉。發掘、整理、保護和利用中醫藥古籍，不僅是弘揚中華優秀傳統文化的重要舉措，也是傳承中醫藥學術精華、促進中醫藥原始創新的必由路徑。

毛澤東同志指出：『中國醫藥學是一個偉大的寶庫，應當努力發掘，加以提高。』在黨和政府的大力支持與推動下，我國持續開展了中醫藥古籍普查、整理和研究工作。1954年11月，《中共中央批轉中央文委黨組關於改進中醫工作問題的報告》中提出，『整理出版中醫書籍：出版中醫中藥書籍，包括整理、編輯和翻印古典的和近代的醫書』，係中央對中醫藥古籍工作的首次指示，對推動中醫藥古籍工作起到了重要作用。《1963—1972年科學技術發展規劃綱要》將『整理和注解歷代中醫名著』列爲工作任務，中醫藥古籍工作首次被納入國家規劃。爲落實全國《古籍整理出版規劃（1982—1990）》，自1982年起，原衛生部先後下達了二百餘種中醫藥古籍整理研究任務，整理出版了一批經典中醫藥古籍。2005年，財政部設立專項，實施了『中醫古籍搶救工程』。2010年，財政部支持國家中醫藥管理局實施公共衛生專項資金項目『中醫藥古籍保護與利用能力建設』，成果彙成《中國古醫籍整理叢書》陸續出版。同時，在有關部門的推動下，國家圖書館（國家古籍保護中心）、中國中醫科學院中醫藥信息研究所（全國中醫行業古籍保護中心）組織全國專家學者開展了大量調研工作，從一萬三千餘種中醫藥古籍中遴選古籍元典二千二百八十九種，初步形成了《中華醫藏》選目；在進行全國古籍普查的基礎上推進中醫藥古籍普查，編纂中醫藥古籍普查登記目錄，進一步理清了中醫藥古籍的存世狀況。這些工作的開展，使得中醫藥古籍保護、整理和研究工作薪火相傳，延續至今。

習近平總書記指出，『中醫藥學是中國古代科學的瑰寶，也是打開中華文明寶庫的鑰匙』，强調要『切實把中醫藥這一祖先留給我們的寶貴財富繼承好、發展好、利用好』。黨的十八大以來，歷久而彌新的中醫藥學迎來了天時、地利、人和的歷史發展機遇，中醫藥古籍工作得到前所未有的重視和加强。2019年，《中共中央 國務院關於促進中醫藥傳承創新發展的意見》提出『挖掘和傳承中醫藥寶庫中的精華精髓。加强典籍研究利用，編撰《中華醫藏》』。2022年，中共中央辦公廳、國務院辦公廳印發的《關於推進新時代古籍工作的意見》，提出『梳理挖掘古典醫籍精華，推動中醫藥傳承創新發展，增進人民健康福祉』。系統總結、整理、挖掘中醫藥古籍資源，夯實中醫藥學進一步發展的理論基礎，促進中醫藥傳承創新發展，努力保障人民身心健康，增進社會福祉，成爲行業期待、社會所需和時代召喚。爲此，在全國古籍普查工作已取得重大成果的今天，去粗取精，去僞存真，將中醫藥古籍的元典和精華萃爲一編尤爲重要，是一項强固中醫藥傳承創新發展大厦基石的偉大工程。

2018年，財政部正式將《中華醫藏》列入『中華古籍保護計劃』立項資助，由文化和旅游部牽頭，國家中醫藥管理局組織推進，國家圖書館（國家古籍保護中心）、中國中醫科學院中醫藥信息研究所（全國中醫行業古籍保護中心）具體實施。全國二十八家單位、三十四個課題組、近千名專家學者參與，國內外二百餘家古籍館藏機構支持項目實施。

《中華醫藏》是集保存、研究、利用爲一體的中醫藥古籍再生性保護項目。萃取精華、呈現元典，與部次流别、提要鈎玄是這套大型叢書的兩項核心工作，同時致力於推動中醫藥古籍的學術研究與資源開放共享。一方面通過深入細緻的目録學研究和全面實地考察，收録涵蓋中醫藥經典著作、各學科領域源頭性與代表性著作、歷代醫藥名家名著等，所選版本力求最精，采用『編』『類』相結合的方式，集成編纂，以先進的技術手段影印出版，使得珍貴醫籍化身千百，分藏各地，用之當代，垂之後世，架起中醫藥古籍保護和利用的橋梁。另一方面通過『辨章學術，考鏡源流』，形成每一類目的『類序』和每一書目的『提要』，可以爲科學研究提供豐富的文獻基礎，爲文化、教育和相關産業提供系統便捷的研究資料，爲臨床實踐、養生保健提供寶貴的經驗，使後世學者能『即類求書，因書究學』，真正做到『人守其學，學守其書，書守其類』。

《中華醫藏》是國家重大文化工程，是中醫學傳承創新發展的基礎性學術巨著，也是盛世修典的重要體現。《中華醫藏》之『藏』是中國古代醫學典籍之『藏』，不僅是中醫藥古籍文獻的系統彙集和影印出版，更是嚴謹的學術研究和體系創新；既是對存世重要古典醫籍的集結彙總和分類編次，也是對中醫藥學術發展史的一次系統梳理，是歷代傳世醫藥文獻系統研究整理的最新成果。通過遴選編修、影印出版，引領具有版本價值、學術價值和臨床價值的珍貴典籍走出秘閣、服務社會，昭示先賢智慧，傳承醫統正脉，引導原始創新，保護原創權益，爲後世留下一座恢宏而實用的寶庫，意義和價值重大，必將爲加快構建中國特色、中國風格、中國氣派的中醫藥學科體系、學術體系和話語體系，爲中華文明的偉大復興做出更大的貢獻！

編纂一部賅括古今、薈萃百家、涵蓋各科，全面反映中醫藥學發展歷程和成就的大型醫學叢書，是幾代中醫藥學人的夢想。在《中華醫藏》的編纂過程中，全體同仁群策群力，同心同德，不畏艱難，奔走於全國各地，搜采秘本佳籍。同時，該項目得到了社會各界的廣泛支持，許多專家不顧年高事繁，事必躬親，爲項目實施建言獻策、保駕護航。值此《中華醫藏》出版之際，謹對財政部、文化和旅游部、國家中醫藥管理局、中國社會科學院等部委單位的大力支持、悉心指導，對社會各界的鼎力襄助、中醫藥行業同仁的辛勤付出致以崇高的敬意和衷心的感謝！

《中華醫藏》編纂委員會

二〇二二年十月十日

凡例

一、《中華醫藏》是『中華古籍保護計劃』的一項重大成果，由文化和旅游部牽頭，國家中醫藥管理局組織推進，國家圖書館（國家古籍保護中心）、中國中醫科學院中醫藥信息研究所（全國中醫行業古籍保護中心）具體實施。其編纂宗旨爲保護、傳承、整理、利用中醫藥古籍，着力推動中醫藥古籍的學術研究與資源開放共享，揭示中醫藥發展源流，推動中華傳統醫藥科技發展與文化守正創新。

二、《中華醫藏》選録歷代中醫藥經典醫籍，在選擇版本時注重珍稀孤罕善本和有藝術特色的繪刻佳本，共計二千二百八十九種，其中民族醫藥古籍二百二十四種。

三、選録範圍：

（一）寫印於1911年以前（含1911年）的中醫藥古籍，其中民族醫藥古籍年限適當後延；

（二）收録中醫藥古籍僅限紙質文獻；
（三）適當收録在國外寫印的、由中國人編撰的中醫藥著作；
（四）民族醫藥古籍僅爲用漢文或民族文字著述者；
（五）適當收録分散載於《道藏》等各類叢書、類書和文集中的醫、藥、養生論著。

四、選録原則：
（一）中醫藥經典著作及其注釋研究著作。原書已佚的經典著作，選擇最佳輯本；
（二）中醫藥各學科代表著作、源頭性著作；
（三）歷代醫藥名家名著；
（四）地區代表性醫藥著作，如地方本草、地方病專著等；
（五）具有民間特色的中醫藥著作，如鈴醫、草藥醫及行之有效的特殊療法等；
（六）歷代醫事制度、醫家傳略、醫史著作等。

五、本書選録中醫藥古籍儘量選取其存世（包括國内外）最早、最完好、刻印或抄録最佳的版本爲底本；選録之書版本殘損者，進行書版補佚。補配原則如下：

（一）選録古籍的同一版本。某些卷帙分藏數地，則通過補配合成完璧；

（二）補配時，在全面調研的基礎上，選定主體底本（主體底本應是同一版本的古籍中書品狀況最爲完好者），依據主體底本的殘損缺佚情況選擇該書同一版本的其他藏品進行補配，并注明殘損缺佚及補配的相關信息。

六、本書按分類編年法編排：

（一）全書設二級結構，第一級爲『編』，第二級爲『類』。全書分四編，具體如下：

第一編：醫經（内經、難經）、傷寒金匱、本草、養生、醫史；

第二編：藏象、運氣、病因病機、針灸推拿、經絡骨度、診法、方書；

第三編：通論、内科、外科、傷科、女科、兒科、温病、眼科、咽喉口齒、醫案醫話、叢書；

第四編：藏醫、蒙醫、維吾爾醫、傣醫、彝醫。

（二）類下具體書籍大致依照成書年排列；成書年不詳者，依據刊刻或抄録年排列；刊刻或抄録年不詳者，依據著者卒年或大致生活年代排列；著者卒年或大致生活年代亦不詳者，依據書籍著録版本大致年代排列。

七、爲體現全書『辨章學術，考鏡源流』的功用，在每類類名下設有類序，每書書名下設有内容簡介。各書書名和著者，大體按照卷端著録。各部分文字涉及异體字的，統一使用規範漢字。

《叢書卷》編纂人員名單

主　審：盛增秀　朱建平　臧守虎

主　編：江凌圳

副主編：莊愛文　高晶晶　李曉寅　丁立維

編　委（按姓氏筆畫排序）：

丁立維　王　英　毛偉波　石芹芹　朱建平

竹劍平　江凌圳　安　歡　李延華　李　健

李曉寅　余　凱　周　維　孟子蛟　胡　晶

莊愛文　高晶晶　陳秀琳　孫舒雯　崔一迪

《叢書卷》類序

『叢書』一詞最早見於唐代韓愈《剥啄行》『門以兩版，叢書於間』，意爲聚集書籍。而作爲書籍類别的叢書，亦稱叢刊、叢刻等，即根據一定目的和使用對象，將兩種或以上獨立成書的書籍在一個總名下彙編爲一書。常見含括多個類别的綜合性叢書和單一類别的專門性叢書。叢書之體始自齊梁，叢書之名始見於唐代《笠澤叢書》（名爲『叢書』，實爲雜文集）。現存最早的叢書一般認爲是南宋嘉泰二年（1202）俞鼎孫、俞經的《儒學警悟》，惜其流傳不廣。

醫學類叢書屬於專門性叢書。現存最早的醫學類叢書爲南宋楊士瀛所撰《新刊仁齋直指》，含子書四種，包括《新刊仁齋直指附遺方論》《新刊醫脉真經》《新刊傷寒類書活人總括》《新刊仁齋直指小兒附遺方論》，該叢書總書名與子書《新刊仁齋直指》相同，係以子書名代叢書總書名。

最早見於書目著録的醫學類叢書爲元代杜思敬輯《濟生拔粹》，又名《濟生拔粹方》，選取金元時期張元素及其弟子、門人等名家醫籍十九種，擇其尤切用者，節而録之，門分類析，有論有方，雖爲節本，但對傳播、保存以及校訂金元醫籍等方面均有重要的意義，極具文獻學價值。

隨着學術的發展、印刷術的普及，明代整理、輯録叢書較多，在編纂、刊印方面取得了相當成就。醫學類叢書常見兩種類型，一是個人或家族對醫籍的彙纂，如《汪石山醫書》《景岳全書》；一是藏書家、刻書家對不同醫籍的彙刊，如胡文煥《醫家萃覽》、余象斗《必用醫學須知》。

清代是醫學叢書編纂的繁榮時期，數量逾百種，遠超前代之和。有名醫撰著，如陳念祖《南雅堂醫書全集》、王士雄《潛齋醫書五種》等；有藏書家編輯，如葉志詵《漢陽葉氏叢刻》、丁丙《當歸草堂醫學叢書》；還有官方編纂醫學叢書，如太醫院編《脉學本草醫方全書》。

民國時期，叢書又有新的發展，出現了影響深远的大型綜合性叢書，如《四部叢刊》《四部備要》等。此外，叢書編纂突破四部分類體系，如《叢書集成》以實用與罕見爲標準，分爲十大類。在此影響下，醫學叢書的編纂亦層出不窮。著名的有裘慶元編《三三醫書》，收録《温熱逢源》等九十九種醫書；錢季寅輯《影印古本醫學叢書》，收録《古本難經闡注》等十種；國醫書局輯《國醫小叢書》，收録《時疫白喉捷要》等三十四種；曹炳章輯《中國醫學大成》，收輯

《靈樞識》等一百三十餘種；裘慶元輯《珍本醫書集成》，收録《内經素問校義》等九十種；陳存仁輯《皇漢醫學叢書》，收録《素問識》等七十二種。皆具内容豐富、類别多樣的特點，對於醫籍的傳播和保存起到了極大的作用。

經過歷代叢書的編纂，中醫古籍大部分被收入醫學叢書，中醫古籍目前流傳的版本也以叢書居多。編纂刊布醫學叢書，對於醫家專人、醫學專題、地方性醫學的研究，保存醫學文獻，尤其是一些篇幅較短小、容易散佚的文獻，具有十分重要的作用。故清代張之洞《書目答問》謂：『叢書最便學者，爲其一部之中，可該群籍，搜殘存佚，爲功尤巨，欲多讀古書，非買叢書不可。』

醫學叢書類目始創於日本高島久也、岡田昌春合編的《躋壽館醫籍備考》，此後《中國醫學書目》《南京國學圖書館書目》皆仿之，專門著録醫學叢書。《中國中醫古籍總目》著録中醫叢書類古籍二百零六種，《新編中國中醫古籍總目》著録中醫叢書類古籍二百五十種。若計入民國時期的文獻，則有三百種之多。這些叢書對保存、整理、研究、傳承中醫學術發揮了重要作用。

《中華醫藏·第三編·叢書卷》收録二十七種代表性醫學類叢書。其中收録最多的爲一人自撰或據前人著述輯録的叢書，如明代王肯堂《證治準繩》，先成《雜病證治準繩》并附以《類方》，後續成《傷寒證治準繩》《幼科證治準繩》《女科證治準繩》《瘍醫準繩》四種，後世稱《六科證治準繩》；明代張三錫纂《醫學準繩六要》，含《經絡考》《四診法》《病機部》《運氣略》《本草選》《治法彙》六種；明代盧復輯《芷園醫種》，含《醫種子》四種、《芷園臆草》五種；清代沈明宗編注《醫徵》，含《金匱要略編注》《傷寒六經纂注》《温熱病論》《虚勞内傷》《女科附翼》子書五種，附録《客窗偶談》一種；清代蔡貽績輯《醫學四要》，含《醫學指要》《醫會元要》《傷寒温疫抉要》《内傷集要》四種；清代李守永删訂《司命秘笈》，含《龍宫三十禁方》《華祖青囊外症十方》《枕中秘要》三種傳説與孫思邈有關的醫書。另如《證治大還》《沈氏尊生書》《鄭氏彤園醫書》《聊復集》《齊氏醫書四種》《醫學切要全集》《醫學六種》等等。尤重名家名著稿抄本，如《泉唐沈氏醫書九種》《田晋蕃醫書七種》《正誼堂醫書九種》《連自華醫書十五種》等，其中《田晋蕃醫書七種》收録的《中西醫辨》爲中西醫結合早期經典之作。有兩人以上的名家醫著合刻叢書，如明代何柬編撰的《醫學統宗》，含子書七種，其中何柬自撰者三種，校補滑壽所著醫書三種。有學術流派、地方醫學類叢書，如清代陳嘉璴輯《醫學粹精》，除陳氏自撰之書，還收録明代有學術傳承關係的周之幹、查萬合、胡慎柔之書；清代楊乘六《己任編》，輯評明末清初醫家高鼓峰、吕留良、董廢翁三家四部醫書彙集之編；《盤珠集》，含嚴潔、施雯、洪煒三人或獨撰或合撰的五種。有官修綜合性醫學叢書，如乾隆年間組織太醫院院判編纂的官修綜合類叢書《御纂醫宗金鑑》，收録十五種醫籍。另外，《中華醫藏·第三編·叢書卷》包含了部分全書，如明代彭用光《體仁彙編》，有論有方，卷號連續，并無子書之名；張介賓《景岳全書》六十四卷，全書分爲十六種，内容不重複，卷序連續；陳澈《雪潭居醫約》取張介賓《類經》、王肯堂《證治準繩》、繆希雍《神農本草經疏》等書之精要，參以自身醫案，編輯成書，是一部内容豐富的綜合性醫書；清代程文囿《醫述》十六卷，編纂思想統一，卷次連續，但又各有主題，書中引録甚多，所輯古今醫書三百二十餘種，經史子集四十餘種。

需要説明的是，部分所收叢書有缺子書、缺卷、缺葉者，如有同一版本儘量配補。其中清代汪啓賢、汪啓聖選注《濟世全書》，本藏從他館補配三種，收齊二十七種子書，首次成爲完書。《新刊仁齋直指》《濟生拔粹》《古今醫統正脉全書》等代表性醫學類叢書的子書計劃收入《中華醫藏》其他類目者，《叢書卷》不再重複收録。

《中華醫藏·第三编·叢書卷》收録代表性醫學類叢書共二十七種，按成書時間先後，依次爲：《體仁彙編》（全二册）、《醫學統宗》（全一册）、《證治準繩》（全二十四册）、《醫學準繩六要》（全七册）、《芷園醫種》（全二册）、《雪潭居醫約》（全三册）、《景岳全書》（全十册）、《濟世全書》（全八册）、《醫徵》（全三册）、《醫學粹精》（全一册）、《證治大還》（全六册）、《己任編》（全一册）、《御纂醫宗金鑑》（全十六册）、《盤珠集》（全三册）、《沈氏尊生書》（全八册）、《鄭氏彤園醫書》（全四册）、《聊復集》（全一册）、《醫學四要》（全三册）、《醫述》（全六册）、《齊氏醫書四種》（全四册）、《醫學切要全集》（全二册）、《醫學六種》（全二册）、《司命秘笈》（全一册）、《泉唐沈氏醫書九種》（全二册）、《田晋蕃醫書七種》（全六册）、《正誼堂醫書九種》（全一册）、《連自華醫書十五種》（全三册）。因卷次繁多，體量巨大，爲方便讀者使用，現將《叢書卷》所收二十七種叢書單獨出版。

江凌圳

二〇二四年四月

總目録

第一册

體仁彙編六卷（卷一至三）（明）彭用光 撰
明嘉靖二十八年（1549）應山傅鳳翱體仁堂刻萬曆三十二年（1604）檇李陸長庚重修本……………一

第二册

體仁彙編六卷（卷四至六）（明）彭用光 撰
明嘉靖二十八年（1549）應山傅鳳翱體仁堂刻萬曆三十二年（1604）檇李陸長庚重修本……………一

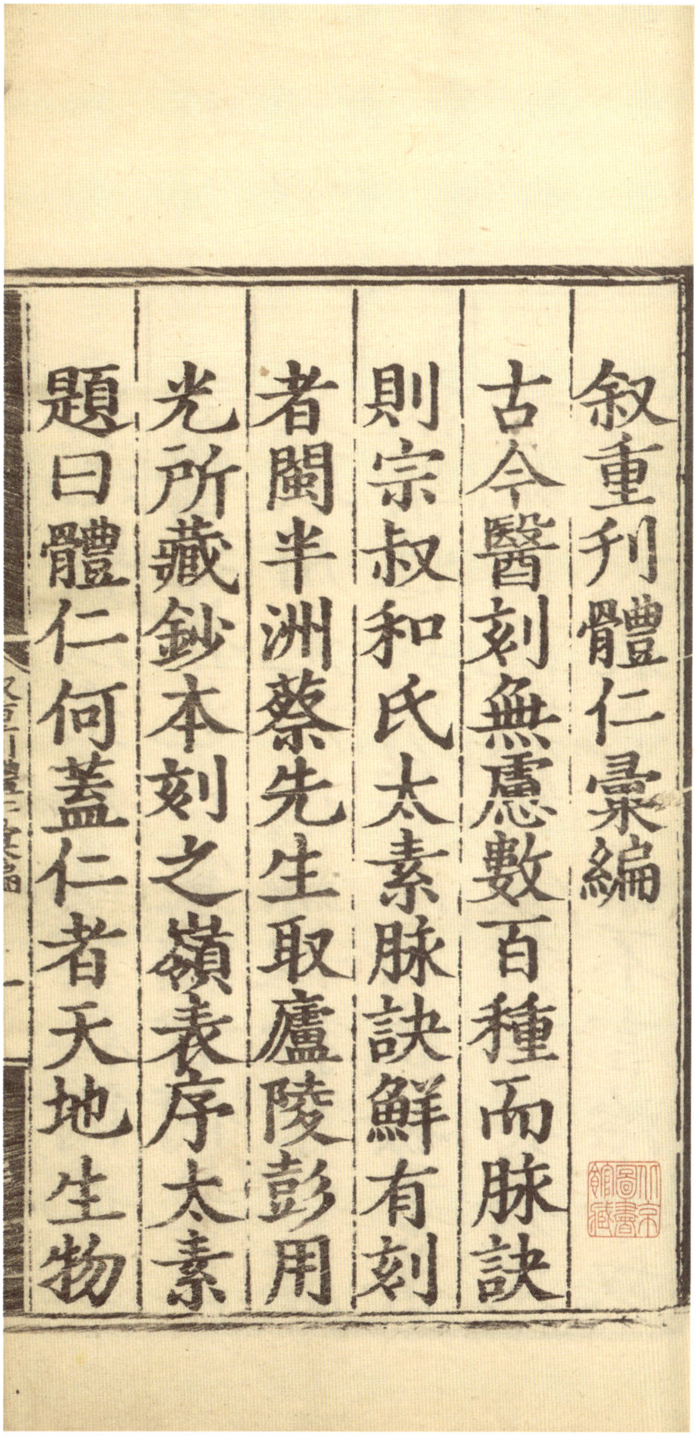
叙重刊體仁彚編
古今醫刻無慮數百種而脉訣
則宗叔和氏太素脉訣鮮有刻
者閩半洲蔡先生取廬陵彭用
光所藏鈔本刻之嶺表序太素
題曰體仁何蓋仁者天地生物

體仁彚編六卷

（明）彭用光 撰　明嘉靖二十八年（1549）應山傅鳳翱體仁堂刻

萬曆三十二年（1604）檇李陸長庚重修本

之心醫以生人爲業仁術也太
素醫之推也曰彙編者何先生
又取用光所摘錄叔和東垣脉
訣藥性與所嘗治病試驗方藥
意見圖說類粹鋟梓謂其與太
素相表裏也太素不言治療叔

第一册目録

（明）彭用光　撰

體仁彙編六卷

（卷一至三）

明嘉靖二十八年（1549）廬山傅鳳翱體仁堂刻
萬曆三十二年（1604）槜李陸長庚重修本

體仁彙編六卷

明彭用光撰，明嘉靖二十八年（1549）應山傅鳳翱體仁堂刻萬曆三十二年（1604）檇李陸長庚重修本。

彭用光，生卒年不詳，廬陵（今江西吉安）人，約生活於明弘治末年至明嘉靖年間。著有《體仁彙編》《簡易普濟良方》《原幼心法》《續傷寒藴要全書》等。

全集共六卷，卷一、卷二爲《太素運氣脉訣》；卷三爲《叔和脉訣》，彭氏摘録集注叔和、東垣脉訣之精要，間有己見；卷四爲《十二經絡臟腑病情藥性》；卷五、卷六爲《試效要方并論》《試效要方》。據此集序，蔡經於嘉靖二十三年合刻彭氏所藏東海馮真人《太素脉訣》及彭氏摘録叔和、東垣脉訣、藥性與所嘗治病試驗方藥，總名《體仁彙編》，後彭氏復檢所遺漏方説增入，於嘉靖二十八年由傅鳳翱組織翻刻，較之原刻更加完備。

《中華醫藏》影印底本原書版框高二十一點八厘米，寬十五點五厘米。現藏中國國家圖書館。卷五原缺葉一一五，從他館補配。

（莊愛文）

叙重刊體仁彙編

古今醫刻無慮數百種而脉訣則宗叔和氏太素脉訣鮮有刻者閩半洲蔡先生取廬陵彭用光所藏鈔本刻之嶺表序太素題曰體仁何蓋仁者天地生物

之心醫以生人爲業仁術也太素醫之推也曰彙編者何先生又取用光所摘錄叔和東垣脉訣藥性與所嘗治病試驗方藥意見圖説類粹鋟梓謂其與太素相表裏也太素不言治療叔

和不言窮通均之本二氣之消
息盈虛五行之生尅制化察識
於呼吸隱約之微以辯別其生
死窮通之數立論若殊指歸則
一非若水火之不相爲謀也然
皆非謭識所窺抑亦後世精於

道者爲此說以補叔和之所未備與厥惟奥哉故精叔和則可言太素若曰執太素可無叔和盧扁不能也用光潛心諸家云亦有年參伍通貫若有得其肯綮焉者愽遊於燕趙吳粵間摺

紳君子招延診治輒奏膚功咸
稱慕之先生倂刻其所輯序而
傳焉蓋嘗有所試亦示人以全
體仁道之微意也慨夫一嶺之
隔書郵不至須得之吳默泉方
伯閱其中字有脫誤仍付用光

正之用光復撿所遺漏方説并
取同縣趙銓太素鈔增入若干
條銓固精太素有聲者茲編脉
廣本頗爲明備雖非全書亦醫
學之領要也學者指諸掌以究
研而試之折肱之餘擴天地生

物之心以曲盡生人之道而所謂窮通者弗之疑且泥焉庶不失作者之心矣用光請以嘉惠桑梓遂推先生所以題名之意付南昌府同知張輻南昌縣知縣皇甫渙再正商商翻刊以廣

其傳旹
嘉靖二十又八年歲次己酉春
王正月人日
賜同進士出身中憲大夫都察院
右僉都御史奉
勅巡撫江西前甘肅等處地方整

應山印臺傳鳳翔德輝書于行
臺之體仁堂

刻太素脉訣叙

夫人始生受氣不同故氣行於身脉亦隨異清濁厚薄之判窮通壽夭之所由分也即脉而詳可以推而知矣然其機微其理奧精于其術者亦寡昔王叔和

著脉訣其言不及窮通蓋意主
治病見亦未造乎此耳予視師
五嶺實爲瘴鄉時慮病侵日勤
醫藥廬陵彭用光氏頗長于醫
尤精脉理用之胗脉察其論議
或有非叔和所著者言及休咎

久而驗之鮮有弗應乃扣之曰斯術也何所自曰自太素迺出所藏本蓋東海馮真人著也書秘不傳故其名無考閱之原始要終不出于氣曰太素者言乎受氣之始也人本乎氣以氣察

脉而究人之終始其理有足信者故因刻以傳而不秘其術業此者能推以治病亦可謂仁術矣用光曰治病之脉其訣始著於叔和厥後發明惟東垣爲至然非精於藥性則雖知脉理何

以處方而致用乎迺復出二集
予讀之以其與太素相表裏也
遂併刻之總名爲體仁彙編云
旹
嘉靖甲辰季秋
賜進士資善大夫兵部尚書兼都

察院右都御史奉
勅提督兩廣軍務兼理巡撫半洲
蔡經序

題體仁彙編後

鵬嘗仕遊嶺賬侍大司馬半洲公於軍門當是時彭用光以醫從事幕下見其善切脉察九竅之變九藏之動參而兩之言人疾病吉凶貴賤壽夭若神以故

縉紳先生多與之遊大司馬為
刻體仁編嘉惠海内鵬得之每
挾之行笥以便觀肄乃今獲侍
撫臺傅公於江右用光亦偶至
公需是編覽之奇馬使用光增
定考輯入之梓夫合生氣之和

窮其旨要大端論脉法爲詳委而盡其言貴賤富貧壽夭洎心術隱微病證變換萬狀皆形見於脉按其弦長洪縮清濁伸引蔑窮已蓋今之言太素者莫能尚之又益知人之窮通脩短固

稟諸天一定而不可移易君子
順受已耳且嘗試扣彭氏所稱
薦紳大夫禍福亦多如所言言
輒應與是編相符合非徒紙上
陳言不能施用者比然則人之
欲自顧精真順時却病與醫家

遡流窮源不拘執古方而能有功者捨是奚觀焉或曰君子之存爲順事没爲寧而有遷避迎將爲得邪曰洪範論五事亦有咎徵休徵人之身固範諸陰陽五行者也敬脩則吉從逆則否

居易以俟守經不回固行仁而有終者庸何疑于斯言是編也校刻則按察使蕭君曉也董厥成爲程同知鐸而新守陳子錠至與有勞焉

嘉靖甲辰冬十二月吉

賜進士出身中順大夫廣東提刑
按察司副使前翰林庶吉士南
平游居敬譔

體仁彙編後序

大司馬中丞半洲蔡公刻體仁彙編成凡五卷居敬得而讀之見其爲説咸稱引内經脉訣王叔和李東垣諸書摘其精要剖明爲人所易知見者信醫家總

會輯之者寔廬陵彭氏用光也
迺慕而嘆者久之曰嗟乎半洲
公搮賾覽玄弗自秘以公諸人
且不没彭氏之善思以惠天下
無窮公之仁心誠篤矣易稱體
仁長人此固其一端云江徐而

道五常之行使疾疢不作而無
妖祥移風易俗天下皆寧非先
王所以致治者乎方今
主上圖惟化理凡喙息蠕動之微
莫不稟仰太和沐浴玄澤而撫
綏疆甸若我公者殫厥心力以

經理乎其外濯瘉呴煦寒期措斯
民於生養安全之地又以民之
疾病者未治爲憂將刻是編以
傳此誠財成贊化之大端也聞
之仁者以天地萬物爲一體故
必有天地萬物一體之心而後

有是政而後能仁覆天下鵬於
是有以見公之心度越人遠甚
以是心而致之政古今聖哲所
以求治者不外乎此豈惟江以
西之民賴之敬書之末簡
嘉靖己酉正月望江西布政使

司右布政使秀水吳鵬[illegible]

重刻體仁彙編序

兵書殺人之書也善用之而有以生醫書生人者也誤用之而往往至于殺以生之者而之殺仁者不爲此非書之爲誤所以用書者未全也天地間吉凶悔

吝生乎動動必有所自起故夫人之精脉與天地通而物性之爲温涼生尅殺于二變化于五其精節與人通故通乎太素不能無叔和之用而精叔和者方可與言太素人之有脉與藥之

有性一也俱所謂生乎動者動
之得失而吉凶以證于是乎爲
方爲圖說寫其意以模範後人
而所謂生之之具卒不外是將
不知兵與知兵而不知天命之
有歸其喪亡同世人言醫而不

通太素與貿貿乎藥性者何以異李廣號稱名將不擊刁斗不擇水草不必按古法律往往迷失道以敗而高譚者乃嘆息于數奇庸詎知夫營平之上方畧伏波之聚米山谷有不動動必

吉則治病者果不可以無方書也通脉訣識藥性證之于方徵而與壽命符于以神醫之用而生生之道全矣嗟乎世無秦越人安能遺方循性飲上池而見五臟癥結哉是道也莫備于體

仁彙編一書昔者大中丞印臺
傅公刻之江藩爲德滋廣而歲
久編殘多至剥落黎伯還素李
公淹雅之餘旁暢方術爲補亡
訂訛屬余付之剞劂李公殆後
傅中丞而有功于叔和東垣以

生活人稱大醫王稱能仁者矣
雖然神而明之存乎其人馬服
君之子之以兵敗非亡書者也
萬曆甲辰夏天中之吉檇李陸
長庚識於豫章之紫薇樓

補刻體仁彙編序

余從玄髫侍母病幾四十年靡醫不問靡方不投頗窺素問等書獨愛體仁彙編承匱豫章見藩司有是版視家藏本字較大然刓缺半不可讀一日歷芝山

得儒醫張氏嘉禾者與前二本俱别而字不訛遂抄其缺帙欲補刻適方伯陸津陽寅長一見任之既竣刻稱爲完書屬余序顧舊刻前後序者四矣序四而四其説且序體仁序太素而不

説仁説脉何也余攷説仁莫辨於張子張子曰天體物而不遺猶仁體事而無不在余亦曰仁體人而不遺猶脉體息而無不在一呼一吸謂一息脉隨之四至以應四時多一至以應四季

之餘閏是脉息也乃陰陽氣機出入之妙合天地人爲一體者也是故天有息機歲運順軌地有息機川嶽翕靜人有息機世無夭札天地生生之機萬古循環無一息間斷是天地之仁即

天地之脉也人禀天地萬物一
體之生意以生亦無一息間斷
是人也者仁也仁也者脉也醫
書以手足痿痺爲不仁乃其左
驗使天地不仁則造化或幾乎
絕矣而況於人乎古聖人體之

以仁天下萬世若黃帝岐伯著
素問是也其醫家之鼻祖乎倉
扁祖之爲神醫垣見一方人豈
伊昇術亦不過聞垣人之聲音
卽燭見其五臟以決其人之窮
通生死何待問病源亦安用脉

訣方書爲既精素問遂一了百了耳此道不明於是乎有淳于意熊經鴟顧之醫狀其術也玄有華佗刳腹湔腸之鬼術其流也怪有張機之金匱玉函亦略而未備乃王叔和氏輯羣書始

著脉訣辨三部九候分人迎氣口析七表八裏秖詳病源不談窮通又有所謂東海馮眞人者著太素脉大都祖素問法天法地法人之旨深究窮通不談病源二家原不相爲用迺彭用光

比而集之弁綴諸方爲體仁彙編余特揔脉與仁而一之使世知卽脉卽仁卽遺書可尋素問精意不可必後世之無倉扁其人也庶幾古聖人仁壽萬世者之有所寄耳其如今世之不辰

何月朔日食連年同月雷震
祖陵亦連年同日平地忽踴五山
黃河儵爾涸竭河決民墊魚腹
飛使民遭虎吻關節氣息關不
相聯是天地人之脉僅如筴世
之不仁也莫甚於今倉公扁鵲

見之有不却走乎安得如黃帝
岐伯也者爲之一救藥耶陸大
夫輾然曰夫然後迺今知醫序
也而得醫國之大道焉
萬曆甲辰六月既望江西布政
使司右叅政兼按察司僉事永

春李開芳書

體仁彙編目録

卷之一

推五陰五陽尅應目例

卷之二

腎脉見貴

腎脉見壽長

腎脉見喜孕

腎脉見仕禄及短壽

腎脉見才智

腎脉見情慾之喜

腎脉見福壽

腎脉見災并疾病

腎脉見淫重

腎脉見博學無成

腎脉末年多災

腎脉見病訟

腎脉見死災

腎脉與命門見奴僕車馬吉凶

腎脉與命門見官符失財大災

婦人門

卷之四

試效要方并論目錄卷之五

試効要方目録巻之六

體仁彙編卷之一

太素運氣脈訣

廬陵彭用光謹撰

醫說

夫自上古聖人保愛萬世無窮有政教以全其性有醫藥以濟其生二者並行皆仁道之施也然醫肇自軒岐神農嘗百草黃帝註內經伊尹作湯液與夫著書立言垂世者若內經其言深而要其旨遠以弘其考辯信而有徵若太素之傳寔自東海馮真人在金

靈山得於靈寶洞中神仙授受之術向未有傳而方書亦不載至乾德乙丑仲夏八日始真人出洞遊行太素法遂傳諸世而得之者皆口傳心授少著述以流布嗣後亦間有知者多則秘而弗傳書亦弗備撰其大要論貴賤切脉之清濁論窮通切脉之滑澁論壽夭以沉浮論時運以生尅論吉凶以緩急亦皆彷佛內經素問虛實攻補法天法人法地之奧旨是內經者寔為醫家之祖下此則秦越人和緩者緩獨能知晉侯之膏肓而未有著述惟越人所著八十一難

經則皆發明內經之旨又下此則淳于意華陀陀之熊經鴟顧固亦導引家之一術至於刳腹背湔腸胃而去疾則涉於神怪矣意之醫狀司馬遷備誌之又下此則張機之金匱玉函經傷寒諸論誠千古不刊之典第詳於六氣所傷而於嗜慾食飲罷勞之所致者略而不議又下此則王叔和纂岐伯華陀等書爲脉經敘陰陽內外辯三部九候分人迎氣口條陳十二經絡洎夫三焦五臟六腑之病最爲著明又下此則巢元方病源編似不爲無所見者但論風寒二氣

而不著濕熱之篇乃其失也又下此則王冰推五運六氣之變撰爲天元玉冊周詳切密亦人之所難苟泥之則局滯而不通矣又下此則王燾孫思邈思邈以絶人之識操慈仁惻隱之心其叙千金方翼及粗工害人之禍至爲憤切後人稍闚其藩垣亦足以其術鳴但不制傷寒之書或不能無遺憾也燾雖闡明外臺秘要所言方證符禁灼灸之詳頗有所祖述然論棄行針則一偏之見也又下此則錢乙龐安時許叔微叔微俱在準繩尺寸之中而無所發明安時雖

能出奇應變而終未離於範圍三人皆得張機之粗者也惟乙深造機之閫奥而擷其精華建爲五臟之方各隨所宜謂肝有相火則有瀉而無補腎爲真水則有補而無瀉皆啓内經之秘尤知者之所取法也宋世知乙之淺其遺書散亡出於閻孝忠所集者多孝忠之意初非乙之本真也又下此則上谷張元素河間劉完素睢水張從政元素之與完素雖設爲奇夢異人以神其授受實闡乙之風而興起者焉若從政則又宗乎完素者也完素以古方今病决不能相

植治病一切不以方故其書亦不傳其有存於今者皆後來之所附會其學則東垣李杲深得之杲推明内外二傷而多注意於補脾土之説蓋以土爲一身之主土平則諸臟平矣從政以吐汗下三法風寒暑濕燥火六門爲醫之關健其治多攻利而效速學者慎之完素論風火之病以内經病機氣宜一十九條著爲原病式闡奥粹微有非大觀官局諸醫所可髣髴究其設施則亦不越攻補二者之間也近代名醫若吳中羅益滄洲呂復皆承東垣之餘緒武林羅知

悌丹谿朱彥修各挹完素之流風又若台之朱佐越之滑壽咸有著述其於太素北則孫武清南則陶彭澤趙石亭皆以太素為時所崇重者俱未有書編入用光則私淑諸人者也嗟呼自有内經以來醫書之藏愈久愈備愈繁可以汗牛充棟亦不為不多矣若夫歷代名醫今但舉其最言之至於炮製則宗雷公之法也逮我

聖朝則有奇效良方銅人腧穴針灸書迺工部尚書許公紳院使方賢臨江楊文翰等所集刊者王慈谿

本草集要陶節庵傷寒論皆足以為醫家後學之準繩也於乎醫之有内經由儒道之六經無所不備後賢著述名醫諸說纂集删定漢唐宋元及仲景東垣河間丹谿四子之說可謂醫書之全備猶學庸語孟為六經之階梯不可缺者也故曰外感法仲景内傷法東垣熱病用河間雜病用丹谿貴賤壽夭法太素思濟堂曰素問論病之因本草著藥之性脉訣詳證之源運氣法天之候太素詳命之吉凶一以貫之歸之於内經斯為醫道之大成矣是為說

太素原始脉訣

廬陵彭用光新編

原太素一日流注十二經絡直訣說

太素曰呼爲陽而應天呼出心與肺吸爲陰而應地吸入腎與肝立相六千七百五十息是陰六千七百五十息是陽呼吸之間陰陽出入榮衛相隨各行二十五度六千七百五十周於身漏水下百刻凡人晝夜一萬三千五百息扁鵲云人受天地之中以生所謂冲氣也且夫五行之氣始自中原播於諸脉

三焦經手少陽起於小指次指之端循手表腕至目兊眥

子時注膽

膽經足少陽起於目兊眥入大指岐骨內出於端

丑時注肝

肝經足厥陰起於足大指聚毛之際上循足附上廉上入肺中

寅時注肺

肺經手太陰起於中焦下絡大腸其支者從腕後直

出手次指内廉出其端

卯時注大腸

大腸經手陽明起於手大指次指之端内側循指上廉其支從缺盆上頸貫頰入下齒中上挾鼻孔

辰時注胃

胃經足陽明起於鼻交頞中下循鼻外入上齒中其支者入大指間出其端

巳時注脾

脾經足太陰起於足大指之經循指内側出肉際其

支者從胃上膈
午時注心
心經手少陰起於心中入掌内循小指出其端
未時注小腸
小腸經手太陽起於小指之端循手外側上腕其支者入耳中别頰上抵鼻至目内眥斜絡於顴
申時注膀胱
膀胱經足太陽起於目内眥上額交巔上其支者從膊内左右别下循京骨至小指外側

酉時注腎

腎經足少陰起於足小指之下斜趣足心其支者從腎上貫肝膈入肺注胸中

戌時注心包絡

心包經絡手厥陰起於胸中出屬心包下膈循小指次指出其端

亥時注三焦復於

手太陰肺經上合天鷄鳴下合地潮水其氣與天地同流加一至則熱減一至則寒古人定吉凶處百病

決死生功名貴賤俱候此而已黃帝内經云凡人兩手足各有三陰脉三陽脉以合爲十二經脉也手之三陰從藏走至手手之三陽從手走至頭足之三陽從頭下走至足足之三陰從足上走入腹絡脉傳注周流不息故經脉者行血氣通陰陽以滎於身者也其始從中焦注手太陰陽明陽明注足陽明太陰太陰注手少陰太陽太陽注足太陽少陰少陰注手厥陰少陽少陽注足少陽厥陰厥陰復還注手太陰其氣常以平旦爲紀以漏水下百刻晝夜行流與天同

度終而復始也

診脉要法說彭用光曰凡診太素脉必五更天明方脉以斷有准倉卒據難血氣未定心亂不准也

凡診脉之法先要定得三部位分明白又要曉得十二經絡五臟六腑及五臟配合五行四時生尅之理又要知得脉之息數分明別浮沉遲數滑濇及諸脉陰陽主病之原也何謂三部謂人兩手俱有寸關尺也凡診脉先以中指揣摩掌後有小高骨就是關脉然後下前後二指關前至魚際得同身之一寸故名

為寸口為陽關後至尺澤穴得同身之一尺故名為尺部為陰又寸脉六分其上三分入于寸内是陽得寸内九分為陽數九也尺内七分關下三分入於尺内是陰得尺内一寸陰數十也終始一寸九分此也

又長人脉長當踈排指短人脉短當密排指人瘦小則輕取之人肥大則重取之性急人脉急性緩人脉緩又有反關脉在三部之後或臂側若過寸口上至魚際者名曰魚際脉有左大右小者有左小右大者有人兩手清微如無脉者此陰脉主貴有兩手俱洪

大者此陽脉主貴須用心診視凡診脉必須調平自
己氣息男左女右初輕按消息之次中按消息之再
重按消息之推而上消息之推而下消息之推而内
消息之推而外消息之如此然後自寸關尺逐部尋
究一呼一吸之間要以脉行四至爲率閏以大息脉
五至是爲平脉也五至爲平者人肖天應五行又應
春夏秋冬冬各主一至是心肝肺腎再一至爲四季脾
脉是金木水火土俱備合天之一周歲爲平者此也
其有太過不及則爲病脉也凡人十二經動脉循環

一晝夜五十周朝於寸口會於平旦内經凡診平人之脉常以平旦至診病脉則不以晝夜拘也難經獨取寸口者即手太陰之經也上古診法有三其一各於十二經動脉見處分爲三部天地人以候各臟腑其二以寸口與人迎參之以驗氣至與輕清重濁四時五行之大小以究富貴貧賤壽夭就中以遲數驗虛實冷熱之病其三獨取寸口以内外分臟腑以高下定身形以生尅定榮枯以清濁論窮通斯太素與叔和取以爲寸口臟腑之位也

診脈捷法說用光嘗見診太素却身坐心穩然心爲一身之主心不定脈不應則斷難准此大戒也

人生資稟貫陰陽受氣沖和分貴賤五臟六腑別根基平生災禍如神見按之指下審清濁用意推尋三部辯陰陽更認部所主便將表裏細推斷脈息大小有浮沉吉凶終是細尋求急流多是貧賤輩緩滑須稱富貴流此中更須辯四類輕清重濁辯其由大凡若診他人脈先將自已無憂惑須調彼此氣相和莫令宿酒浮胸膜要知禍福并貴賤子後辰前方可見

疾病不拘早晚間更須依證看候變凡診時候毋欲速二人相對須停足童子語狀診十六脈候方言災與福更看年月并日時五行相生與相尅流年災福細推詳用意推尋審消息脈候中和分四季弦洪毛石丁寧記若逢洪緊并急緩四體須防徵恙至凡斷疾病并災咎須用依時分節候春得秋脈忌逢金更取庚申及辛酉夏得冬脈亦如然須向五行相尅取三部脈候應須遠四十五動為體變一萬三千五百通從此周流息數同脈息來時有減加究疾生死斷

無差指下分候三部中吉凶細診無終窮凡欲診者先戒色酒辛勞怒戒三日久行坐卧醉皆忌五更清寧診方得

診脉法

尺為裏為陰寸為表為陽下指先診息數匀浮中沉裏細推尋寸關尺内分輕重豆菽纖毫理更深察候先須診五行四時先與推相生更將表裏認分明用意推尋詳死生

診男貴賤壽夭脉

男子左手為主腎主壽夭故男子以腎為一生之本主子孫根基此脉沉而有力往来息匀分明異乎常格者此主平生貴顯衣祿豐盈又應一身之根基無審壽數若脉来去無力乃是根基不耐末年貧寒沉深匀滑壽躋耄耋期頤

診夫妻子奴僕

左腎脉沉而有力者父母祖宗榮旺子孫昌盛家盈

右手脾脉男子以之為妻才宮若阿阿如春楊柳之

狀往來息勻主妻才豐盈小而無力妻才不得若左關脉大而和右關常緩而有力右兄弟子孫衆多爲腎相輔得兄弟之力右尺部異於尋常奴僕興旺主得他人相扶

診貧富脉

脾脉爲財祿若得生旺往來息數勻緩既貴且富往來無憑據者則財不聚終難發達先大後小先富後貧先小後大先貧後富此脉緩大常人主巨富爲官

至一品沉緩而澁主巨富極而慳吝也

太素通玄賦

混沌既判陰陽肇分將察窮通盡屬五行之内欲明貴賤須知部位爲真滑通流利必爲富貴之人急澁遲滯乃是貧窮之輩貴人反得賤脉不測災來賤人或得貴脉勃然喜至肝乃已身之位要見相生膽爲官禄之宫最宜健旺心逢洪盛當爲廊廟之才肝遇弦長定主公卿之貴緩居六部心善而必寬和緊遇三關性躁

而難激觸脾宫緩大妻財定主豐盈腎位沉滑父母必然富壽庚逢甲乙背父母而走他鄉甲生丙丁主子孫而榮祖業命門沉滑奴僕必主忠良焦位輕清駟馬定須强盛火帶柔和流利位列三公脾來緩大寬柔官高一品肺逢浮緩好賢善而濟饑貧肝部輕浮多計謀而貪酒色性好嗔而節倹心不調匀量受博以寬和脾之緩大三關沉滯為人必定貪愚六部分明作事定須正直腎逢動滑居官必主遷移肝若微浮破財而遭詞訟木來弦盛常懷正直之心來若散

沉定犯貪淫之亂女人脈緩更調勻可兩國之封男子脈弦并流利有三公之位脾宮緩大生平樂事無憂腎位滑沉處世安然必壽春逢金至秋來必定多災冬遇木來春到必須有喜名標龍虎之榜膽脈弦長得佐賢聖之君心宮洪盛先勻後澁定知富屋之貧先澁後勻必是貧而暴富三關生旺雖逢疾病無危六部受傷縱遇遷移非久年來尅脈憂官又恐災臨脈若尅年加職仍無進寶水歸火位雖有子而難招木入土宮縱遇財而弗積大沉陰滯常招盜賊之

名脉大急粗必主軍徒之卒腎來洪滑婦人生二子
以超群　心部細沉女子魁二夫而未了欲知壽脉與
短長須看命門而與腎沉滑則壽俱一百伏絕而命
在須臾短伏而沉主水溺之厄濡沉而澁遭虎蛇之
傷若逢遲滯有澁[redacted]防身危而遭跌或遇澁沉非
自損而他傷蹇牢自然饑凍沉滑必主安居短伏而
市場之刑緊數主疾病之苦是以鬼祟之脉各從其
位以意推尋心脉常浮定是瘟癆血鬼肝部頻數當
是土地社神腎脉弦急定主落水血死肺脉浮數外

路邪神刀傷脾宮得賢數犯土神而時疫同來禳之則吉藥之必愈也彭用光曰賦中論生尅年月日辰旺相斷災禍若富貴貧賤以輕清重濁滑濇粗細緩急斷妙在心悟也

太素通玄說 趙銓編 計八條

夫太素脉以心為立命心君也一身主宰禍福繫焉以小腸為遷移蓋志者心之所之禀令而行吉凶悔吝所由生也以肝為官祿肝得水之生為心之母得天者厚也以膽為福德得肝之氣受心之用也以腎為壽元腎得肺之生以膀胱為疾厄受脾

之尅也以肺爲父母月孛之象初氣之數自此出也以大腸爲妻子計都之鄉得肺之氣配乎初氣者也以脾爲田宅所以滋養萬物者也以胃爲財帛胃得脾之餘氣所以收藏萬物者也以命門爲兄弟是心之比肩也以三焦爲僕馬相火受命於心故也以此考之無不洞徹且夫心脉爲火性炎而促至不滿九而用止於八自乾一兌二離三震四巽五坎六艮七坤八九則又爲乾矣人遇之則爲亢陽之數孤貧無比尚何言至數之多哉

○心主吉凶管二十五歲以前氣數其體浮洪若一
數而止大人遇之爲性高明剛健純一而已小人
得之則爲性輕躁鯁直當有盲聾之疾然亦不失
耿直之士二數而止兼得洪勻秀弦主爲性和悦
心事平坦心恒敬人人恒敬之達則伊傅窮則顏
曾三數而止純乎君子聰明機變爽麗光霽待人
接物曲盡其情端爲文章之士忠孝之人也四數
而止主爲性躁暴不能容物治家嚴肅與人誠信
心事激直無利己損人之心有凌霜傲雪之志亦

聰明文章之士終未免喜怒不常心却善耳五數而止主為性機變多學多能遊說辨給離合縱横但處性不定介乎君子小人之間長於奔競易於動搖非九流之士則遊俠之輩六數而止主為性險惡奸回諂詐邪僻造惡興謗及道悖德小則賊人大則賊國最為心術之不善者也七數而止主為性愚頑無知不辨菽麥為耕田荷擔之夫勇而無謀狠而好閒可謂愚夫愚婦者也八數而止主為性寬緩溫和容物納污憐孤念寡輕財好施樂

道安貧不與人較人不敢欺主巨貴巨富弃君子長者之士則山林隱逸之人若更如珠走之明淨則福力深厚逍遥八極之表出乎塵俗之外者也

○膽脉自二十五至三十五已前氣數其體浮弦若下指時便如箏弦柔長秀麗大小勻停浮而應指分明不雜得五十至而止綠鬢三公承祖父餘澤四十至而止者叅佐之任或如至數不及亦主一職一任之微若至數混雜大小不勻則三十年之前無功名之分或奔湧不定有官則失職常人官

訟之事
○肝脉自二十五歲至五十歲已前氣數此人身最
為緊關去處其脉沉取弦長而秀四十至者位至
三公若間帶微濇而有回曲摶指者雖為宰相心
亦欠休休之量三十至者位至叅政監司郡守二
十至者位至守令十至已上雜職散官濇亦如之
若大小明净往来如珠之利則主風憲威權加以
肝脉滑者則主生殺之權若左三部俱弦而數至
數足者主力扛九鼎威鎮一方位至上將軍掌生

殺開闔割土封侯至數次者亦有千夫長百夫長之應其或奔湧六脉俱弦心應坎艮則爲軍賊徒刑刺配兼六脉俱尅則主斬首分屍微若乾沙應指不明則貧窮下賤之人

○肺脉之體短而濇若應指分明至數長而勻秀大遠又帶微緩主聰明穎悟過人早年科甲父母榮顯而文章兵權非四親具慶則父母雙全盡菽水之歡終綵衣之娛人生所最難造物所甚罕三五數而止者先尅父二四數而止者先尅母奔湧無

定少年失怙恃之親滑緩相仍終身無異姓之託矣此部有反側之脉雖貴而偏刻性傲主骨肉有傷尅此華蓋三台之宮

○大腸之脉其體微緩而短若應指明淨則妻子賢明終身無尅三五數者男多女少三四數者女多男少若是奔湧洪實則主尅妻子重以六脉俱尅則終身無子孫獨之人或僧道師尼之流若見滑脉則是養子成家館甥待老矣此脉若一不奠位爲微六部方是孤獨

之訣

○脾胃之脉主五十歲已後晚年氣數其體微弱緩

五十至以上為上富綫大寬和官高一品綫滑主遷擢三十至以上為中富二十至以上為下富其或至數不及但應指分明亦主康裕浮而應指者有財無田沉而應指者有田無財浮沉相應田財俱發若是洪綫主受祖業沉綫而濇者主得妻財或妻子賢明得力成家但其鄙猥擢主內出若見弦而沉微滑則有不肖敗家之子淫慾之妻自已猥鄙好饕不能自振者也若應指不明乍弦乍數乍小乍大主終身貧困若見舟溯則蕩散祖業潦

倒無成奔波乞丐廢疾不恥之人也

○左尺之脉沉而滑右尺之脉洪而碩一初得父母天地者也所得厚者昌而壽所得薄者促而夭此一定不易之數智者於此詳觀審察究以左手尺脉定其壽夭之大體沉滑則壽子孫旺洪大則夭後以右手尺脉定其歲數之多寡若兩尺俱無主貧壽不足而多疾厄左尺奔湧乍疎乍數者淫慾輕狂右尺奔湧者主僕馬有災或盜竊財物此六脉之專在五行之定數合而言之心脉匀洪弦秀

三焦洪緩沉匀爲君臣慶會格有官者遷職陞階無官者富有奇遇若心脉沉緩三焦洪弦爲君臣失位格所主異是矣六脉俱受母氣者主得父母之愛異於他子六脉子歸母脉者主得子如曾閔幹蠱與家六脉之中胃脉中和兄弟友恭長幼有序友則所主不同矣倣此而推子得母氣可求功名母得子氣可求財帛也

詳論詠詩

陰陽造化百千般酒病劳傷莫與論指下推尋宜仔細作看不熟斷應難

如神造化百千年不用先天與後天兩字之中分禍福若人悟得即成仙

太素須還四字量日神月聖細推詳更看工巧分明别肥瘦形容短與長

春要弦兮夏洪長秋毛冬石要相當重重胃氣分禍福妙指精微不泛常

論脉中性格

寸口浮滑好聰明更能寬緩是賢人若是沉粗少智慧橦指無方骨也貧

寸口脉小定賢良沉沉毒害是難當過浮性急須嗔怒若見多因困裏傷小而明則賢小而實則毒小而滑則尅子於早年有子難存晚有子

膽脉弦長心脉洪為人志氣足英雄剛柔果斷懷仁義志氣賢良有始終此部主極貴臺閣之職皆如此脉之清弦而軟也

五色形容看金人肺脉強便將流利斷逆順用心量

脉與性相似尊卑各異推性急脉還急性緩脉還緩脉急終須悟沉吟作事遲均勻是君子緊數是男兒

肝脉帶輕浮為人多機謀貪花并戀酒至老談風流
肝脉来無緩心頑膽常熾不慈偏好殺處事尢居簡
肝脉帶弦長為人性不良不能容小事言語决招殃
肝脉帶輕盈平生好結情氣高常性急為人有謀成
心脉頻来促為人無始終萬般皆好學到老盡歸空
心脉不調匀為人多喜嗔平生多儉約利已損他人
心脉来粗大好遊又好閑生来多强忿不信世間難
腎脉緩而洪聰明文學通為人能厚重機變振家風
腎脉微而數生来多好淫貪杯無嗜酒難放戀花心

○脾脉緩而沉輕微鮮有仁好閑多性巧惟樂度朝昏脾緩好賢人心慈濟苦貧為人多節儉損已利他人脾脉沉而滯處世好清閑不爲僧與道終是落空山

五行四時生旺脉

五行大體要相生表裡俱全最要無定取春秋冬夏季禍福分明却不更

三部脉俱浮胸高賦氣粗易招凶禍事難得壽終遙

三部脉俱弦將虛作實看若非暑劇者疑是患風顛

三部脉俱微終身少嗣兒可為僧與道孫子亡榮枝
三部脉俱沉男無女衆臨却宜求側室方免作猿吟
三部脉分明為人好潔清智多兼性巧處事實公平
三部脉俱滞為人性僻粗所謀多不勝到老是愚夫
三部不調勻多言更損神不能求已過只是好非人
三部脉流利聰明智慧多尤能貪酒色更好與人和
芤萬為妙質名貴體無官到處成庄屋陰人絕嗣看
滑主人多智邊廷立大功粗滑為竊盜女散作媱通
實主清高節謙和好濟貧不求榮進業女有乏良人

緊為人好勝先貴後閑居節節庄田蔭因看異璧珠
緩須為進士官高立大功不特年齡永妻仍郡後封
濇須家冨貴人冨作偷兇平生多劍性宿疾更相宜
脉遲人性緩處世好奢華只恐年命促爭奈死期加
濡来身却貴尅子及刑妻自主成家業終當養兒孫
弱脉人不順聰明志不高壽齡宜不永榮業更何勞

論陰陽見灾福

心脉純陽主有名　肝脉純陽好子孫
脾脉純陽求事快　腎肝純陽妻位正

命脉純陽奴僕旺　心脉純陽富貴全

陽内肝脾樂一生（彭用光曰兩手關脉滑緩大而潤者一生順吉）

兩腎浮陰最小人（不滑而數）　沉滑必定是宫身（陰脉潤）

六部純陰潤静時　一生高貴少人知

肥人脉寛緩清細者正是福德

痩人脉大寛長秀者正是發達

定富貴

詩曰

有骨如無骨纖纖指下長脉来三部秀定見是侯王

骨軟皮膚滑温圓𩔖玉光脉條長緩細榮貴坐朝堂
兩手無疵黑肌清脉潤藏心田無滯凝富貴積倉塲
已上三詩皆輕清合度合格之脉也

定貧賤

詩曰

面澁身手粗脉来没定居其人多不足到老是窮夫
骨大皮肉黑下手冷如氷脉候又洪大終是貧賤人
皮肉粗日硬六部脉紛紜平生足受顚定是若劳人
已上三詩皆重濁失度失格之脉也

天干五運流年例訣

甲巳化土運脾部　乙庚化金運肺部

丙辛化水運腎部　丁壬化木運肝部

戊癸化火運心部

潜谿曰假如丙辛之年腎上流年不以數論生尅且如腎部本體惟該沉滑春肝木旺正月二月之脉當細弦而長腎部亦宜滑弦為合時反是則尅矣餘者倣此巳上五化相運者以次推排相生之義也

天干臟腑所屬

甲膽乙肝丙小腸丁心戊胃己脾鄉庚屬大腸辛屬肺壬屬膀胱癸腎藏三焦亦向壬中寄包絡同居癸腎堂

地支臟腑所屬

子膽丑肝寅肺卯大腸辰胃巳脾午心未小腸申膀胱酉腎戌命亥三焦

地支六氣周歲例訣此每年主氣大寒、後十五日交下年初氣管事

客氣詳后

寅卯初氣肝膽左手關部所主

立春正月節　春分二月中

巳辰二氣心小腸左手寸部所主

清明三月節　小滿四月中

未午三氣三焦心包絡右手尺部所主

芒種五月節　小暑六月節

酉申四氣脾胃右手關部所主

立秋七月節　秋分八月中

亥戌五氣肺大腸右手寸部所主

寒露九月節　小雪十月中

丑子六氣屬膀胱左手尺部所主

大雪十一月節　大寒十二月中每年大寒後十五日止交下年

氣數

已上六氣皆推排風溫熱濕燥寒之六氣而分居於十二臟腑為一周歲十二月之內以主之也

彭用光曰凡此運氣須參主氣客氣并司天在泉諸圖與趙銓續增論中斯無遺而全備矣

診法指掌圖

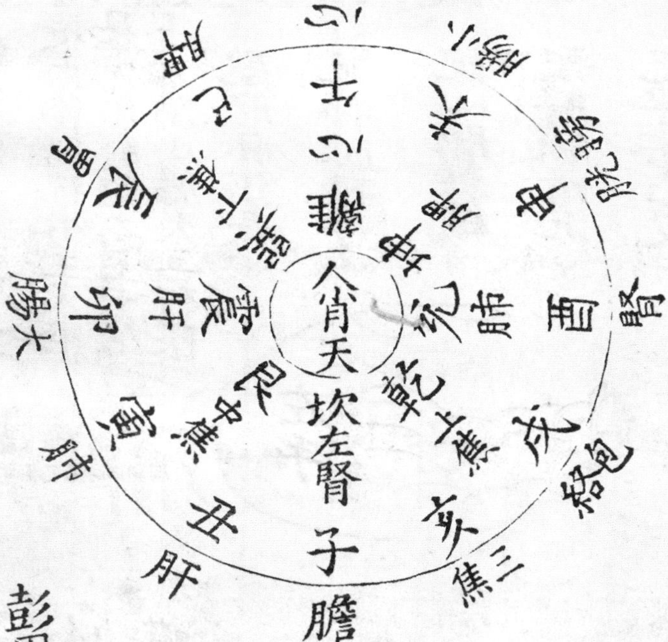

思濟堂曰命宮心部小腸遷官移
肝經膽福金腎上壽元膀疾
厄肺為父母大妻連脾宮田
宅胃財帛兄弟命門焦僕綿
十二宮中皆有定要看本宗
在心專
前後圖原無用光因此詩推
演其象例也
彭用光曰凡學太素脈須熟記諸圖

陽足太陽膀胱水主末限
腑足少陽膽經木主中限
手太陽小腸火主初限

仁　配肝脉弦長

義　配肺脉輕浮

禮　配心脉洪緩

智　配腎脉滑沉

信　配脾脉寬緩

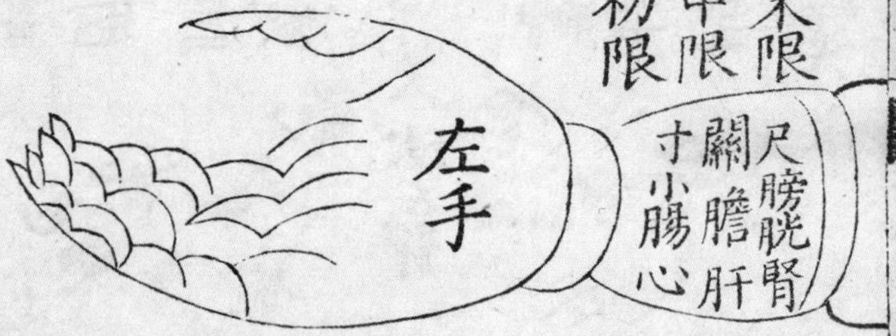

陰足少陰腎經寒水主根基壽夭
臟足厥陰肝經風木主功名貴賤
手少陰心經君火主吉凶善惡

左寸為君主之尊為貴為仕祿
為文明

左關為宰相之官為己身為喜
慶榮顯

左尺為伎巧之官為祖宗為壽
基為胤嗣

金　合肺脉短濇

木　合肝脉弦直

水　合腎脉沉下

火　合心脉洪上

土　合脾脉緩大

陽　足陽明大腸金主妻子
　　足陽明胃經土主財帛
腑　手少陽三焦火主僕從

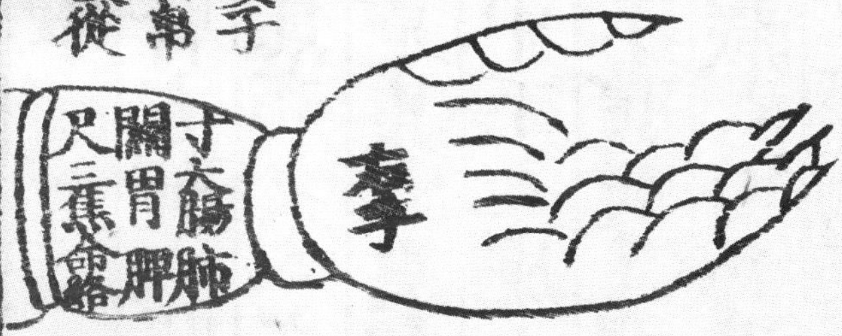

右寸為家宅行人為道路為親屬

右關為妻妾為田庄為爵祿為財帛

右尺為奴僕為兵將為夫馬

陰　手太陰肺經燥金主父母登科
臟　足太陰脾經濕土主爵祿田產
　　手厥陰命絡相火主兵權壽命

診部位歌

左心小腸肝膽腎右肺大腸脾胃命腎家之府是膀胱命脉外診三焦病女人之脉左右同但於尺部常洪盛小兒脉數是其宜更向三關察形證手上寸關尺三部管了上中下三處上焦頭面咽喉病中主肚腹兩脇去下部小腹腿足間診脉參詳是公據浮沉遲數四般脉五藏六府為準則浮主中風病在表沉主在裏及筋骨遲脉為寒兼是虛數者熱多依此則

凡診脉男診乎左者為其左屬陽陽數順行自東

而西所以先左而後右也女屬陰陰數逆行自西
而東故先右而後左也男女左右之先後蓋體其
陰陽逆順耳非男女左右為法反是也

雙飛蝴蝶脉勢之圖　趙銓續編

××××××
××××××

小腸屬表　配酉位陽　父母

心

胃氣真血本　主家宅　田宅

心經屬裏　配申位陰　根基

膽經屬表　配卯位陽　婢孫

肝

胃氣真筋本　主兄弟　官祿

肝經屬裏　配寅位陰　六親

膀胱屬表　配未位陽　主命財　命宮

腎

胃氣真骨本

腎經屬裏　配午位陰

大腸屬表　配亥位陽　妻妾

肺

胃氣真氣本　主宅室　相貌

肺經屬裏　配戌位陰　外祖

胃經屬表　配巳位陽

脾　真胃氣

脾經屬裏　配辰位陰

三焦屬表　配丑位陽　奴婢　驛馬

命　胃氣真髓本　主囚牢　六畜

命門屬裏　配子位陰　橫財　廚竈

女子未嫁夫宮在肺部已嫁心爲夫宮巳上各隨

脉氣以决吉凶脉合則吉散失則凶

心　朱雀宮

脉宜洪勻朱雀傳喜不許出宮如出宮則上目下

驚憂陰小災病人事不和忌三七日脉若滑動急
促朱雀生災

洪脉匀匀喜信傳　出宫家下小憂煎
要防二七晨中應　急促來時災禍延

肝　青龍宫

脉宜弦長青龍進財不許出宫若出宫則主兄弟不和六親不睦宫事留連見貴不喜脉若短促青龍化煞

脉大弦長好進財　出宫親族必和諧

留連見貴官無理　沉短青龍吉化災

腎　　玄武宫

脉宜沉石玄武刑獄不許出宫如出宫則主牢獄

官災小人虚詐恩中招害防備失脱脉若緩大散

失玄武刑厄

沉石匀停事妥寧　命門俱出獄刑并

恩招反怨人虚詐　失脱官災禍亦侵

肺　　白虎宫

脉宜匀平白虎財喜不許出宫如出宫則主家宅

不寧妻妾災病謀事不遂有喜折半脉若大洪數
失白虎生災
脉動匀平喜化財　出宫謀事主妻災
姙娠若遇相災半　沉緊家庭定不諧
脾　勾陳宫
脉宜寬緩勾陳進田不許出宫如出宫則主子孫
災病田産退失交易相撓忌三七日脉若弦長勾
陳化煞
寬緩和匀進土田　脉来剛急散憂煎

子孫交易出財退　三七之中見禍連

命　騰蛇宫

脉宜勻靜騰蛇進財不許出宫如出宫則主官非破財小人口舌怔夢驚憂奴婢爲撓脉若沉實騰蛇破財

脉沉勻靜橫財多　散失奴逃事不和
怔夢驚惶時出現　破財官訟厄難過

診視法

大凡診視坐定調息已之氣呼吸平和然後先以中

指於彼者掌後高骨之傍揣定關位次以中指按寸口之位又以無名指按尺下之位人長則指踈人短則指密凡一指必三般診先輕以取其浮次稍重以取中又最重以取其沉寸口在上主胸以上至頭目關在中主臍已上至腹脇尺在下主臍下腰足二便

四時脉

春弦夏洪秋似毛　冬石依經分節氣
阿阿緩若春楊柳　此是脾家居四季

四時脉皆以胃氣為本俱要帶微弦微洪微毛微石

是有胃氣平脉帶清主有福德時運通達富貴也

青城張仙十忌法

飲食之後　喜怒之後　已午之後

行房之後　爭競之後　病患之後

醉酒之後　久行之後　久坐之後

喪哀之後

潛谿曰十者心爲外所拌血氣失常不可診太素也

七表陽脉論貴賤

寸脉浮高足信邪倡狂輕易禍常加用心不正無虛怯媱亂招非訟不佳

寸脉浮主性猖狂作事輕易好色慾喜怒不常不別良賤多信鬼神

關脉浮時性不調是非唇吻自然招祖財盡退還不足生疾之時復不消

尺部脉浮定主孫祖宅湏移姊妹無平生必遭多阻險未上資財定是無

寸芤狼毒性多愚骨肉分離後嗣疎不作師巫僧道

藝為官在路必卑污

關芤狂毒性凶豪財祿年年多破遭兄弟分離多不足官符患難一生勞

尺芤壽命不堅牢財帛逢之終見耗狂蕩官家多性劣損蹇尿血相連遭

寸滑從来身近貴一生多藝足人情中年不順人財散子息妻奴少見成

關滑為人少禍灾資身金玉自然財營謀巧計多權柄富貴中年似湧来

尺滑之人命福強一家三代實豪良妻生貴子添財
祿一世珍珠壽數長
心實之人性兇強初年破蕩帶刑傷義理不明惟任
已此生難脫是非場
關實心懷多執拗居官安處惹閑非家財不足子孫
薄破散田園又尅妻
尺實多因是婬慾破家蕩產豈為福少年家道雖豐
富老後心懷常不足
寸脉見弦要匀和宜向公門得遂多次娶賢妻頻見

子徒勞勤育是消磨
寸弦為人性惡不能容事招横財主在公門立身
得財祿多得妻財寶子孫好只是多傷損至老為
四者之民疾主胸中拘急之候
尺脉弦兮患難纏絶多成敗性偏嫌無情骨肉子孫
少遠遊偏喜外人連
關弦性狠又非良溺愛邪人變產庄刑獄不逢遭水
厄男兒終是走他鄉
寸緊為人志少良家貧事冗六親傷僧醫師道猶堪

得隸僕兼充衣食長

闗緊性不良多為婬蕩郎家貧弃財破散盡主離鄉

闗緊之人主婬蕩好詞訟散家財骨肉不和

尺緊只宜身奉公居私有始必無終踈走奔忙無休

日每向人前口說空

寸脉洪多福温匀是貴人脉粗難保久劳熱已傷神

寸洪者緩長主早年登顯仕若洪大者患熱劳

闗洪俊雅多衣禄為人英達播四方衣食有餘才智

足温匀必定坐朝堂

尺洪是福少年當恣慾縱情福不昌兄弟妻奴多尅害尅来足脚患風瘡

七表脉吉凶訣

(浮) 脉火

寸浮作事好輕狂横訟貪淫不善良奴走人欺多信鬼家瘟刑獄見災殃

寸脉浮者為性輕狂作事易不别良賤多信鬼神常說人過也惹禍招災小人敗侮病主中風發熱頭疼

關浮操事性多偏多是多非破祖田若也自身能
獨立方纔可保有此〻錢
關脉浮者性不耐事多是多非一生破敗不招
祖業奴婢不主自立成家方可保久病主腹心
疾
尺散浮多手足離祖田不守好移居營堂早歲應
亡却作事多勞財不依
尺脉浮者兄弟不睦姊妹無情幼年失母不守
祖宅性好移居爲主多勞主財不住病主小便

難

芤脉火

寸芤狠毒事多忘子媳艱難破祖庄眷屬無情常
好殺九流為業足風光
寸脉芤者作事不定心奸健忘子媳少力財穀
少聚田宅破敗狠毒好殺戲弄多藝病主吐血
或鼻衄

關芤狂妄未亨通財祿難存事不隆口舌官災重
疊至弟兄雖有也難終

關脉芤者一生狂蕩作事不順財祿多破口舌
官災時常不離兄弟雖有難終病主胸中有血
尺芤壽殀事無疑東走西移不定居財帛縱多終
耗散還遭癧尿血病難除
尺脉芤者主人壽夭老人得之多主風疾好善
多不主財心愛出入常不在家病主下虚尿血

滑脉水

寸滑多能事事知王公獲近横財隨鼓盆未免相
刑尅春後開花得幾時

寸脉滑者主人多藝好遊南北能招横財得遊王公貴人欽重更有口祿刑尅妻子病主胸滿吐逆

關滑多謀性不邪宜為邊將足才華滿堂金玉兒三四福壽團圞在一家

關脉滑者為人性執不信神佛心多謀畧宜於邊將田宅盈腴子息三四奴婢多招病主虛寒不能飲食矣

尺滑文章富足强聰明伶俐姓名揚子多尊重人

隨從操節謀權事不長

尺脉滑者主大富足財帛有餘文章特達聰明伶俐爲人尊重主有機權經紀不利病主臍腹冷疼沉滑吉而壽浮滑不和

實 脉火

寸實情懷最尅傷財多口祿足資粮弟兄不睦萱椿尅妻子俱刑見禍殃

寸脉實者主好情性最耐父長財祿多聚弟兄不和椿萱有尅頭妻長子主相刑

關實爲人執拗多是非官事兩無和更兼妻子相
刑尅家破財亡累被魔

關脉實者性情冷淡可與人交心腹作事誠實
妻子刑傷田宅破散財穀不積病主翻胃腹疾

尺實爲人喜律音貪花戀酒異常人家財漸漸伶
仃盡只爲淫邪喪此身

寸脉實而緩者好音律貪戀花酒異於常人錢
財漸漸敗落家產漸漸伶仃病主下焦熱

弦脉木

寸弦性急事難容正直無私主得公妻子本柔懸有分自身惹禍被傷凶

寸脉弦者為人性急不耐事主立公門多招横財得妻子分主好子孫有傷殺厄病主胸中拘急

關弦性僻最能偷無耻邪淫下賤流損子尅妻家業破刑名水厄兩難留

關脉弦者性偏不良常好偷竊邪淫無耻損子尅妻田宅破敗多犯刑名亦主水厄病主上下

拘急若在右脉難免災在左可減半
尺弦多患事多勞骨肉無情似水滔出姓可宜并
入贅在家妨祖壽難高
尺脉弦者一生患難為事失財骨肉無力子息
寡少出姓入贅在家妨祖壽年不高病主胸腹
滿脹

(緊)脉火

寸緊猖狂最不良九流人喜可安藏宜為公吏衣
財足孤寡家中議短長

寸脉緊者爲人智短猖狂輕薄不與衆和宜爲
僧道醫卜公吏愛説人短家貧少子病主頭疼
關緊情偏愛訟誣家財破散弟兄踈妻兒若迍無
刑累殺害他人可不誣
關脉緊者爲人性拗多愛詞訟心常毒害破散
家財骨肉不和爭鬬刑尅妻子病主胸膈痛
尺緊虛狂沒始終平生汨汨走西東入公門若也安
身吉未免身軀病痛聾
尺脉緊者有始無終虛詐不實入公家安身一生

愛走更難得安身常疾病昏瞶聾鍾病主臍下

疾病

洪

脉火

寸洪温潤貴初年顯達聲名有柄權若是晚年洪

大脉心高志濶福雙全

寸脉洪者若得温潤早年富貴名位顯達福壽

雙全若得洪秀晚年多祿子孫榮貴病主胸中

煩熱

關洪温潤福無邊宜子宜孫兩得全定主為人多

性急有權有毅富多年

關脉洪者爲人性急不容人犯少受祖蔭妻子無刑多好毅剛財禄浩足得人欽重病主胃熱煩滿

尺洪好酒又貪饕淫慾財消不可逃兄弟子孫難得力妻宫不利見重招

尺脉洪者主愛酒色貪饕淫慾財帛失散妻子要見重招兄弟不得力子孫難得病主臍腹疼痛勻洪主兵權

八重陰脉吉凶

寸微福薄無衣食父母先亡兄弟孫家道恰似湯沃雪離鄉别井走長途

關中脉見不宜微微脉為人不遇時若不犯刑為卒旅定須作僕受貧飢

尺微常走不歸家父母先亡體不遮到處奸偷為活計恐因乖弄作妖邪

寸沉温潤學神仙九流僧道悟真篇家道必能多破敗常人酒色被纏

關沉孤寡少妻兒奉道修真謁貴官衣食自能身不定柰何心口有奸貪

尺沉勤苦足富貴田宅榮華益貴昌延壽更兼生貴子為官定是列星郎

寸中脉緩去還粗作事愚頑是竊徒武職當權無破散平人多訟妻妾無

關緩為人穩重深平生富貴足珠珍為官必定陞臺閣父母妻兒受蔭深

尺緩為人情性執平生作事少端的中年妻妾多離

散只恐憂官破産室
寸部脉濇壽不長官蔭爵是難量資財散盡離鄉
守又恐中年破悪亡
闗濇貪淫實全哀尅妻尅子破家財平生志氣徒誇
大性僻人乖不可猜
尺濇平生多計較却因酒色去資財官符口舌常時
有多是多非更有灾
寸遲家業往来無常是區區走路途欺詐奸謀心莫
測一生灾禍少人扶

關遲常走不歸家淺薄性慵好自誇有藝爲僧皆白
得庶人孤獨少榮華
尺脉遲來性不常一生破散主離鄉無災也自爲僧
道孤路須要別父娘
寸伏膽大實無良蹤跡多遊出外鄉孤獨求謀多聚
散更無氣患滿胸腸
關伏之人命不高平生招事非雄豪資財破敗無妻
妾狂死非災不可逃
尺伏終難出衆前若求衣食窘綿綿縱然飽食終無

定非禍灾積添疾纏

八裏吉凶脉訣

(微)脉金

寸微父母定遭刑鰥寡無依獨立煢縱有家財終耗散氣虛未免足難行

寸脉微者為人福薄父母早刑乞丐無依左右辨之男女反目縱有家財終湏耗散病主血氣俱虛

關脉微者世艱辛未免饑寒僕從人不是官災身

入獄縱饒刑害也充軍
關脉微者一生辛勤不免饑寒為人役使主受官災身入牢獄縱免刑害後必充軍病主嘔逆
尺微家破又離鄉人賤人輕受此殃縱有妻兒也刑尅子孫掘窟定踰墻
尺脉微者為人輕賤破家離鄉為人所使不招人重妨尅妻子子孫為盜病主小腹氣及小便多

沉

脉水

寸沉僧道好修行必有神仙氣象生若也在家即
破敗尅妻喪子市中刑
寸脉沉者擬是九流為道修行之人神仙氣象
在家破敗尅子害妻死於市曹病主胸中冷疼
關沉孤寡僧道高藝術資身財橫招若是居家多
蹭蹬兩妻刑尅定難逃
關脉沉者貧窮孤寡宜為僧道多有內術活計
自然廣招外財若常人刑尅二妻病主逆冷
尺沉辛苦計謀乖自置田庄福壽來子貴自然佩

金紫重重衣食見添財

尺脉沉者殷勤辛苦能作活計多招𫎇財田庄

自置福壽延長子孫貴顯沉滑大吉慶病主腰

背痛

緩

脉土

寸緩心麄膽氣稜平生好殺定遭刑不遭祖業見

官厄宜在軍中職任亨

寸脉緩者心膽麄勇賦性頑硬惡生好殺多犯

刑憲子受官厄宜在軍門職任方亨病主皮膚

疾

關緩爲人德性寬一生災少只慳貪妻兒好合宜

高壽父母團圞福壽全

關脉緩者爲人穩重作事純厚衣食有餘一生

少災只是慳吝妻子好合父母雙全病主脾氣

尺緩施爲性最遲心中多計更多疑姦謀取事應

成敗何必區區筭巧機

尺脉緩者爲人性遲作事疑惑心中譎詐多計

多謀成敗無祿榮運巧筭心機病主脚軟小便

數

(濇)脉金

寸濇應爲必信人雙親不養背天真居官享祿無
高壽子息艱難只一身

寸脉濇者面目冷澀心必忠信不孝雙親衣食
不足居官不久子息寡少壽年不高病主胃脘
不足

關濇平生病疾拘必年貪色老顏頹弟兄縱有刑
傷尅壽夭難過四十餘

關脉濇者一生多病家不稱意少年愛色顏不耐老兄弟刑剋若論壽限不過四十病主虛勞逆氣

尺濇操持有志謀多因酒色訟拘留是非只為慳貪得妻妾貪淫暗裏偷

尺脉濇者操持有志多因酒色財帛爭訟與人不周妻妾多情只為慳吝惹是招非病主小便數婦人則血氣之疾

遲

脉土

寸遲一世受孤貧退落家財有禍迍縱有祖田難保守弟兄内外不懽忻

寸脉遲者主一生必遂財穀資產進退無災迍子嗣艱於早年弟兄殘害肉骨無情孤苦之身出家可以延年居家不利病主胸滿氣疾冷痛

關遲常走不歸家父毋妻兒總是嗟僧道工作猶活計常人孤苦必榮華

關脉遲者為人蹇薄東走西遊常不歸家性好慵懶自誇工藝為僧道尤可俗人孤獨疾主中

焦受寒腹痛

尺遲衣食漸多消祖業田庄定不招決是遷移他郡容雖然子好病難饒

尺脈遲者衣食漸消祖業不守流移外郡方可保守子孫縱好未免多疾病主下焦虛寒

（伏）脈水

寸伏為人膽氣强東西猶豫足風光一生破敗難超衆疾病相侵逆氣妨

寸脈伏者膽大心强為事猶豫輕薄顛狂一生

破敗不能出衆心好遊蕩疾病連綿病主中氣
逆悶

關伏施為作事沉難招子媳事違心田園不遂多
零落腸癖還招疾病臨

關脉伏者為人坎坷作事沉滯子媳難招事多
違心田園不遂家零落病主腸癖瞑目

尺伏陰為下賤誇無衣無食少榮華沉沉疝氣圍
臍痛積塊奔豚食不加

尺脉伏者為人僻猥無衣無食奔波乞丐下賤

之人居無産業耕無田地孤貧無比病主痰氣

積塊

濡脉　水

寸濡顛狂性不閑相思終日暗催殘此身若也多

孤弱不顧危亡戀女顔

寸脉濡者性好狂蕩不肯停住貪淫好色凡百

作事有始無終爲貪窮下賤之人病主氣必精

散

關濡爲人怕較爭多見穩重又多生自然衣食成

佳庇只恐其人壽亨少

關脉濡者為人沉重一生怕事不與人争衣食自至多得祖財子孫蕃盛壽只不高病主脾氣

弱

尺濡迍邅下部虚貪淫戀色病来拘營謀處處俱無利年少難過二十餘

尺脉弱者迍邅不利下部虚寒貪淫戀色經營無利少年得之壽不長久病主下焦冷

弱

脉水

寸弱為人只一年一年過了一年纏沉沉若也屠
床席一月之中見禍連
寸脉弱者一生孤苦貧窮下賤止可一年一年
若可不過二年若過二年一月必死疾主瘧疾
胃氣少也
關弱精神定少清尅妻尅子見伶仃若為僧道身
安吉父母同居也必刑
關脉弱者多濁少清尅妻尅子孤苦伶仃若為
僧道少可安身椿萱同室也見相刑病主血氣

病也

尺弱精神夢泄磨為人下賤妄言多壓身小藝方

為吉未免難逃四十過

尺脉弱者精神減少妄語多羅下賤小輩若為

小藝方可壓身縱過三十四十難過病主下元

敗弱脉帶滑則有壽而無産業

論官貴清聲少

肝脉實大少清音細緊為人必賤輕若是浮高多短

濇沉沉不必問前程

夫肝膽之脉若實者為官必清音若細而緊者為人則輕薄若浮而高為事多強若沉者為事斷決不分明

論腎脉見喜

左右清沉在尺當福神加喜慶無雙細看洪緊心流利尅日須知進祿鄉

腎脉北方水澄則智清則喜再看寸口通洪而緊分明只在本月內有喜春得微洪弦喜四季中見之脉虛者無喜也

論貴脉先退後福之喜

仕祿先看部寸來分明流利任高才沉沉寸口知君退洪滑分明播九垓

夫官祿之脉先看進退之位寸口脉本體洪弦大而散若沉細者為不任祿在官者退位在私者哭若洪而弦於寸口者其人有天才若兼寸口緊如一點明珠者此人入座三台之位

論福德脉

指下分明似捻珠寸關尺脉與常殊三部流利知先論

吉福德鄉閭與要脉

潛谿曰診福德之人五臟之脉俱看流利分明不高不低五十息不止及無斷換者此爲巨福之人心部見之爲上等福人也若關尺中洪潤爲中等福人餘無常者不貴

論先富後貧

洪大寬調是富見若求官職事須爲忽逢突起於心部早富中貧實可知

凡心脉本要洪大平和若見寬緩而慢其人無

官之分是大富之人如脉突起於心部其人先
富後衰耗家貧

論脉不利妻尺部脉澁大而伏者主妻宫不利多病

兩尺沉微短濇虧堪嗟内助少光輝婦道相宜多病
苦琴弦頻續不芳菲粧奩一物空攜手却用供他眷
屬肥名門剛健多喧辱若遇貞嚴也下微

潛谿曰看妻妾之脉以兩尺見沉微濇之狀此
内助不堅雖執婦道尤多疾病不能眉壽琴弦
頻續之兆却主妻家力怯奩資空費或供給妻

族若在名門及有喧辱之事如得貞淑之妻亦
恐出於下倫
論得妻力脉
脾家之脉主妻宫清潤匀長事不空若非貞淑名門
偶必獲奩資致大功
尺弦長大主便血若無溢血是奇絶得妻賢淑富房
奩婚嫺纔了成家業
凡論脉以右關為妻得脉清潤温柔匀長此乃
有財喜之脉亦主妻主家旺夫必然名門大族

貞淑之人須獲奩粧而致富

論子孫光茂

尺部弦長滿指到應知火脉洪匀好豈特榮身利子孫更兼數世傳家寶

定貧賤法

脾脉紛紛似水洪為人財利一生空本部更加奔波湧早起得錢晚又窮

定軍屠法

指下紛紛似撒沙心中不定是奸邪若非軍卒屠牛

宰定是當年老賊家

論三限脉

火初水末木中央二限匀和一限通三限俱和匀淨好榮華一世足興隆

寸關尺部分三限應指匀和福自佳三限若還無可取不然終是定波渣

論初限

火初爲限要和匀員潔湏交應指明本部之中無進退見興基業立聲名主早年登科平人發財

心部伏沉并短濇不足本部過為殃少年限正多迍滯初主須知破耗傷主景年偃蹇平人破散

論中限

木為中主要弦長指下勻和特異常益旺資財人口進加官進禄喜難量主三十以後大發顯

木逢短濇更沉微伏弱亂散若過之產破人亡官失禄中年少得趣心時主三十年以後迍邅

論末限

水為末限宜沉滑本部勻和應指強進官益禄多財

帛家道興隆事事昌主晚年發達長壽

尺部細短濇并濡不及本部强施爲巧中成拙難成立晚景波渣壽必虧主晚年不順

八卦定初中末三運

乾一兑二離三震四巽五坎六艮七坤八

男子以心部脉沉取女子以肺部脉沉取看其卦數以斷初年而皆以肝部脉沉取斷中主一數爲乾二數爲兑餘倣此

男子宜行東南運屬離震巽坤爲順女人宜趨西

北途兊乾坎艮歛藏居男女各由宜利虛並無尅
剥晦滯疎若便乖張或馳背謀多成敗復趦趄

出身情性

先以出身斷德性心宫沉取而數定乾兊之卦性温和胸中平坦事無煩離卦光明仍爽麗光風霽月如春和震數心直口仍快直性那容激觸他巽數為風無定准依違善惡語言邪坎艮無常沉狠毒損人利已資包羅坤主納汙仍載物性資迂緩可如何細將八卦推情性邪正分明耿不訛

四部論

心斷吉凶并善惡肝推貴賤細消詳尅剥但於肺部論祿壽原知脾腎鄉心部忽如蝴蝶舞三至一至一吾重重婚姻子女文書應人口增添事事通若還一止還復止更加散亂無頭緒官司口舌忽然来如響應聲非妄語短促而止事徒知失脱破財於此取三春心脉洪弦利人口婚姻陞轉意三部數而止若何慮驚破財而已矣柔滑而長應若殊天資明敏學優殊如珠而清六脉尅僧道高標福有餘本宮空塞不分

明心地惟知但損人縱會藏形如見惑安能脉底隱其情

定窮

脾脉宮中仔細攻撒沙指下定為窮奔波一世無停住未免如顏陋巷窮

脾脉上如撒沙應指一世財帛不聚未免如顏子居於陋巷也

定通

肝脉宮中用意明指頭下處有輕清若居寸口三關

利作事殊常定暢亨。

肝脉宫中及三關流利如珠走之明淨定主爲人通達士人一舉高中常人財獲萬倍

定僧道

肺脉分明似水珠自然清淨氣神符更看六脉無形狀德福清高與衆殊

定心脉富貴

心脉分明孩秀洪此人必定作三公更兼三部俱無斷至老須持國柄隆

定見尊重

息數朝來不改常一生沉重位高堂診得清利藏珠滑自有洪名萬世香

凡尊重之脉見沉而隱隱不亂分明無澁滯又要看六部匀和相應安然如珠在水中一般此人聲名高出人表也

定智慧

智慧須看腎水鄉洪和必定主文章二儀尺寸来相應遲緩高低計筭長

智慧脉須有心火洪和相應順也腎沉滑無滯
此人必有大才智謀俱全

論心脉不遂

指下輕浮及小遲一生運蹇不須疑若過浮高與沉
細更求官職定應遲

論肝脉吉凶

東方肝脉遇浮洪定是虛驚主大凶若無微小并沉
細處世敦崇祿再豐

論肺脉災福

肺脉如毛仔細推若還洪大主災隨更看本部俱浮緩此是豪家富貴兒

論脾脉貴賤

中央之脉號爲脾推取輕浮及緩遲若不弦長浮更緊此人食禄主恢肥

論丙丁火災福

丙丁洪弦動在關定知武職作郎官若是應指頻無定必然災咎且無官

丙丁弦長指下來平生富貴有文才若無撞指來相

應長子須知定棟材

論戊己土災福凶刑尅不足職藝

戊己大過細推之少年遶路走東西九流之內非豪貴主是常人又尅妻

戊己不及弱更濡必然離鄉別處居若見弦時必有病平生無業在詩書

雜斷

三部匀來總一同此人豪富是英雄兩關脉大上朝寸應是官祿主誥封

大抵三關短復長来時或緊去時忙平生語急并身
弱貧困何年得顯揚

八八男兒却反陰尺中浮大寸中沉女年七七陽中
盛反是須知定是凶

男兒八八脉沉清左右相生福最深及憂尺寸皆洪
盛卒厥来時力不任

論此〻星肝脉

甲乙慧官號此〻星脉来洪〻緩潤弦勻心神容足多才
藝必作黄堂以上人

論火星心脉

火星作主在南方舉按洪浮潤且長急促細弦人急

燥官高職顯足輝光

論星辰腎脉貴威權

北方坎水星辰位指下汪汪似滑珠十萬兵權為上

將名標青史定封侯

論羅睺腎脉

羅睺高向腎中尋着骨方來緊大沉眼大赤光根基

厚多謀足計紫微人

論月孛命門脉

月孛俱在命門鄉虗下如珠動不忙爲事多奸人好惡平生戀事在花娼

論太白肺脉貴威權

太白金星位旺西來時浮濇不須疑中間秀潤兼和順文武兵權定有之

西宮肺脉要推詳下指洪匀又緊長塞外不爲軍將任中年也作紫微郎

論貴賤澄湛格

澄湛如同珠在水凝然瑩麗易推詳尺寸俱同應大
器賢良從此譽重揚

清奇格

清奇之格世罕逢古怪形容衆不同脉來勻靜清奇
極富貴才能動業隆

陽極格

六部勻洪動且寬勻長應指用心觀學士立威權難屈
節騰身鳳閣跨金鞍

陰極格

六部俱弦静似無憾肥骨格福方殊若遇形枯難奮
發初雖富貴末年枯

驛馬格

心脉弦洪仔細尋前程萬事稱於心為官祿位高遷
達朝夕聲名喜有音

青龍格

青龍主喜有資才尺寸縱横遠信來酒食佳賓須發
嗣只憂不順反成災

縱横逆順四脉

夫尺寸得縱橫脉主源源食住實豐盛發嗣長久吉慶

脉来不順反成災迍

若水部乘火金乘木曰縱火乘水木乘金曰横

水乘金火乘木曰逆金乘水水乘木木乘火曰

順

白虎格

忽然右寸脉微沉二藏之中是孝臨只恐緦麻從此

至過兼災患及沉吟

勾陳格

右關脉動或沉主田宅婚姻慮隙譬或見中央主斷
絕一年之内見傾舟
關脉浮而主田宅婚姻事于争中决斷者有傾
舟之患
朱雀格
左寸洪急事喧喧印信争論不可言復慮朝臨并事
至爲官禄敗反纏綿
螣蛇格
左手尺脉或堅牢回禄之災不可逃若是鄉鄰承此

難免交自己患思勞

玄武格

右手三關脉緊弦須招鬼賊禍来纏若逢微緩頻頻動富貴心閑似活仙

右三部脉弦急者鬼賊為害若徵和平緩匀清心閑仙境富貴容足之人也

雲鶴冲天格

六部論時不澁弦為官世代是根源文武兼全須大用喜同椿栢定綿延

潛谿曰若六部之中不澁者主世代爲官文武兼全也

獅子入宫格

四十不止命門中緩大寬長第一翁更若弦長開外寸三台八座好英雄

三焦命門所配其脉緩大寬長無急澁主貴一品不然亦主三公八座之分也

飛龍在海格

木來弦緊最無情却有文章學業精脉若沉濡而緩

急一生常蹇負功名

左肝脈弦緊覽盡文章或沉滯澁一生牢蹇而功名不遂也

鷺鷥帶雲格

肺脈輕清事業高最嫌浮大及堅牢若還長短兼刑尅主嗽聲聲必作勞

肺脈輕浮而匀不大不小主事業高完之人也若逢大及堅牢或長或短者主勞嗽之人也

蝶入花園格

男子爲陽尺脉弱女子爲陰尺脉弦反之不及并大過婚姻虧損破田園

男子尺常弱爲順若返爲逆女子尺常盛爲順不及爲逆若如此則婚姻損尅破田園也

維雀失巢格

肝膽前虛後實來肉輕骨重用　心裁前實後虛身不正蝰蛇入位事當推

肝膽之脉前小後大又云前虛後實肉輕骨重者貴前大後小前實後虛立身不正亦主六親

不正之事

蒼鷹折翅格

六脉不順事非常牢格弦微緩更長招引是非應騁滯六親惟恐是侵傷

六脉不順及堅牢格弦之形又微長緩不等者此脉定有是非折傷之患

魚遊淺水格

兩關脉溢上魚際狡猾人來奪騙錢陽動而浮須享福陰沉而澁禍初年

兩關脉上魚際出者恐是狡人前來奪騙錢物
陽是浮動者必享早年富若陰脉沉澁者主夠
年當災病也上魚際者謂脉出寸外動也

二龍交戰格

血脉爲藏是尋常革濇沉微又緩長陽盛殺人陰被
害陰陽俱盛兩相傷

五臟六腑血脉之精若脉来往革濇沉微緩長
不等之狀左寸爲陽狂暴之脉主鬭爭打折狼
戾之傷主殺死人若關中陰脉沉者主被陰人

致害命也

秋鴈横飛格

脉來三部慢沉沉冠世文章第一人必輔帝王爲宰相世傳清骨若珠珍

三部沉沉緩常和匀者主貴格不然主文章冠世也

龍蛇混殺格

兩寸沉澁破資財官事無休迭迭來赴詔爲官須退職除非寛緩有三台

左右寸口却是兩陽之位若脉沉濇者主破財更時詞訟不絕也為仕者退職若脉寛大不沉濇即有三台之位也

入林纏虎格

六部肴時動不常更尋沉實又浮長萬般不許人間會為事平生最性强

鴛鴦顯石格

男女生來六脉長陰陽逆順用心量男兒破却女家戶女子破却男家庄

夫男子六脉俱有盛弦之脉即是陰陽反逆主
男破女家女破男家田庄也

魚遊春沼格

肝木弦實犯刑徒福向東西是假儒若得寬長富貴
家豪雄足稱結珍珠

肝脉強實者主犯刑徒脉見不和此是假儒衣
冠若寬長主家榮富貴

寸實而強尺又急平生情性言爭失更兼妻子損重
重做事到頭終必吉

寸實而強又兼尺緊而急主人情性作事有幸
更憂家內老幼禍福不吉之事

野鶴冲天格冲天一作入山

推命內而外不內心腹計較少知音推命外而內不
外應知他日必遭刑

兩手六脉推其筋而取之多內而不出外者主
人計較外而不入內者其人奸猾情慾他日見
行刑遭法也

飛鶯入柳格

本來弦緊最無情却有文章學業精脉若沉濡而緩
滯一生多蹇貧功名

秋鴈高飛格

肺宮微薄急而強幾度重妻更反張此是先賢留秘
訣臨時指下細推詳

毛髮格

六脉微微縷不通官方鬼賊要相逢若還順逆依其
位不必求占更卜龜

龜遊荷葉格

腎脉迢迢五十餘看時指下緩弦隨逸民之士遐齡壽慕道休官世上無

腎脉弦緩而大浮者有壽好清慕道參禪休官守己之士

鷺飛千里格

脉牢浮大尺中時心内機謀面黑黧三限俱亡無所住離鄉別井走東西

鴻鴈失行格

陽實而強陰緊急平生情性言乖失須防妻子老幼

傷作事有頭終少吉

論五陽脉主吉凶

心浮財喜肝危厄脾浮有喜加財帛腎浮子孫喜氣臨此是臟腑之浮脉

心滑憂疾肝財喜肺喜子孫脾禄位腎滑為財喜亦然脉滑應之類皆此

心肝脉實子孫喜肺内喜脾憂兄弟腎實失脫却為憂此是實脉之大體實而滑利者喜吉之兆若實而濁數者病也

心脉弦時只自然肺主驚恐脾憂煎腎若弦時父母

稱肝脉逢之兄弟貧弦滑緩者宜而吉若數重濁者不利而逆

心弦禄喜肝兄弟肺主驚恐脾見逆腎宮父母喜見

弦弦脉分明無差忒

心脉平和旺子孫肝弦洪脉喜中珍脾喜妻子胃財

帛洪脉其中意又存

論五陰脉主吉凶

心脉微時主悶憂肝為身病未全瘳脾為手足憂病

患腎厄相逢水澤求

心脉水火肺防危肝纏不起疾兄弟脾名血光諸惡

病腎家驚恐不曾離
心緩須防憂孝服肝緩不測兢生災肺逢失脱無傷
折脾主憂災腎子孫
心肝澁脉憂手足肺遇危亡災孝服脾家必主財帛
失腎逢財破如何足
心肺伏時俱憂死肝家伏兮慮子孫脾逢更慮子生
病腎伏前逢主有迍
推五陰五陽尅應日例
浮應庚辛滑戊己甲乙弦之實壬癸洪爲火德應丙

丁、此是五行[illegible]妙指微憂申酉沉[illegible]逢寅卯濇辰戌伏逢巳午便生殃濡弱丑未為災咎

彭用光曰假如診得浮脉緩緩如蝴蝶鬭舞者應在庚辛之日有喜若大過不及者則有災晦若先期能預慎防閑則或能減少太素一書正欲使人避凶趨吉故程子曰知之減半慎之全無也餘倣此用光近續增趙石亭條下叅驗甚詳

體仁彙編卷之一終

體仁彙編卷之二

盧陵彭用光新編

春太素肝脉訣

肝脉論見喜

弦脉由來本是肝貴占憑此亦偏歡亥卯未來多利益寅卯天恩及轉官彭用光曰少陽厥陰主功名貴達顯耀喜慶全在此宮

肝脉主貴

要知職位膽中看匀緩分明又在肝診得弦長終是貴細沉定是主孤寒

膽氣均匀即有官少年仕路恐難攀若心部洪匀相生少年發達中年決定封侯印名利文章一世安

肝息深沉而流利者即印綬官之貴禄中年榮顯

甲乙來而動更弦為人尊重有威權若還三按都無斷官高三品一生賢

甲乙太過細尋之先抛頭女與頭兒却有文章多藝學中年破敗各東西

要知職位少陽看少陰洪應用心觀少年金榜及高第至老人稱號長官初年發科必手少陰寸部洪柔與少陽相生方顯貴

厥陰指下盡來長少陽之脉異尋常紫詔定承辰戌
裏中年決定佐朝堂
少陽之下最和柔木到陰宮水順流無制不弦所為以不悠久也
官只是多閑訟居到朝堂便好休
定居職位膽為先指下弦長珠顆圓此脉若當春季
仲更無及第在初年
無珠力弱惟一陰處世驅馳只是沉常見一弦宜晚
發寅申巳亥不相應
三部寬長是上賢更於膽脉帶長弦豁然應指如龍

動翊賛明君萬萬年
脉來弦緩更分明須信為官顯大名更得寬長來不
澁終身榮貴作公卿

肝脉論清濁

肝臟詩

肝脉輕清貴禄榮堂堂儀貌足人情數逢三八應亨
泰恭謹尤加目秀清
肝脉重濁性如何狼毒無情騃不移不是脉中無貴
氣柰何生骨欠清奇

心臟詩 春見夏體同

心脉輕清應在神聰明接物廟堂人旺看丙丁無疑滯四七年來貴顯身

心脉重濁主無神性僻情乖終殺身眼視不明終舌短夭亡難得侍雙親

肺臟詩 春見秋體同

肺脉輕清號俊才皮膚潤澤善詼諧看看四九聲名顯武畧功勳蹈帝堦

肺脉重濁人無義性格貪婬禮更踈貧賤一生無別

事殺因臨忿損身軀

腎臟詩　春見冬體同

腎脉輕清智巧多待人處事更慈和清吉調暢無憂滯一大相逢貴柰何

腎脉重濁最無清少智多愚主賤貧此部若無清一點平生那得見光榮

脾臟詩　春見四季同

脾脉輕清氣象高爲人尊重更英豪數逢戊已須榮顯晚節身安壽筭遥

脾家重濁主風狂無信欺人命不長縱是左心清癯
指也應濁富不賢良

肝脉見煞

肝微并澁兼沉滯凡病如斯更莫醫尚有破財人不
足骨肉分離事可知

肝脉主灾

本部看看更動遲須言灾病莫狐疑頻頻舉按還無
應夏至灾來骨肉離
震臟木來動滑芤破財詞訟足心憂如毛夭壽分明

斷客地心思不到頭

甲乙如毛命不長浮滑乾來事可傷破財詞訟多憂

險及到中年在外鄉

甲乙分明指下遲少年多病實難醫若還舉按仍無

力定須家破主人離

甲乙全然指下沉心中忒忒怕灾臨若無火氣來相

應奴婢逃走定難尋

三部按時但是弦須知忿怒急連天忽然浮大來無

息亦是憂驚事到纏

肝脉見夢

肝實頻來指下寬見夢松高樹又登山如虛若在木中立或在深林暗昧間

春見肝脉趙石亭曰肝脉沉弦四十至者位至三公

春中得木是權期柔更長條喜應時若見火來居此位清明時節福相隨

夏見肝脉

夏得木位定無疑金來尅木哭妻兒若到火宮便逢喜但言二七九方知

秋見肝脉

木部之中忌金來父毋須防定有灾水來相救無大厄相生相順福之媒

冬見肝脉

木到水位喜爲先來扶水位喜相連望後即無三五至一陽之後定官遷

定流年春脉則例

詩曰

木内火來時欣然事可宜居官加祿位求財萬倍歸

思濟堂曰木內火來者乃春該木旺而主事也足厥陰經中見手少陰經即子母相生而相逢豈不欣欣然而可樂乎所以居官必陞求財必倍家門有喜慶吉祥之事也

春月順時節宜

內經曰春月陽氣閉藏於冬者漸發於外故宜發散以暢陽氣故有曰春三月此謂發陳天地俱生萬物以榮夜卧早起廣步於庭被髮緩形以使志生生而勿殺予而勿奪賞而勿罰此春氣之應養生之道也

逆之則傷肝夏月寒變故人當二月以來摘取東引桃枝并葉各一握水三升煎取二升以來早朝空心服之即吐却心膈痰飲宿熱即除不為害春深稍宜和平將息綿衣晚脱不可令背寒寒即傷肺鼻塞咳嗽但覺熱即去之覺冷即加之加減俱在早起之時若於食後日中恐致感冒風寒春不可衣薄令人傷寒霍亂消渴頭痛春凍未泮衣欲下厚而上薄也大風大雨皆宜避之東垣曰木在時為春在人為肝在天為風風者無形之清氣也其時脉當弦而六部俱

見於本脉之中又必緩於四至五至是謂有胃氣脉經云阿阿緩若春楊柳此是脾家居四季夏秋冬效此善調者百病不生間有失調或傷冬寒至春發為溫熱之病故曰寒受熱邪名曰傷寒以左脉浮緊辨是若當春傷風即病左脉浮緩辨是又有飲食不節房室勞役過度則為内傷發熱之症當以右脉盛大辨是治法詳後素問云春傷於風夏生飧泄潛谿論曰慎起居忍嗜欲薄滋味行陰隲可以却病延年益壽云

夏太素心脉訣

心部總診脉訣

脉來寬緩更逢春，不作賢人亦貴身。更若弦洪來不滯，須知超顯異群倫。彭用光曰：心爲一生之主，乃君尊之位也，登科夫明吉凶，發富清貴，全在此宮。

心脉之中見土來，得財喜慶又添財。更加洪滑時時動，出去求財必得回。

心脉均匀指下來，平生不滯更無災。年紀定逢二十七，至常流妻妾一懷胎。

春得弦洪喜慶培但看春夏喜須來若非輔職并婚娶即是生兒定有財

當春心脉見洪弦看取清明節候邊君子輔官多喜慶脉來寬緩一生賢

心脉見貴趙石亭曰得二數為伊傳三數文章忠孝純乎君子

弦秀是文官　緊是武官

心脉分明弦秀洪此人必定作三公更尋三按俱無斷至老須持國柄隆弦秀洪帶緩不實不虛者大貴

心脉分明緩細頻先看粗濇後調匀雖然今日為貧

士異日興隆是貴人主三十歲後發科甲平人發富

心脈見聰慧

心脈生時緊又長一生勞碌費心腸若見勻洪并秀潤儀容體貌必文章

心脈見灾

心脈緊數出公私沉細更加婦女低口舌臨門三七内但宜防慎密關機

心宫滑實不調勻性毒人嫵狡詐心必定官灾刑害至若逢結脈定增驚

驚憂之脉起於心散數微浮去復沉相尅顛狂拨指亂更將急緩定災迍息數狂拨洪散來勞心繚亂暗思推眼前盡是攢眉事怎奈星辰不護台忽然無脉少精神須有憂疑驚恐深天性沉吟多毒害要知心脉似刑林

心脉見官災父母患

丙丁沉滑最堪憂官事常常不得休父母更防殘疾反他年必定走他州

心脉見孤獨

心脉頻來息不加更來衰氣實參差爲人至老常孤
獨守死妻亡自主家

心脉見孤貧

心脉頻來指下粗太陰無力一身孤若還見水少浮
況女爲婢妾子爲奴

心脉見憂驚

面赤紫紅三部數狂言亂語如邪神忽然實大并帶
滑險怪虛驚不慢陳

心脉見婦人媱亂

欲識家人一寸心關前散亂復浮沉枉将山嶽爲盟誓不是幽居獨展衾

心脉主病死

心脉濡弱細尋之年内須防厄更危若是伏遲須是死分明洞斷莫狐疑

春見心脉

心来木本兩相随必是須招異姓兒若是水来居本位其人憂事見灾危彭用光曰木来火部相尅所以灾生

心脉見病死

丙丁微来更沉遲得病今年早愁誰若他似毛終是死教君千萬莫求醫

夏見心脉

火来事大也難猜須有驚憂定見灾便是沉微災必至家中人死淚衣衫

秋見心脉

火旺相逢金位居爲官失職禍相隨莫教金火来相尅不見青天如是悲

冬見心脉

冬見心脉不相宜遭枷下獄鎖相隨若還遠近行他事此脉多憂定見非

定流年夏脉則例

詩曰

火中如見土夏喜足文財洪緩當時應無求財自來

思濟堂曰火中見土者手少陰經中見足大陰經乃子母相生之理無夏該心火旺相管事而得洪緩足大陰子戀其母豈不吉慶亨嘉凡事

皆順官必陞遷財禄大旺也

夏月順時節宣

內經曰夏月人身陽氣發外伏陰在內是脫精神之時特忌下利以泄陰氣故又曰夏三月此謂蕃莠天地氣交萬物華實夜卧早起無厭於日使志無怒使英華成秀使氣得泄若所愛在外此夏氣之應養長之道也逆之則傷心秋為痎瘧故人常宜宴居靜坐節減嗜欲調和心志此時心旺腎衰精化為水至秋乃凝尤須保嗇以固陰氣常食熱物使腹中温暖生

瓜果茄水氷冷淘粉粥蜂蜜尤不可食食多秋時必患痢瘧勿以冷水沐浴洗手而淋背使人得虛熱眼暗筋脉厥逆霍亂轉筋陰黄之疾勿當星露風卧勿眠中使人揮扇汗體毛孔開展風邪易入犯之使人患風痺不仁手足不遂言語蹇澁之疾年壯雖不覺為害亦種病根氣衰之人如桴鼓影響矣醉中尤宜忌之凡夏不宜極涼極涼則心抱浮寒而秋冬肺與腎有沉滯之患然大熱亦有所當避素問曰夏傷於暑秋必痎瘧慎者却之其或傷風於春清氣在下至

長夏而飧泄者則右陽明足太陰之脉弦緊大辨是也又夏至傷冒暑者則左脉微虚弱而身熱辨是或脉伏者此手少陽與胃應也則霍亂吐瀉轉筋四肢厥冷身無疼痛治法詳後乃心火旺六部脉該微洪於本部而緩也經曰夏傷於暑秋必痎瘧潛谿論曰夏至一陰生當節嗜慾也

秋太素肺脉訣

肺脉論見貴

庚辛忽見滑實來一生剛氣有文才如逢撞指來相

應定折天邊桂子回彭用光曰頴悟登科聰明黄甲觀屬全在手陽明大陰浮濇取法

五至如珠登第貴朝廷常倚赭黄袍均匀滿指實而

有行短猶兼壽不牢

三台華蓋要輕浮緩濇輕毛事必投五十動中無實

大丈夫高折桂枝秋

夫肺者華蓋也輕指所得又云指下無實大脉

者及第也如有實大皆常流也

登科須要肺浮輕本部調匀顯早榮緩細分明無斷

數停看金榜掛聲名

太白金星位正西脉来浮濇不須疑中間季潤須相
合刑名兵柄盡成威
西方肺脉要推詳下指洪緊又無長塞外不為軍將
主中年也作紫微郎彭用光云台八座之貴此部浮洪緊而短見之上貴之格也

肺脉見夢

肺脉頻来虚更長登山涉水問途忙實須夢見多兵
起虚主鍾聲鼓振堂

肺脉見父貴

右手如絲一兩條微微指下舉全消位高名職為人

反便是常流亦富饒

肺脉見凶

秋来診得火来侵外来尅内不難存身危宅暗多憂

慮財散人衰不可當

庚辛動滑兩頭虛来不輕浮只緩微再三舉按無多

應定是他鄉已破徒

肺脉如浮又不浮男為浪子女孤愁纔交不死為夫

婦也主離鄉别處州

肺脉見喜夫婦順

肺脉當秋應指浮脾寬勻大緩相投內還投內夫婦
順才喜重重不用愁

　　肺脉主賤好外遊

庚辛部內見弦長少不中年在外鄉若然不作僧與
道也主離家背父娘

　　肺脉主刑憲

肺脉逢之實且弦情性多剛作事偏滑微兼緩情詳
察徒刑之脉莫流傳

　　肺脉主無德

爍金之脉見沉微口是心非好貪淫此等見人多愛
語會將喜口取人心

肺脉見妻高

肺脉原是主妻宮外祖之家且一同浮緩輕輕皆吉
兆庚辛定主夜生人

肺脉見孝服

肺宮白虎不堪云食啖居當本至速最忌丙丁來相
尅庚辛之中淚驚人

春見肺脉

春見肺脉本相尅金来相尅刼流吟妻見破散身無
主田産拋荒枉費心

夏見肺脉

火照金位金不安秋若逢之加職看一日福禄来相
應為官高選定郎官

秋見肺脉

秋逢金脉是旺宫遇火須憂定亂紛木更逢到妻宫
喜喜上添財衣禄豐

冬見肺脉

金水相生是貴人木來旺相喜逢春必須用貴招財物榮旺家風福氣新

定流年秋脉則例

詩曰

秋金脉浮滑必定喜相加忽然弦長應得財以手拿

思濟堂曰秋金肺旺當權司令之時而得浮滑者乃足少陰經入手太陰經相生之地又得忽然弦長妻位之來所以主有財喜獲寶之事大吉之兆也

秋月順時節宣

內經曰秋月當使陽氣收斂不宜吐及發汗犯之令人臟腑消鑠故又曰秋三月此謂容平天氣以急地氣以明早起與雞俱興使志安寧以緩秋形收斂神氣使秋氣平無外其志使肺氣清此秋氣之應養收之道也逆之則傷肺冬爲飧泄若知夏時多食冷物及生瓜果稍多即宜以童子小便二升幷大腹檳榔五顆細切煎取八合下生薑汁一合和臘雪三分早爲空心分爲兩服瀉三行夏月所食冷物及膀胱宿

水悉為驅逐而出即不為患此藥是乘氣湯雖老年之人亦宜服之瀉後兩三日以薤白粥加羊腎如無猪腰代之空心補之勝服補藥也秋當溫足以凍腦其時清肅之氣與斂行之體也自夏至以来陰氣漸旺當薄衽席情慾以為壽基其或夏傷於暑至秋發為痎瘧木氣終見三焦二少陽相合病也陽上陰下交爭為寒為熱肺金不足洒淅寒熱此皆往来未定之氣也以二少陽脉微弦剌辨是又有夏食生冷積滯留中至秋變為痢疾以足陽明太陰脉微弦濡而

緊者是秋脉當如毛〻如脉洪則反時矣治法詳後素問云秋傷於濕冬生咳嗽潛谿論曰養氣完形寡慾嗇精肺金司秋之正令也

冬太素腎脉訣

腎部論見喜

遷移須要水中清交易之中便得成若遇丑寅來本位此時財穀盡豐盈老必用光日壽夭晚景祖宗子孫此足以蔭注全在此宮

腎脉見貴

人中隱隱潤兼長福壽榮華安可當莫教火大來相

並不為将相主封王
北方坎向腎中求兩尺迢迢似箭頭十萬兵中為上
将名標青史定封侯
羅侯要向腎中尋看物方来緊大沉眼大赤光顏色
厚多謀定計智尤深
北方腎脉深且長来時沉滑不高昂非惟有壽多才
智佐國忠臣不異常
腎部忽然動滑時為官必定有遷移更看三部寬洪
應用意消詳子細推

腎水頻来指下匀少年仕路做官人女子若逢加封
號定生二子盡超羣
腎水深藏指下均心寧多喜助天真丹田自有嬰兒
在佐國勞家一世清
左右滑澄兩尺當精神加喜福無雙細看弦洪心流
利尅日須知進祿鄉
細微沉滑通利津定是高遷本壽椿寸口莫嫌洪緊
併也知登祿在春深
腎脉見壽長

北方之脉本滑沉指下来兼濇帶深此是世間長壽

客名題金榜作公卿此男子為一身之本主至大之貴在沉滑如珠

腎脉見喜孕

腎脉須當子細尋尺中三動忽然沉此名妻孕何勞

問妙者須知不換金

腎脉見仕祿及短壽

壬癸迢迢指下寬眼前雖任是郎官只愁數短来無

位定知難得十年歡

腎脉見才智

才智還看腎水鄉宏才九竅足文章二儀尺寸來相
應高低遲緩一般詳

夫智慧之脈腎脈柔和流利人多謀計

腎脈見旺吉又長一生至貴壽高強忽然緩緩來相
應求財何用作經商

腎脈見情慾之喜

尺脈本沉微那堪緊數隨蘭房明月夜有客笑嬉嬉

腎脈見福壽

尺脈微微動滑珠淵源福祿壽安居如珠至五加封

號常庶成家福倍殊
腎脉是天元深藏福壽延平生災禍少喜樂信相便
真元脉要腎累累是珠聯百年無病疾福祿滿天年

腎脉見災并疾病

三至虛遲復緩来雖加封號却愚頑生災抱疾難為
壽田產多因體不完
水緩悠悠指下沉一生羸瘦少精神毋氏少年多疾
病更兼父亦患癆人

腎脉見姪重

月孛要在命門鄉膚下如珠動又忙為事多奸人性急平生只戀在花娼

腎脉見博學無成

壬癸弦長動更柔為人志氣好風流却又文章多道藝奈何好學不到頭

腎脉末年多災

壬癸如逢太過時末年纔到病無疑若見細沉多巧性風流士子有三妻

腎脉見病訟

壬癸之中怕伏沉来時動澁病源深若見緩沉人全[illegible]
壬好将指下定災迍
　胷脉見死災
壬癸沉来又似伏舉指按之一都不足何須買藥請良
醫須臾便見全家哭
　胷脉與命門見奴僕車馬吉凶
奴僕車馬定三焦輕按如絲定主招如珠定主忠奴
斷忽管奴逃馬墮腰
　胷與命門見官符失財大災

三焦相配命門宮火怕土宮来旺時不特火光并脱
失也應六畜化為泥
最忌相沖滿指来伏逢三按冷如灰獄訟此生難得
釋戊已教君退大財
腎脉不宜妻妾
左右尺脉頻更乱馬年相尅不和柔此人必定傷妻
妾獨守空房淚暗流
腎脉主不利親子
左右尺中滯又微更加脉息又乖時須知不利親男

子定是思鄉養外兒

腎脉見病卮壽促

来時沉澁去時微此主平生疾病軀更向尺中来短促其人難過三旬餘

腎與命門寄尺中診時湏要定災凶忽然浮大来傷尅長夏見之命湏終

梟鬼偏尋腎裏藏白濃瘦却不堪當切忌沉濇并不見患人不久入泉鄉

腎脉若伏無脉時逡巡便見死相期若逢不及數并

短得病中年病莫醫

腎脉見脩養長壽弁脩短

水部柔洪陰養陽丹田血海熱如湯不拖紅粉如桃

臉百歲氷肌壽又康沉洪滑至骨而出者貴壽

腎與命門該脉數行来相尅詢消息沉微定是安居

死緊滑須知出外亡

短伏必知溺水死濡沉終是虎狼傷微沉自害弁他

害澁滯須知打撲傷

緊數須知連重病蹇牢饑凍不虚揚忽然短代弁来

滯他日須知受[illegible]（貴人反得賤脉者忠肝義膽之正士）

春見腎脉

水生木位合相逢水木相生喜不同忽然金到為刑剋病情骨肉各西東

夏見腎脉

夏得水脉本相刑指下多少是憂驚夜夢狂神并猛虎交秋纔遇命須傾

秋見腎脉

水入金宮頻喜慶水來金位水相生此是人家添福

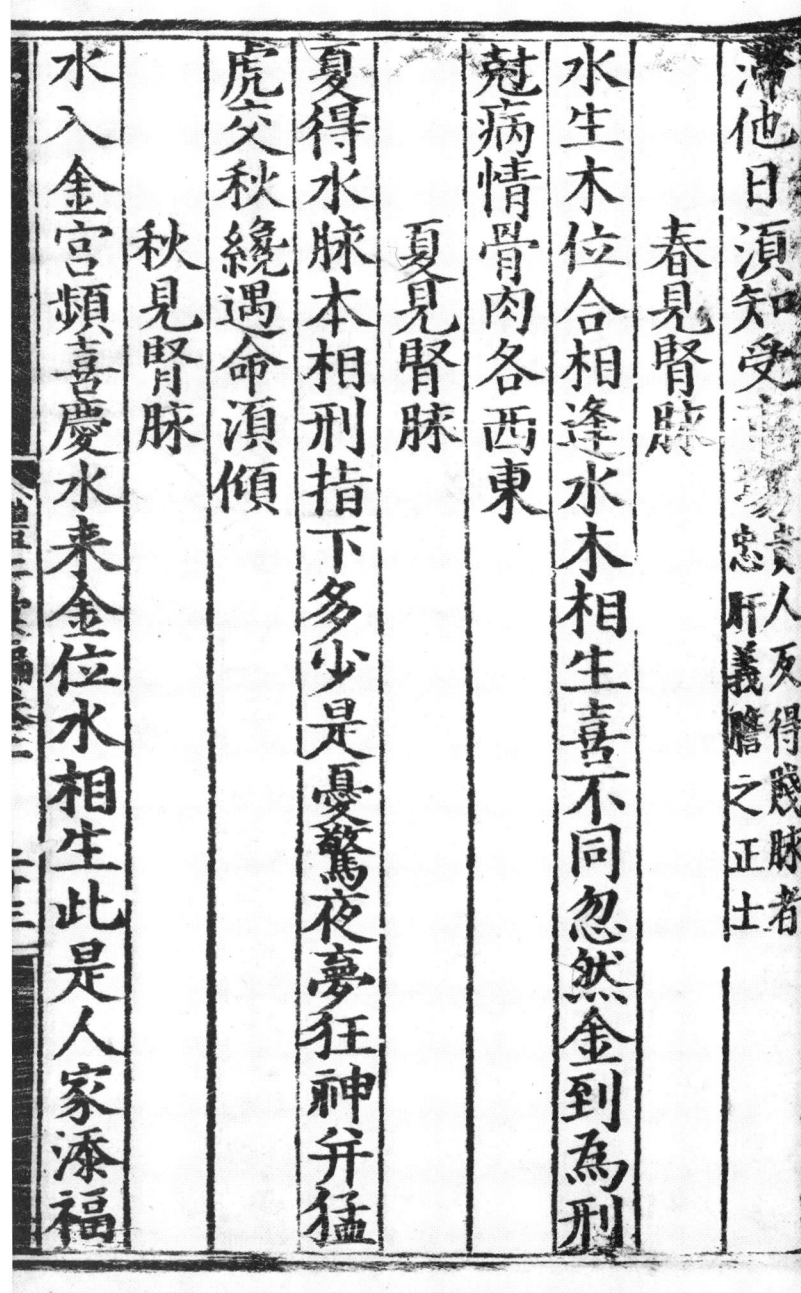

壽財帛萬事總加臨

冬見腎脉

冬見腎脉是本鄉金来和合更無妨頻頻至數惟生福水至天然逢帝鄉

定流年冬脉則例

詩曰

冬月得弦長榮身兼壽康當時見弦濡門宇添吉祥

思濟堂曰冬月足少陰寒水旺相之月職掌權衡用事而得足厥陰之脉是母生其子所以身

吉家昌為官必超遷内臺常庶必倍獲財實也

冬月順時節宜

内經曰冬月天地閉血氣藏伏陽在内心膈多熱切忌發汗以洩陽氣故又曰冬三月謂之閉藏水氷地圻無擾乎陽早卧晚起必待日光使志若伏若匿若有私意若已有得去寒就温無泄皮膚使氣亟奪此冬氣之應養藏之道也逆之則傷腎春為痿厥故人當時服浸酒之藥（熟地當歸五加皮地榆仙靈脾牛膝虎脛骨獨活萆薢枸杞絹袋浸酒七日後早晚量服）以迎陽氣雖然亦不可過煖綿衣雖晚着

使漸加厚雖大寒不得向猛火烘炙甚損人目睛且手足能引火氣入心使人心臟燥熱衣服亦不宜火炙極暖冬月天寒陽氣已自鬱熱若更加之炙衣重裘近火醉酒則陽氣大甚若遇春寒閉塞之久不即發散至春夏之交陰氣既入不能攝運陽氣必致有時行熱疾甚者狂走妄語切宜忌之又不可過勞房室不可觸冒風寒故曰冬傷於寒春必温病故先王於是月閉關俾寒熱適中此爲至要冬不欲極熱極熱則腎受虛陽而春夏肝與心有壅蔽之患冬脉宜

沉按至骨而滑六部亦然如秋傷於濕冬生咳嗽是腎水受迫上行與脾土相合為痰咳則手太陰陽明及足二經脉洪實也若冬寒傷胃感邪即病足太陽少陰本病治法詳後經曰冬傷於寒春必温病此時傷令也人其慎避性理云病時藥餌固不可緩極愈後保護引在賑荒論中潛谿曰人能為善行方便好事為一生之大藥何病之有

四季太素脾脉訣

脾脉總論

脾脉平匀應指來能為高貴有文才如逢三按都無斷加官名譽震天雷彭用光曰爵位田産陞遷妻妾太陰足經取全在此宮

脾脉見喜

脾緩財産更加添寬緩輕輕不用占戊已男宮須見喜丙丁進契不須錢

脾脉見成才能仕禄

脾脉分明似捻珠寸關尺部與常殊停匀流利知為吉福禄平生事不虚

脾脉寬緩好情懷撞指心田不可猜大小浮沉俱似

緩祿位高官顯大才

潛谿曰夫脾脉中宮之土也每季各旺十八日其脉論寬而緩得旺相之本也人有寬懷情意若六月診之寬緩乃脾之正旺相之脉也是有喜之脉若撞指来往不足者此人為事有情渠不可猜也若見大小沉浮而緩者此為旺相之脉也此人有才智須至老為顯貫大家也

脾脉見性巧無祿位

戊巳緩澁巧中有大小非同子細參心下為人多藝

術文章雖有不爲官

脾脉妻貴壽

右關遲緩動阿阿妻是名家淑女歌五至動柔終是貴妻宫文惠巧工多緩乇妻真淑弦主妻性急

少年封邑兼長壽常庶人家福若何三至脉来如棗核貴官皮血疾偏頗棗核本就上也以此推之

戊已大過細尋之少年流蕩走東西若非九流三教内定知常有二三妻

脾脉見賤

戊巳芤時又似浮無信憑誰不相投切忌動來隨指
至一生至死作奴傳

脾脉見災危

戊巳常來一向沉若還遲細見災臨非同困者皆憂
命按之無力死逡巡

脾脉見犯土災病

中央之氣土宮臨掘鑿多因犯此迍甲乙病人連怕
進腫頭凹面減精神

脾脉見惡死

戊巳来實更浮高天煞凶惡足強豪若見伏時須赴
法忽然官訟有刑遭

脾脉見死家宅不安

土宫見水死家風脾脉沉伏旺深冬陰人小口須防
厄急命良醫始見功

脾脉見仕祿

脾腎逢金氣再寬縱然無詔亦加官爵中若見浮兼
滑財帛徐徐儘自安

脾脉見理輿

脾怕水来居此遇諸般論脉合三天有人會得三天
事醫中稱說是神仙
脾脉見祟
脾弦脉鬼主蒼黒浮澁須言西北神怨鬾沉滑陰暗
祟更細滑大是亡人
脾脉總論
本部之中脉再強輕浮指下細推詳好學文章多致
貴規模相遇有風光
春見脾脉

春来得位乃數榮七十二日旺其因戊己若来金位
立求財加取一番新

夏見脾脉

火到土位要知源其人安樂十餘年若逢木来侵其
土夏末秋初命入泉此部切忌弦本

秋見脾脉

子母相逢最相宜浮動来時有福為金土相生財帛
旺秋冬穩穩更無疑

冬見脾脉

冬月屬水土臨閉其脉緩大實難堪須宜制土免侵尅滋腎培根益壽安

定流年四季脉則例

詩曰

脾宮旺四季緩滑足榮昌居官當遷擢財帛獲倉箱

思濟堂曰脾主季月十八日當權主事若緩是本位今得滑是足少陰入足太陰經是為夫妻相合所以官當陞遷求財必獲也

定六親 以下三十條俱增 盧陵趙銓續編

肺為月孛母中堂大腸妻子計都鄉忽然脉起來三至定父先亡母後亡四數却緣刑尅母奔波災起見刑傷若還應指無分曉骨肉重重有不祥浮取大腸斷妻子五數賢明應不尅若逢三至定難為先女後男方是吉若為肺部大腸中災起浮來洪更緊火居金部總非宜知是刑傷兩妻脉短促而止來三至到老無妻似出家端中天命非人欲本部分明而不雜妻子分明而得力更加祖業與庄持如在蓬麻中自直七至兄弟成而敗九至兄弟有如無一生破家并

換祖回頭祖業總是虛若還沉緩來應指定得妻財
綽有餘本部浮沉應指明勢如奔湧不曾停細君配
陋淫無比獅子河東不復鄉女人肺脉洪福德心部
夫宮論刑尅性行仍於立命推息數還同男女脉子
息須看小腸部三至浮弦生意緒遊年參論不相生
心必非主兒如玉
定性多怒
三部按時俱是弦肝宫左右呌連天出身若得震離
卦喜怒不常心自賢怨惡不藏難激觸接人光霽意

悠然此心明白能嚴斷定見應無倚與偏

若心部脉浮大而散而止於結必主憂疑事之

纏綿

尅定災年

心脉見水即壬癸年見災十年一次見木則甲乙年

餘倣此子細認脉萬無一失

一推五運子母標本

土運與心脉為子母逐年小限

土運如逢緩潤中無災無禍保安寧弦長相值行年

木緊失多災禍患生

　　水運與肝脉為子母

水運行年怕水宫脉為緩短大為凶大沉遲促如相

尅輕則為災重命終

　　木運與腎脉為子母

木運弦長是木形更兼標本脉勻停行年浮濇兼失

脫金尅肝宫即禍生

　　金運與脾脉為子母

庚辛部内見有形主脉勻調百事成大忌離来逢短

失肺虛有疾禍殃臨

火運與肝脉為子毋

火運行年入水中脉無根本禍重重若教弦脉歸心部毋救子逢減半凶

論五運行年生尅

假如十年行大運行年屬腎經等四季之正形兼脉平穩是為二運和匀其年當有喜慶各據貴賤大小而言若心部無變行腎經短失定主災禍更心部沉石或散失其父年内必死矣雖曰年内死亡然十二

月中有緊慢腎屬水應在子午卯酉日見也又如心脉失本形而得脾脉形狀謂之毋求乳子雖曰未免災殃終為有救也

五運六氣論

鬼臾區告黄帝曰子午之上少陰主之少陰之上君火主之此子午所以為君火也丑未之上大陰主之大陰之上濕土主之此丑未所以為土正位也寅申之上少陽主之少陽之上相火主之此寅申所以為相火之位也卯酉之上陽明主之陽明之上燥金主

之此卯酉所以爲陽明燥金之位也辰戌之上太陽上之大陽之上寒水主之此辰戌所以爲大陽濕土之位也巳亥之上厥陰主之厥陰之上風木主之此巳亥所以爲風木之位也日月一年而十二會圭坐有蝕有不蝕交則蝕不交則不蝕所以有交與不交皆行黃道行九道也亦有交而不蝕者同道而相避日月之相合數之交也日望月到月蝕日掩日則日蝕猶水火之相尅水尅火掩而尅之火不能尅水心陽焉此邵子康節篇衍義云

陰陽反証

四肢逆冷脉洪遲此病雖危尚可醫忽然遍身如火熱脉微沉細等生稀用光曰此兼叔和論病也

陰陽交沖

八八男兒脉反陰尺中浮大寸中沉女年七七男宮盛此法須知不換金

男子八八脉澄清左右相生福最深左右反憂洪盛脉来時厥厥力難停

大驚脉

其人指下脉上如核子是也一云如沙子候若得此脉其人被大驚恐大抵四季之脉假如春得冬脉則和平水生木春得土脉生旺喜慶木尅土春得秋脉金尅木必死餘倣此

推三學堂用光曰此論文學叻名推測象例也

肝為身學堂　肺為外學堂　腎為智慧學堂

此三部脉流利秀静士人得之全一舉過省缺一全獲薦而已矣三中有一雖不請舉亦文章出俗之士庸俗弗冗流利長匀之脉亦主歳内

災病不安君子之器非所取當

分九品官格

心脉流利條長為上三品肝脉流利條長為中三品

腎脉流利條長為下三品

推官出身

凡左手三部脉流利秀長自科甲出身官三部秀勻

侯王之脉右手三部脉流利秀長非廷賞則外氏恩

澤或恩充官主異路功名出身

武官格局

左手寸關脈急大出指右手脾命脈出宮急促者為

武官脈

公相脈 彭用光曰心宮弦秀洪乃三公師保之位在指下推詳

凡公相之脈既無等九品流利之形更人迎位脈長而秀麗乃位極人臣也所謂人迎位者人多以手寸口為之非也人迎在魚際從後大指節背高骨之前虛陷中者是也氣口亦如此取右手求知

將相脈

凡將相帥之脈不必左右手三部皆流利若肝脈與

肺脉流利其餘脉或沉或急更要人迎氣口脉條長乃將相之脉若人迎氣口三脉等流利乃出將入相之格彭用光曰心肺二宫洪秀清而緩急相等叅兩尺洪緩如箭頭者此出將入相之脉也

推心部脉官祿

夫心者火也為主四臟為佐在公則吉私則凶左右寸口管於公文又主福祿之位凡有官祿進退乃清分四季者若凡心脉洪緊分明須察祿位遷權五擲洪緊分明主五日有祿喜二十擲分明半月有祿喜更看六指内脉滿指而来安穩便有喜樂之事如春

三月等脉者又主人口退失乃木生火泄氣故也

又詩曰

仕祿先看初寸来分明流利豁天才若居寸口知君退移換文書正位来

推腎部祿喜

夫腎者水也沉則智生而喜至在公爲公爲寸在左爲尺在右察脉有喜事五擲住而洪緊分明五日喜至十擲住而洪緊分明七日内有官之人加祿無官之人招田財喜二十擲住者半月内有祿至四十擲

洪緊流利佳者四箇月内有喜至仍以歲尅應驗無

一失彭用光曰此論心腎二宫而肝肺脾趙石亭先生疑有缺文當參春夏四季論中為詳備

詩曰

左右看時在尺常福神加喜脉尤強細看洪緊并流

利尅日須知進祿鄉

腎脉分明入水珠自然安靜氣神甦更看六脉無移

動福應鄉間與衆殊

推六脉出宫重交圖

出宫

前出為重

後出為交

右出宮之形看在何部少定尅應且如腎部脉出宮若脉占表是為膀胱屬木應亥卯未日時若脉占裏是為腎脉屬午應寅午戌日時若表裏俱出應在即日重主過去交主未來尅應亦如前法所三合定之

推遷移脉法

假如問官員遷移直要腎部與命門俱動腎為遷移命為驛馬又為廚竈若一動一不動不須再擬議未遂定矣若兩有所動遷移之兆更看肝部人君貴人之位脉氣如何若不偏不邪無尅無失定主陞陟及

此則出階矣乃要本脉秀與心部脉皆好方為全吉不然吉事減半言之他脉為次又以三部定其過去未來之象大抵審脉但要表裏五行四季得意何必件件皆據成法而後言之臨時以意消詳加減達斯理矣彭用光曰陞遷全在青龍喜神動旺兩尺相合心宫文書動應三合吉兆緩和守舊濇澁不利

詩曰

腎脉如逢動滑時為官必定喜遷移更須心脉寬洪應祿秩多增入京畿

老病脉

老病之人脉要微連年縱患死難朝若逢弦緊幷洪
大病者應須死莫疑
老病之脉宜細弱若洪緊大者少壯之脉所以
為逆候病必死
少年脉
少年之脉緊而剛憔悴多時死未忙細弱又兼逢代
者難痊疾病定須亡
少年之脉宜洪盛有力為相順之脉宜濡怯弱
者難痊

論富貴官高彭用光曰全在辨别輕清重濁生尅

一品寸脉洪長寬緩實大　二品寸脉洪實緩秀　三品寸脉洪弦洪大　四品寸脉長大緩實　五品寸脉浮洪不絶　六品寸脉浮實弦緩　七品寸脉長緩長實秀　八品寸脉緊洪實大　九品寸脉弦緩寬大　正從相同有官病寸脉沉實不絶　有官死者寸脉弱而緩小　有官皆殺寸脉沉虛并實　官囚殺不見六親寸脉滑緩而粗　初年為官寸洪不絶　中年為官寸弦不絶　末年為官寸浮不絶　官遭賊刼寸濡尖蔵　官死屍不全寸遲滑　先官後貧寸洪滯滑　先貧後官寸弦洪寬　官無子絶氣寸脉緊緩　官有生旺寸脉帶洪寬秀　有官出家寸脉芤伏　休官為富寸脉洪緩不絶　休官為賤寸洪不定　官無祖業

寸實寬緩官得橫財寸弦清秀官得祖業寸洪緩實滑秀官得小人財

寸緊實不絕官得老人財寸緊寬緩官得陰人財寸際多滑有學武

藝寸弦半寬官得賊人財寸動洪滑為官落水死寸沉細絕為官氣

死寸脉弱不分明為官瞟死寸脉小緩不見為官風癱寸促常弱為官落

馬死寸微虛小為官夜夢驚死寸短細沉退下為官征軍死寸滑雀啄

有官熱死寸洪大過有官服毒死寸濡沉伏為官雀目死寸細伏小

為官因家不和失位寸微浮帶芤為官被人奪位不得官

出門無事死寸帶一細小弦為官虛名無實者死寸滑脉細遲衣

祿不絕寸洪寬大先貧後富寸沉濡及洪先富後貧寸脉牢洪為官

之人一世無財空費精神死（寸脉或滑或洪或沉）為官初發（寸洪）

（帶滑）為官未發（寸脉沉緩帶洪）初發壽天中發者六親得榮末

發者子孫富貴代代榮華脉有一十四道脉之最難

有相生有相尅有敗有絶有孤有官有祿有富有貴

有貧有賤有夫尅妻妻尅夫（夫尅）妻多者（心脉細伏）妻尅夫

多者（心洪大散）夫尅三妻（心緊散不明）妻尅三夫（心沉細不足）父尅

子（心滑濁）母尅子（心微小）子尅父（心洪弦大散）子尅母（心緩平散）子

得父旺（心洪緩滑清）父得子旺（心浮滑不利）母得子旺（心脉義秀）子

得母旺（心實寬大明淨）得伊子多旺（心洪大實秀）得女婿旺（心滑明淨）

不得子旺心弦伏　不得女壻旺心沉濇不明　子多得力心脉細緩

得外人旺心脉寬秀　得出家出去旺心芤緩洪實　旺得奴僕力

心緩明秀　不得奴僕力心促不明　得田旺相心寬大分明　不得田旺

心緩濁　得六畜旺心弦明秀　不得六畜心微遲伏　若論肺者為人

之上心脉為主姊妹兄弟生旺皆得相生陰脉之法

得兄弟心洪秀分明　得姊妹力心浮大分明　不得兄弟力心緩寬細

不得姊妹力心動實濁　得貴人財物田園六畜寸脉洪不絕或緩大而寬

有害貴人不得財物寸長沉細分明不寬　害貴人旺心洪芤不絕　關

脉大行子細推詳生死萬事無差禍福有准刑尅衰

旺足評少夫娶尅老妻 關弦濇不分明 老人娶尅少妻 關實長秀

妾生子貴旺 關緊寛分明 妻妾敗家 關緩伏 妻不一心 關沉短

夫妻同死 關細沉緩微 財物不散 關洪弦寛大 有文官立 關弦大分明

有武官立 關實寛秀 有官子孫 關緊長分明 有次妻旺 關芤秀分明

夫婦有男女大旺 關洪大分明 為官并庶民生子多疾

目盲 關濇不秀 耳聾 關虛微 啞 關長伏 癱瘓 關促伏結 痨蠱 關結弱 音

小 關濡濡 瘡痕 微小不分 癰疽 遲 癮疹 芤 痒麻 實 咳嗽 濇 哮

喘 浮濇 顛癇 洪散 車碾傷死 微弱 妻妾媳婦生產難

結短 投井河死 遲伏 餓死 結大 凍死 遲濇不見 有文才作

死（牢沉不見）自縊死（滑絕）食不充口（沉濡）喉閉死（微短）身體臭（芤滑）身體軟弱（弦秀分明）有官好唱（緊虛）有官好笑（微大寬長）有官好哭（濇短）

尺部脈

士庶官宦富貴疾症喜怒憂思愁慮房室起居禍福生旺春夏秋冬風寒暑溼一切疾病皆由尺中知（之矣）

為官顯達（尺濇多秀）長子財物豐足（尺起勻秀）次子為官顯達（清寬分明）次子財物旺（沉寬細）為官春旺（弦長秀）為官夏旺（弦秀）為官秋旺（滑寬）為官冬旺（沉清秀）為官四

季旺緩明秀鬼魅死沉數不見鬼魅不死浮痔漏寬散婦

人生子不死緊數母死子活洪大數母活子死結洪秀

六部輕清秀潤為貴重濁聚散為賤脈云動靜為一

身根本富貴寬弱安危之理莫不由此而推

心部魁應

浮應庚辛喜生財滑憂戊已日生災洪在丙丁子孫

慶微長申酉悶憂來沉應亥子憂水厄緩應孝服寅

卯衰實喜財在壬癸日伏應巳午死衰埶弦應甲乙

孫平喜濟主辰戌丑未日手足病來若遇此四箇月

辰恐不吉清喜在外二四八濁憂在外三六九此是日與脉尅應吉凶禍福定日期

脉之尅應前已備載若論之時於陰陽尅應之時

肝部

滑主財祿喜應戊巳日　浮主疾難應庚辛　弦兄弟應甲乙

洪父母喜應丙丁　實子孫喜應壬癸　微金石巳應申酉

沉子孫血光應亥子　緩失脫疾病應寅申卯　濇手足災病應辰戌丑未

伏憂子孫應巳午　清主喜應二四八日外　濁憂悶應三六九

腎部

浮 子孫喜 應庚辛	滑 財喜應 戊己	實 憂失脫 應壬癸
弦 父毋害 應甲子	洪 財喜應 丙丁	微 水災應 申酉
沉 驚憂應 亥子	緩 憂子孫 應壬癸	濇 破財災厄應 辰戌丑未
伏 陰暗應 巳午	清 喜在外應 五七十日	濁 憂在內應 六十八日

肺部

浮 進財喜 應庚辛	滑 財喜應 戊己	實 憂失脫 應壬癸
弦 父毋害 應甲乙	洪 財喜應 丙丁	微 水災應 申酉
沉 驚憂應 亥子	緩 憂子孫 應寅卯	濇 破財災厄應 辰戌丑未

伏陰暗應巳午　清喜在外應五七十日　濁憂在內應六十八日

脾部

浮財喜應庚辛　滑子孫應戊己　實兄弟憂應壬癸

微手足病應申酉　弦身虛應甲乙　緩憂哭應寅卯

沉血光應亥子　洪子孫吉應丙丁　濇小喜應辰戌丑未

伏子孫災應巳午　清子孫數焉應五七八日　濁憂在內應四六八日

腎與命門同尅則一也

凡看之時要診寸關尺關前則為陽關後為陰浮則為陽沉則為陰浮為在表沉為在裏遲則為冷數則為

熱三至爲運六至爲數表裏陰陽虛實内外辨别夫
弦夏洪秋浮冬沉各隨四季子細推詳下指之時當
以平旦爲期陽氣未散於四肢陰氣未分於五臟飲
食未進經脉未散絡脉調匀彼醉莫診我醉莫診大
怒大劳大醉大飽皆不可診務要静其心調和氣息
目無外視耳無外聽方可診脉以决生死吉凶貴賤
禍福災危萬無一失耳

推天元太素四季災禍吉凶式

心應在夏

微洪為平主喜　弦長為相生主有財
浮為相尅小灾　沉為尅我主大病
肝應在春
弦長為耳主有喜　洪大為相生仕祿財喜旺相
浮為尅我主大灾　沉為相生有喜
肺應在秋
得春脉尅他有小疾　得夏脉尅我主大病
得秋旺主有財喜　得冬旺相加官財祿平人主橫災厄
脾應在四季

得春脉相尅有災　得夏脉相生主有財

得秋脉生他主有喜　得冬脉相尅主病患

腎應在冬ヽ石亭原本缺

得春脉有喜事　得夏脉有小災主精不藏

得秋脉母子相逢吉　得脾脉相尅有災害

彭用光曰已上數條俱續增趙石亭者仍參運氣時令以消息斷之斯無遺矣

婦人門

廬陵彭用光新編

診女子太素

太素曰右尺部脉爲女子之已身無主婢僕使女○右關爲翁姑又爲財産○右寸爲父○左關肝脉爲夫主正宫無兄弟○左右寸脉常弱爲順有德性若太過爲逆無涵淑而性急○尺部常沉而緩帶如珠之狀爲順爲有福德大沉不及爲逆○右關脉爲尺相勝順事翁姑相安和氣爲青龍輔榮旺其夫蕃行

後嗣為朱雀脉輔主勤儉起家奴僕聚散螣蛇脉輔則衣食稱意為玄武脉輔兄弟多衆比和協順早見青龍脉輔好淫亂思男久矣早見勾陳脉沉細無青龍脉相輔多妨丈夫少年無子

女子以右手為主診災福亦如男子之法斷之亦驗也

論女子脉貴賤

貴脉相逢金水相生賤脉無土制水乃脾衰少旺也且如女子左手為夫右手為己身之脉屬水湏得脾

相輔則可若脾脉大弱腎肝大旺無土制水平生濁亂為翁姑不足然一夫豈能慰其心足而脉如柳絮輕飄應指狂風上下其女一生身心無定勞碌貧賤如得肺金生腎水早年得父母之力為人尊重凡事貞潔而得貴格矣榮身貴已然得水而沉故根基穩壯夫為娼妾從何斷之心肺大過脉俱弦濇硬之所主也女子以右尺為主今當浮左肝為腎相生多得夫主之意子女亦繁多若兩尺脉先大後小夫妻勞碌於晚年凡事不如先尺脉有力肝脉弱平生不得

丈夫之意又生子不得力終身波渣肝脉大過尺脉弱者無結果夫為娼者先浮急後沉和弦而尺和者先為娼後為良榮安已身心脉大過而尺弱者無疑為婢如逢息匀多招婢僕而足富貴治家勤儉過人尤有機巧智變聰明達上之所奇也

論婚姻生尅男女財産嫁資成敗

凡男子六脉但弦盛寸弱尺浮大主破女家資尅妻若女子尅夫家財産

婦人脉

慢慢悠悠動似雲陰陽俱判旺中存更逢三部俱洪
秀嬌美才賢作貴人
輕來指下秀均勻六部皆調慢騰騰若逢水火皆明
潤必賢早嫁貴官人
六部頻頻指下寬平生無恙一身安養女必招金紫
婿生男必定作郎官
陰陽關内再怕長生來性格即非常親生三子俱無
壽臨終只在女家亡
三部俱浮指下柔大陰宮内也大浮令生父母俱常

别隨逐親夫遠處遊

論婦人懷孕

尺中不絶須懷孕三部沉浮亦有期血旺氣衰終是有氣旺血衰定無兒

尺中按之不絶者孕也三部浮沉按之不絶者亦有孕也

寸口脉來寬更緩必因秋後是男兒忽然沉滑月將近緊細須知未有期

凡右手脉寛緩秋季須産脉沉滑緊細遲遠不

可量也

論生產

孕本浮洪沉并滑更将左右定陰陽右手脉弦須是女左邊浮大是男郎

論產難吉凶

浮滑沉小却言生緊勞弦急即須傾細小不絶身應活澁疾不調是死名

寸口沉細不絶者生澁疾不調者死

論夢多奇怪預彰吉凶并刑尅

肺脉輕清勻且奇施為果斷不卑微吉凶之機形夜
夢榮枯得失報君知
一曰毋得子旺長秀
二曰毋尅子心微小
三曰妻尅夫心脉洪大散
四曰妻尅二夫心沉細不定
論女子貴格
肺金腎水要相生尊重堂堂淑且賢穩壯根基身顯
貴夫榮子旺有封章

凡女子之脉肺金来生腎水平生好清潔為人尊重多得父母之力此為貴格荣夫旺子金得水而沉根基穩壯富貴雙全仍膺有誥勅之封

論女子富格

右關相勝順公姑荣貴必得在肝扶三部息匀招奴婢一呼百諾衆欽崇

女子以右關為公姑財産左關為夫子匀秀清弦則順事無疑矣得肝相輔荣旺夫家蕃衍子孫三部常順息匀多得奴僕女婢更勤倹有機

謀起家聰明過人人所欽仰

論女子婬蕩

脾弱因無土制水平生婬亂多夫婿身心無定偏勞碌更怕脉飄如栁絮

脾脉太弱腎脉太旺則主平生好婬與公姑不睦多招夫婿若尺脉於指下如栁絮輕飄主為人身性無定一生貧賤勞碌不得丈夫之意終身波渣衣食不克足

論女人賤

尺弱無疑為婢妾肝弦心過必為娼前浮後急沉弦過来去先娼後必良

凡女人為娼心脉太過而尺脉弱者無疑為婢妾之屬更以肝膽之脉俱弦緊濇硬必為娼妓之流若肝脉太過弱者先浮後急得沉和弦於尺下来去必先娼後為良人荣身成主家計

女人貞潔脉

要知女子身貞潔尺脉條條動是常面色凝脂無別疾肺中澄静獲貞良

命宫脉洪盛腎脉沉濇好潔多子血海旺子宫沉濇好媱無子

室女思不遂

室女尺脉浮洪盛而大匀乃是思男之意身體黄瘦室女尺部洪緊大有血脉旺行微沉細澁乃血冷帶下崩中之疾也不是貞潔之女二尺脉絶敗者死也

女思媱癆瘵脉

女子最嫵脉細微不多應指定多思四肢倦怠常潮

熱寒熱相無不用醫

推女子少男多女

脾脉散大而不勻至多女少男

推先男後女

脾脉先小後大生女若先生男主不育

定雙生男女

婦人二尺皆洪滑而大陰陽旺動主雙生男若二尺皆疾而長定生女

定遺腹生子脉

凡腎脉湧而向後者其父已死而後生也

診男女人貴賤壽夭脉

男子左手為主腎主壽夭一生陽故男左腎為一生之本主子孫根基此脉沉而有力往来息匀分明異乎常比者非病脉也主平生貴顯仕宦之後衣祿豐盈又應一身之根基兼審壽數脉来去遲年少之貧中年之後凡事遂意為官衣祿俱足若來若去無力根基不耐末年貧寒

女子右手為主先生右腎此脉弦大主夫榮祿壽長

若沉小而無力或急不利者則貧賤之人也若微而澁平生多病無子嗣孤尅之人也衣食不足緩滑富家名門之女有德性封誥之婦也

彭用光曰婦人女子之脉當緩匀而洪潤沉中得滑尺中大如珠而得沉實不浮者乃為貴而有子富而有壽反此則為貧賤若得細清而匀但尺脉不實而浮者亦貴而無子乳者不壽肺脉大者性偏嫉妬之婦脾脉緩匀六部相生乃德性貞潔勤儉起家純全之脉餘皆詳上一條

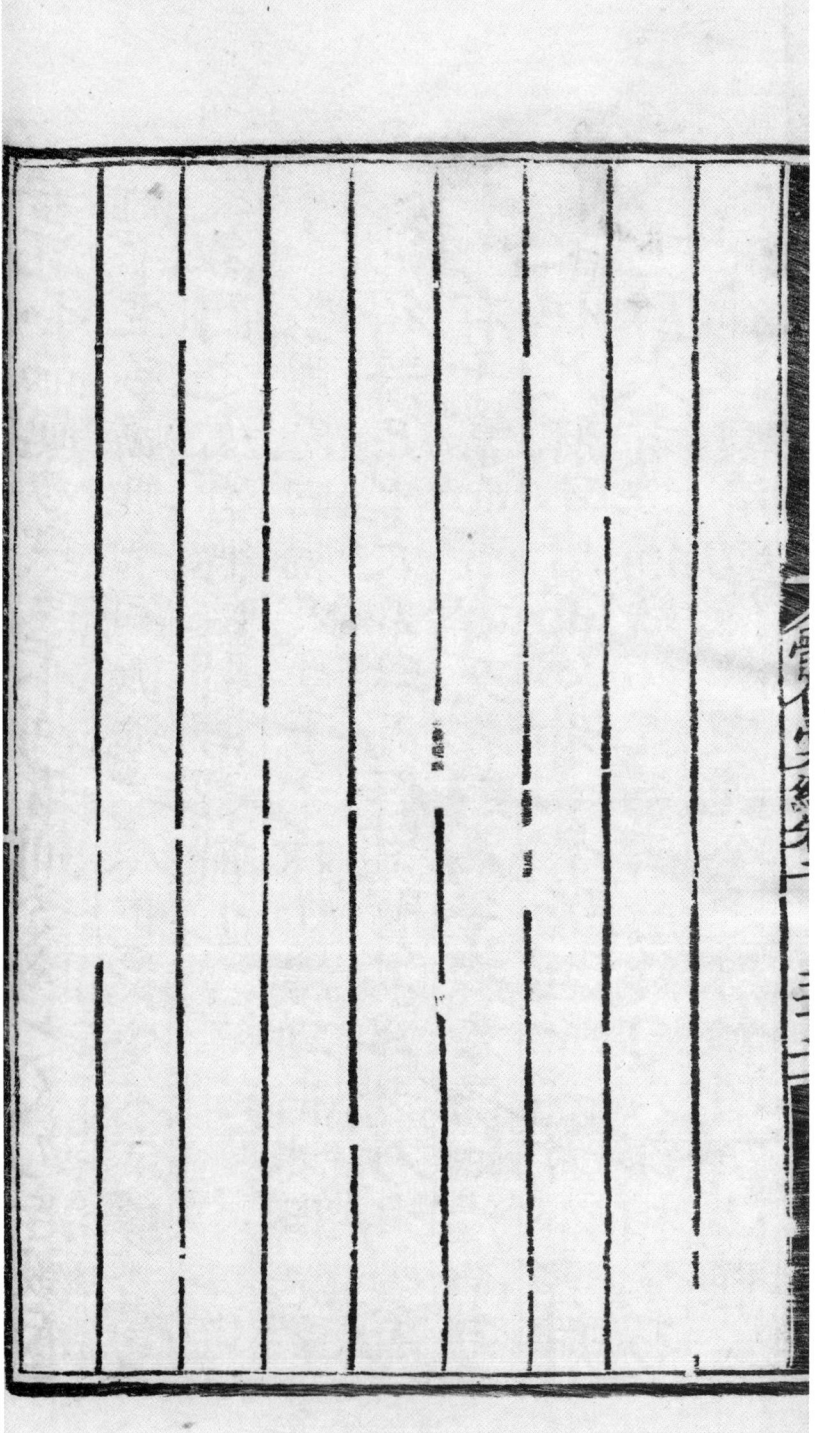

太素歲運所屬五臟之圖

一歲	二歲	三歲	四歲	五歲	六歲	七歲	八歲	九歲	十歲
心部	心部	心部	肝部	肝部	肝部	腎部	腎部	腎部	心部
十一	十二	十三	十四	十五	十六	十七	十八	十九	二十
心部	心部	心部	肝部	肝部	肝部	腎部	腎部	腎部	肝部
二十一	二十二	二十三	二十四	二十五	二十六	二十七	二十八	二十九	三十
肝部	肝部	肝部	心部	心部	心部	腎部	腎部	腎部	脾部
三十一	三十二	三十三	三十四	三十五	三十六	三十七	三十八	三十九	四十
脾部	脾部	脾部	肺部	肺部	肺部	命門	命門	命門	肺部

四十一 四十二 四十三 四十四 四十五 四十六 四十七 四十八 四十九 五十
肺部 肺部 脾部 脾部 脾部 命門 命門 命門 腎部

五十一 五十二 五十三 五十四 五十五 五十六 五十七 五十八 五十九 六十
腎部 腎部 腎部 肝部 肝部 肝部 心部 心部 心部 肝部

六十一 六十二 六十三 六十四 六十五 六十六 六十七 六十八 六十九 七十
肝部 肝部 肝部 心部 心部 心部 腎部 腎部 腎部 心部

七十一 七十二 七十三 七十四 七十五 七十六 七十七 七十八 七十九 八十
心部 心部 心部 脾部 脾部 脾部 肺部 肺部 肺部 脾部

八十一 脾部	九十一 肺部
八十二 脾部	九十二 肺部
八十三 脾部	九十三 肺部
八十四 肺部	九十四 命門
八十五 肺部	九十五 命門
八十六 肺部	九十六 命門
八十七 命門	九十七 腎部
八十八 命門	九十八 腎部
八十九 命門	九十九 腎部
九十 肺部	一百歲 心部

彭用光曰運至百歲復行運轉於一歲心部如初餘倣此推排之然此太素百歲長生部運之說惟在於保調者能之故老子曰我命在我不在天其斯之謂歟

○五運司天在泉主氣客氣共九圖

五運天南北政圖

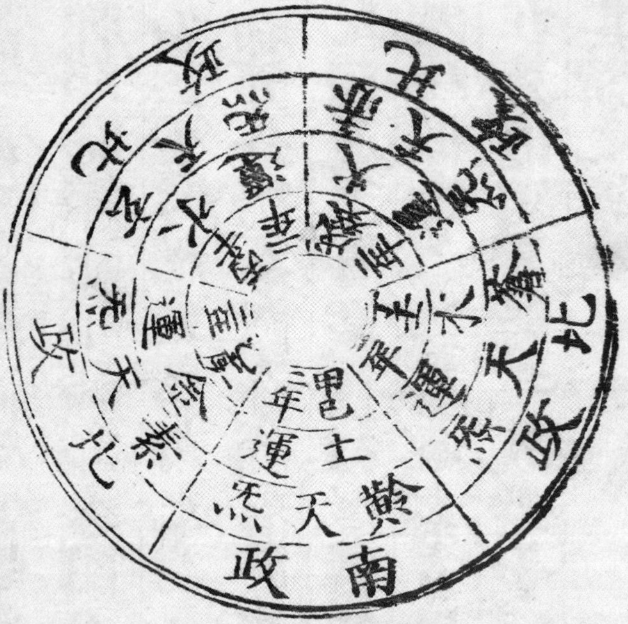

六氣司天在泉圖

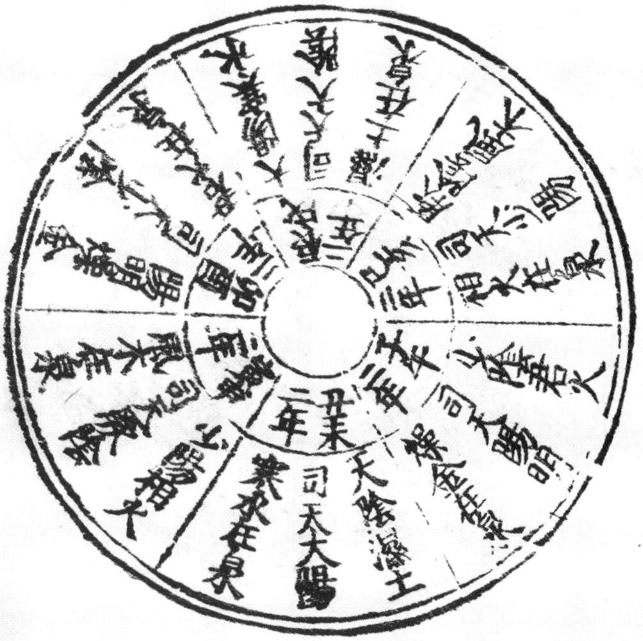

每年主氣之圖

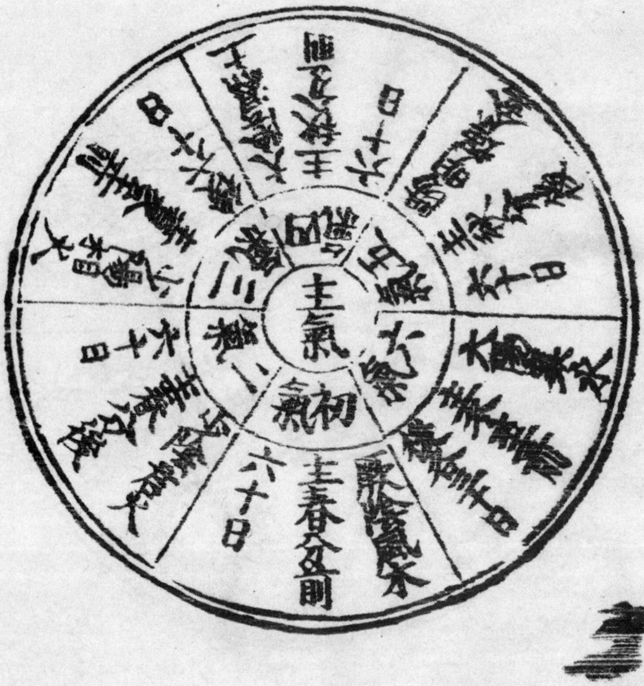
主氣
初氣
二氣
三氣
四氣
五氣
六氣
厥陰風木
主春分前
六十日
主春分後
六十日
少陽相火
太陰濕土
主秋分前
六十日
主秋分後
六十日
太陽寒水

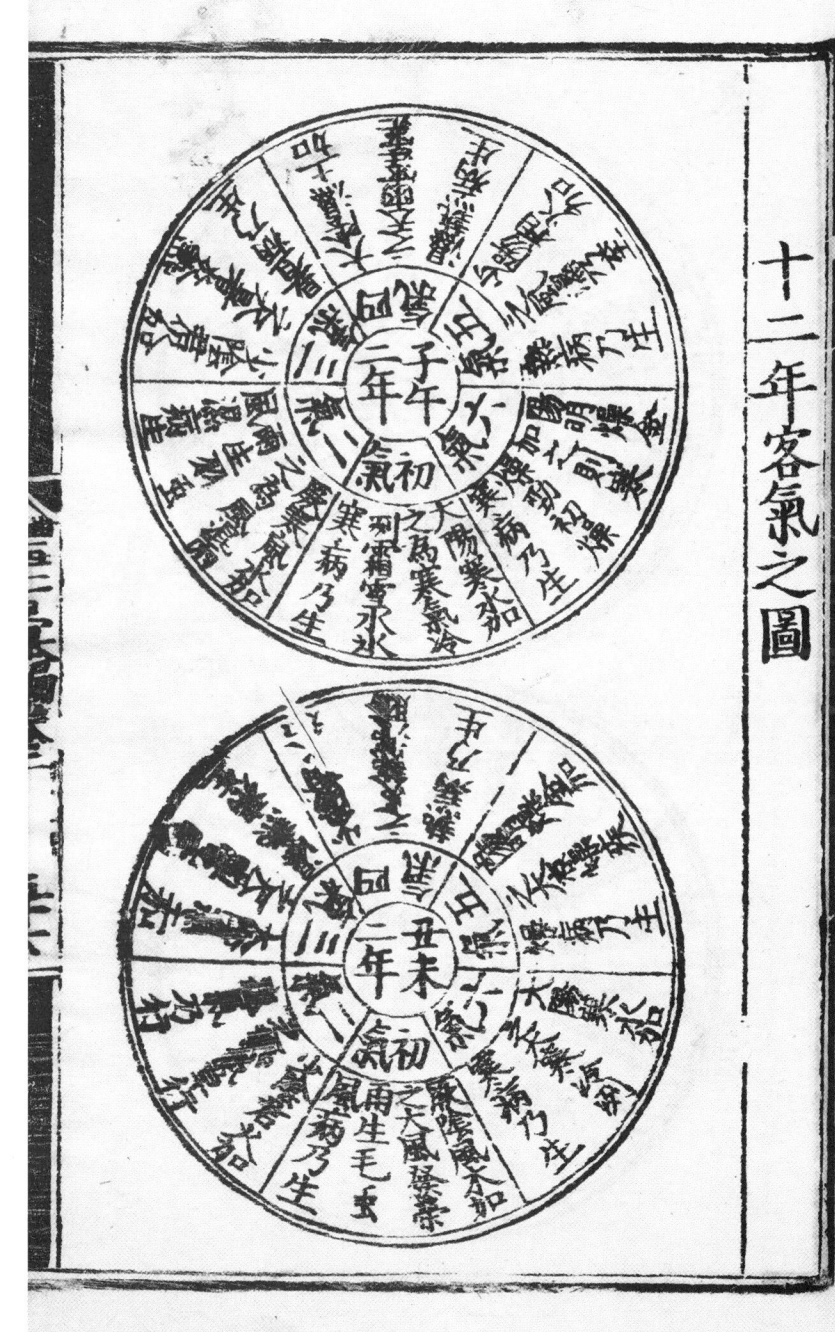

十二年客氣之圖

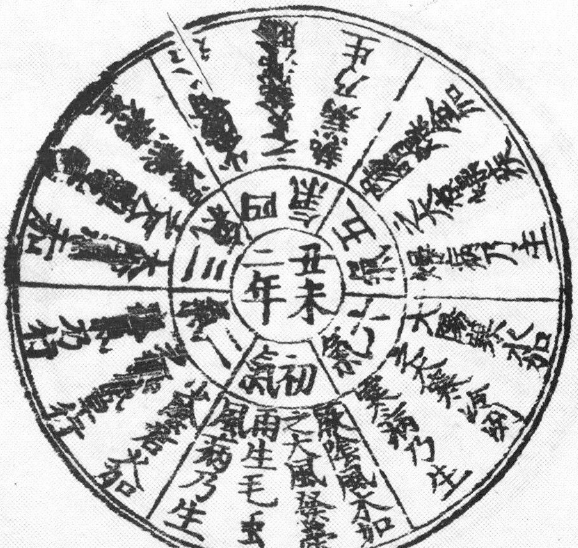

客氣

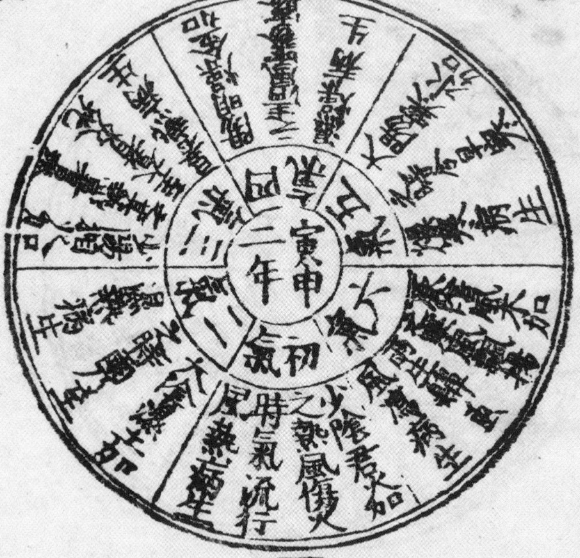

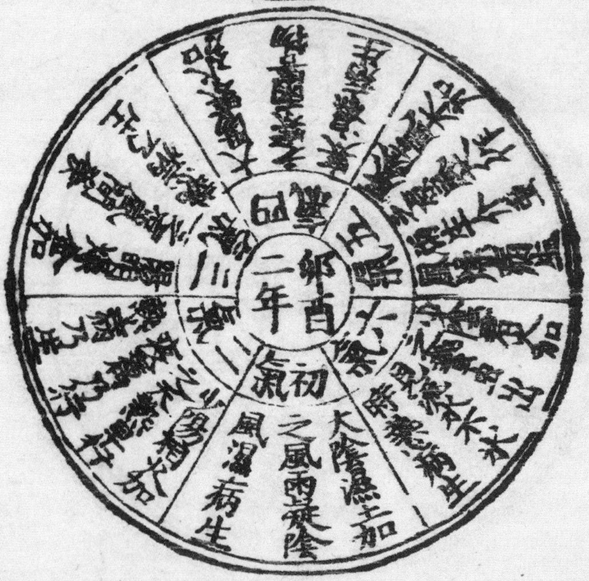

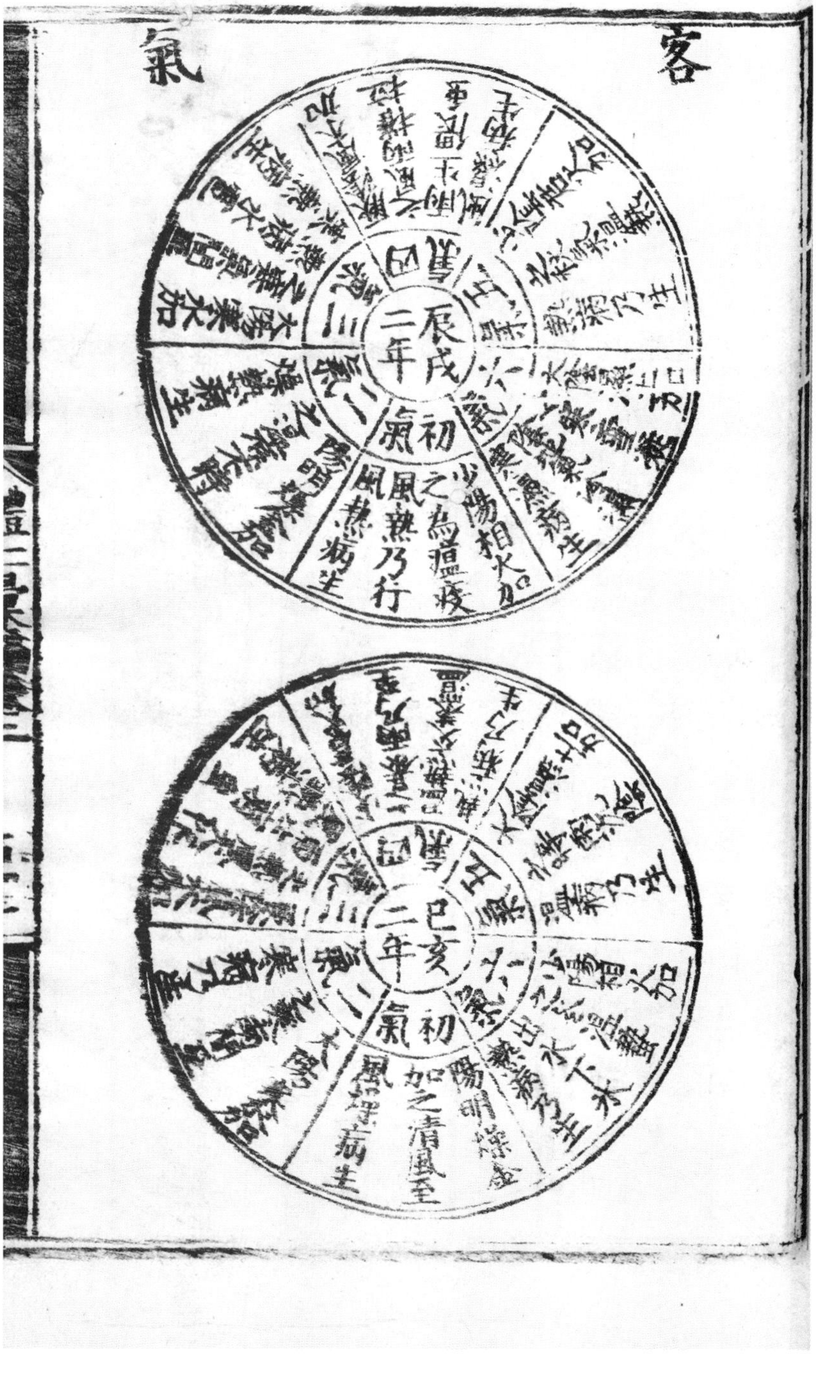
客氣

十二支年分運氣

子午年少陰君火司天歲氣熱化之候司天者天之氣也

君火者手少陰心經也心者君主之官神明出焉君火乃主宰陽氣之本餘象生土乃發生萬物之源

陽明燥金在泉在泉者地之氣候也

初之氣厥陰風木用事子上父下益辛瀉苦自年前十二月大寒節起至二月驚蟄終止

天時寒風切冽霜雪水冰蟄虫伏藏　民病關節禁固腰腿疼中外瘡瘍

二之氣少陰君火用事火盛金衰補肺瀉心自二月春分節起至四月立夏節終止

天時風雨時寒、雨生羽蟲虫　民病游氣欝於上而熱令人目赤

三之氣少陽相火用事君相二火瀉苦益辛自四月小滿節起至六月小暑節終止

天時大火行熱氣生羽虫不鳴燕百舌杜宇之類　民病厥熱心痛寒、更作咳喘赤目

四之氣太陰濕土用事子母相順瀉肺補腎自六月大暑節起至八月白露節終止

天時大雨時行寒、熱互作　民病黄疸衄血咽乾嘔吐痰飲

五之氣陽明燥金用事心盛肺衰火怕水復自八月秋分節起至十月立冬終止

天時温氣乃至初冬尤暖萬物尚榮　民病寒、熱伏邪於春為瘧

六之氣太陽寒水用事火衰心病瀉鹹益苦自十月小雪起至十二月大寒止

天時暴寒、勁切火邪恣毒寒、氣暴止　民病土腫咳喘甚則血溢下連小腹而作寒、中

丑未年太陰濕土司天歲氣濕化之候

太陰濕土者足太陰經也脾中央戊己土每季寄旺一十八日合爲七十二日以應一歲六六三百六十日之成數也

太陽寒水在泉

初之氣厥陰風木用事主旺客衰瀉酸補甘自年前十二月大寒節起至閏二月驚蟄止

天時大風發榮雨生毛虫　民病血溢經絡拘強關節不利身重筋痛

二之氣少陰君火用事以下生上瀉甘補鹹自二月春分節起至四月立夏終止

天時大火至疫癘君令宣行濕蒸相暴雨時降　民病瘟疫盛行遠近咸若

三之氣少陽相火用事土旺尅水補腎瀉脾自四月小滿節起至六月小暑節終止

天時雷雨電雹地氣騰濕氣降　民病身重胕腫胸腹滿感冒濕氣

四之氣太陰濕土用事卄旺鹹衰補腎益膀胱自六月大暑節起至八月白露節終止

天時炎熱沸騰地氣升土化不流　民病腠理熱血暴溢寒瘧心腹脹浮腫

五之氣陽明燥金用事土能生金益肝瀉肺自八月秋分節起至十月立冬終止

天時大凉霧露降　民病寒瘧痢甚行

六之氣太陽寒水用事以上尅下瀉脾補腎自十月小雪節起至十二月小寒終止

天時大寒凝冽　民病關節禁固腿腰拘痛

寅申年少陽相火司天歲氣火化之候

少陽相火者三焦浮流之火火邪炎上主尅肺金金受尅則腎水失母上盛下虛虛陽

上攻變生諸疾至傷元氣

厥陰風木在泉

初之氣 厥陰風木用事子父相逢瀉苦益辛自年前十二月大寒節起至二月驚蟄終止

天時 熱風傷人時氣流行 民病 寒熱交作咳逆頭痛血氣不調心腹不快

二之氣 少陰君火用事肺衰心盛制苦益辛自二月春分節起至四月立夏終止

天時 暴風疾雨濕氣相蒸 民病 上血熱咳逆胸膈不利頭疼寒熱

三之氣 少陽相火用事夏旺火熾補肺益大腸自四月小滿節起至六月小暑終止

天時 炎暑亢旱草萎河竭 民病 煩熱目赤喉閉失血熱瀉風邪人多暴死

四之氣 太陰濕土用事火能生土瀉甘補鹹自六月大暑節起至八月白露終止

天時風雨時降炎暑來去　民病瘧疾交作寒熱頭痛

五之氣陽明燥金用事肺金受邪瀉苦補辛自八月秋分節起至十月立冬終止

天時寒熱風雨草木黃落　民病寒邪風熱君子周密

六之氣太陽寒水用事心火受尅瀉鹹補苦自十一月小雪節起至十二月大寒終止

天時寒濕無時忠氣正寒霜露乃降　民病感冒寒邪關節不利心腹痛

卯酉年陽明燥金司天歲氣燥化之候

陽明燥金者肺與大腸之氣象庚辛金也

少陰君火在泉

初之氣厥陰風木用事金木相尅補酸瀉辛自年前十二月大寒節起至二月驚蟄止

天時陰始凝風始雨水乃冰寒雨多花開遲民病寒熱浮肺失血嘔吐小便赤淋

二之氣少陰君火用事火盛金衰瀉苦益辛自二月春分節起至四月立夏終止

天時臣居君位大熱早行民病疫癘流行多人卒暴

三之氣少陽相火用事主盛客衰瀉心補肺自四月小滿節起至六月小暑終止

天時燥熱交合風雨暴至民病寒熱頭痛心煩作渴

四之氣太陰濕土用事以下生上瀉辛益酸自六月大暑節起至八月白露終止

天時早秋寒雨有傷禾稼民病卒暴寒熱風邪傷人心疼浮腫瘡瘍失血

五之氣陽明燥金用事金盛木衰瀉肺補肝自八月秋分節起至十月立冬終止

天時冬行春令草木生氣候反温蟄虫清風生虫出現反行春令民病疫癘温毒寒熱伏邪寒熱作痢氣血不和

六之氣太陽寒水用事客來助主益苦瀉酸自十月小雪節起至十二月小寒止

天時氣候反温熱虫出現行春令　民病疫癘温毒寒熱伏邪

辰戌年太陽寒水司天歲氣寒化之候

太陽寒水者足膀胱經也與足少陰經合為表裏屬北方壬癸水

太陰濕土在泉

初之氣厥陰風木用事脾胃受邪瀉酸助甘自年前十二月大寒起至二月驚蟄終止

天時氣早暖草早榮温風至　民病瘟疫寒熱頭疼嘔吐瘡瘍

二之氣少陰君火用事心火受邪瀉鹹補苦自二月春分起至四月立夏終止

天時春寒多雨寒温無時　民病氣鬱中滿浮腫寒熱

三之氣少陽相火用事以上尅下瀉鹹助苦

自四月小滿起至六月小暑終止

天時暴熱乍涼疾濕暴雨　民病寒熱吐痢心煩悶亂癰疽瘡瘍

四之氣太陰濕土用事水旺土衰瀉鹹補甘

自六月大暑起至八月白露終止

天時風温交爭雨生羽虫暴風疾雨　民病火熱短氣赤白痢瀉

五之氣陽明燥金用事金生水旺制鹹益苦

自八月秋分起至十月立冬終止

天時温熱而行客行主令　民病氣虚客熱血熱妄行肺氣壅盛

六之氣太陽寒水用事水盛火衰瀉鹹助苦

自十月小雪起至十二月小寒終止

天時凝寒雨雪地氣正濕令行　民病病乃悽慘孕婦多災脾受濕肺旺肝衰

巳亥年厥陰風木司天歲氣風化之候

厥陰風木者足厥陰肝經也肝屬東東甲乙木春旺七十二日也

少陽相火在泉

初之氣厥陰風木用事脾胃受邪瀉酸補甘自年前十二月大寒起至二月驚蟄止

天時寒始肅寒行生令殺氣方至

民病寒居右脇氣滯脾胃虛壅

二之氣少陰君火用事火旺金衰瀉心補肺自二月春分起至四月立夏終止

天時寒不去霜雪氷殺氣施水草焦寒雨至

民病熱中氣血不升降

三之氣少陽相火用事肺經受邪瀉苦益辛自四月小滿起至六月小暑終止

天時風熱大作雨生羽虫

民病淚出耳鳴掉眩

四之氣太陰濕土用事木土相刑瀉酸益甘自六月大暑起至八月白露終止

天時熱氣返用山澤浮雲暴雨溽濕　民病心受邪黄疸面為胕腫

五之氣陽明燥金用事以金刑木瀉肺益所自八月秋分起至十月立冬終止

天時燥温更濛沉陰乃布風雨乃行　民病寒風及靈肺受風脾受濕發為瘧

六之氣太陽寒水用事主助客勝瀉酸補苦自十月小雪起至十二月小寒終止

天時長夏司令陽乃火化蟄虫出現流水不冰地氣大發草乃生　民病溫殃心腎相制

五運時行民病證治

凡遇六辛年發生之紀歳木大過風氣流行脾土受邪民病飧泄食減體重煩冤腸鳴脇支滿甚則忽忽善怒眩冒顛疾爲金所復則反脇痛而吐甚則衝陽

絶者死

蒼术湯治脾胃減風飧泄注下腸鳴腹滿四肢重滯忽忽善怒眩冒眩暈或左脇偏疼

白茯苓去皮　厚朴薑製　白术去蘆　青皮

草果去殻研　蒼术

右為㕮咀每服四錢水一大盞薑三片棗二枚

煎七分去滓食前服以効為度加炮乾姜以燥濕

凡遇六戊年赫曦之紀歲火太過炎暑流行肺金受邪民病瘧少氣欬喘血溢泄瀉嗌燥耳聾中熱肩背熱甚胸中痛脇支滿背髀并兩臂痛身熱骨痛而為

浸淫為水所復則反譫妄狂越欬喘息鳴血溢泄瀉不已甚則大淵絶者死

麥門冬湯治肺經受熱上氣欬喘咯血痰壅嗌乾耳聾泄瀉胸脇滿痛連肩背兩臂膊疼息高

麥門冬去心　香白芷　半夏泡七次去皮臍

桑白皮去紅皮蜜炙　竹葉　甘草炙　紫菀耳

鍾乳粉　人參各等分

右㕮咀每服四錢水一大盞薑三片棗二枚煎七分去滓食遠服以効為度

凡遇六甲年堆阜之紀歲土太過雨濕流行腎水受邪民病腹痛清厥意不樂體重煩冤甚則肌肉痿足痿不收行善瘈脚下痛中滿食減四肢不舉為風所復則反腹肚溏泄腸鳴則太谿絕者死

附子山茱萸湯 治腎經受濕胸痛寒厥足痿不收腰腿痛行步艱難甚則中滿不下或腸鳴溏泄

附子 炮去皮臍一兩　山茱萸肉 此味去核淨肉二兩　木瓜乾

丁香　烏梅 香半兩　半夏 泡七次去皮臍

肉荳蔻 各三錢　藿香 一錢

右㕮咀每服四錢水一大盞薑七片棗一枚煎七分去滓食前服以効為度

凡遇六庚年堅成之紀歲金太過燥氣流行肝木受邪民病脇小腹痛目赤背痒耳無聞體重煩冤胸痛引背脇滿引小腹甚則喘欬逆氣背肩尻陰股膝髀腨胻足痛為火所復則暴痛胠脇不可反側欬逆甚而血溢太衝絕者死

牛膝木瓜湯 治肝虛遇歲氣燥濕更脇連小腹拘急疼痛耳聾目赤欬逆肩背連尻陰股膝骨腨胻皆痛悉主之

牛膝去蘆酒浸　木瓜各一兩　芍藥酒炒

杜仲去皮薑汁製炒斷絲　枸杞子去梗　黃松節

兎絲子酒浸研　天麻各三錢　甘草炙半兩

右㕮咀每服四錢水一大盞薑三片棗一枚煎

七分去滓食前服以効為度

凡遇六丙年湯衍之紀歲水太過寒氣流行邪害心

火民病身熱煩心躁悸上下中寒譫妄心痛甚則腹

大脛腫喘欬寢汗憎風為土所復則反脹滿腸鳴溏

泄食不化渴而妄冒甚則神門絕者死

川連茯苓湯治心虛爲寒冷所中心熱躁手足反寒心腹腫病喘咳自汗甚則大腸便血

黃連去鬚薑汁炒　茯苓去皮各一兩　麥門冬去心

車前子炒　通草　遠志去心薑汁製炒各半兩

半夏如上製　黃芩去內外腐　甘草炙各半兩

右㕮咀每服四錢水一大盞薑七片棗一枚煎七分去滓食前服以効爲度

凡遇六丁年委味之紀歲木不及燥乃盛行民病中清胠脇小腹痛腸鳴溏泄爲火所復則反寒熱瘡瘍痤痱癰腫欬而衂

蓯蓉牛膝湯治肝虛為燥熱所傷胠脇并小腹痛腸鳴溏泄或發熱遍體瘡瘍[illegible]嗽肢滿鼻鼽

肉蓯蓉酒浸　牛膝酒浸去蘆　乾木瓜　白芍藥酒炒

熟地黃　當歸去苗　甘草炙各等分

右㕮咀每服四錢水一大盞姜三片烏梅半枚煎七分去滓食前服筋痿脚弱者鎊鹿角屑同煎

凡遇六癸年伏明之紀歲火不及寒乃盛行民病胸痛脇肢滿脊背肩胛兩背內痛鬱冒矇昧心痛暴瘖甚則屈不能伸髖脾如別為土所復則反驚溏食飲

不下寒中腸鳴泄注腹痛暴攣痿痺足不能任身

黃芪茯神湯治心虛挾寒心胸中痛兩脇連肩背肢滿噎塞欝冒矇昧髖髀攣痛不能屈伸或不能利溏泄飲食不進腹痛手足痿痺不能任身

軟柴胡　酸棗仁炒研各等分　黃芪蜜炙

茯神去木　遠志去心姜汁製炒

右㕮咀每服四錢水一大盞姜三片棗一枚煎七分去滓食前服以効為度

凡遇六巳年卑監之紀歲土不及風氣盛行民病飧泄霍亂體重身痛筋骨繇并肌肉瞤酸善怒為金所

復則反胸脇暴痛下引小腹善太息氣客於脾食少味

白术厚朴湯治脾虛風冷所傷心腹脹滿疼痛四肢筋骨重弱肌肉瞤動酸㾬善怒霍亂吐瀉或胸脇暴痛下引小腹善太息食少知味

白术　厚朴姜炒　半夏如上製　桂心

藿香去梗　青皮去白各三兩　乾姜泡　甘草炙各半兩

右㕮咀每服四錢水一大盞薑三片棗一枚煎七分去滓食前服以効為度

凡遇六乙年從革之紀歲金不及炎火盛行民病肩

背膂重鼽嚏血便注下為水所復則反頭腦戶痛延
及顖頂發熱口瘡心痛
紫菀湯治肺虛感熱咳嗽喘滿自汗衄血肩背瞀重血便注下或腦戶連顖頂痛發熱口瘡心痛
紫菀茸　白芷　人參　甘草炙
黃芪蜜炙　地骨皮　杏仁去皮炙　桑白皮炙各等分
右㕮咀每服四錢水一大盞薑三片棗一枚煎
七分去滓食前服以效為度
凡遇六辛年涸流之紀歲水不及濕乃盛行民病腫

滿身重濡泄寒瘍腰膕腨股膝痛不便煩寃足痿清
厥脚下痛甚則胕腫腎氣不行為木所復則反面色
時變筋骨并臂肉瞤瘈目視䀮䀮肌肉胗發熱并膈
中痛於心腹

五味子湯 治腎氣虚坐卧濕地腰膝重著疼痛腹脹滿濡泄無度行步足難足痿清厥甚則浮腫面色不常或筋骨并臂瞤瘈目視䀮䀮膈中及咽痛

五味子　附子炮去皮臍　巴戟去心　鹿茸燎去毛酥炙

熟地黃　山茱萸去核淨肉　杜仲薑汁浸炒斷絲各等分

右㕮咀每服四錢水一大盞薑七片鹽少許煎

七分去滓食前服以効為度

凡六壬六戊六甲六庚六丙歲乃木火土金水太過為五運先天六丁六癸六己六辛六乙歲乃木火土金水不及為五運後天民病所感治之各以五味所勝調和以平為期也

六氣時行民病證治此司天在泉主氣客氣加臨交會觀者宜詳究

辰戌之歲太陽司天太陰在泉氣化運行先天初之氣乃少陽相火加臨厥陰風木民病温身熱頭疼嘔吐肌腠瘡瘍二之氣陽明燥金加臨少陰君火民病氣

鬱中滿三之氣太陽寒水加臨少陽相火民病寒反熱中癰疽注心中熱瞀悶四之氣厥陰風木加臨太陰濕土民氣乃舒五之氣少陰君火加臨陽明燥金民病客熱血熱肺熱火邪終之氣太陰濕土加臨太陽寒水民乃悽慘孕死治法用甘溫以平水酸苦以補火抑其運氣扶其不勝

靜順湯治辰戌之歲太陽司天太陰在泉病者身熱頭痛嘔吐氣鬱中滿瞀悶少氣足痿注下赤白肌腠瘡瘍發為癰疽

白茯苓去皮　乾木瓜各兩　附子炮去皮臍

牛膝去苗酒浸各三錢　防風去　訶子煨去核

甘草炙　乾薑炮各半兩

右㕮咀每四錢水一大盞煎七分去滓食前服其年自大寒至春分宜用附子加枸杞半兩自春分至小滿依前入附子同枸杞自小滿至大暑去附子木瓜乾薑加人參枸杞地榆香白芷生薑各三分自大暑至秋分依正方加石榴皮半兩秋分至小雪依正方自小雪至大寒去牛膝加當歸芍藥阿膠炒各三分

卯酉之歲陽明司天少陰在泉氣化運行後天初之
氣太陰濕土加厥陰風木此下尅上民病中熱脹面
目浮腫善眠鼽衄嚏欠嘔吐小便黃赤甚則淋二之
氣少陽相火加少陰君火燥交合民病寒熱三之氣
陽明燥金加少陽相火此下尅上民病燥熱涼風間
發寒熱頭痛心煩作渴四之氣太陽寒水加太陰濕
土此下土尅上水民病暴仆振慄譫妄少氣咽乾引
飲心痛癰腫瘡瘍寒瘧骨痿便血五之氣厥陰風木
加陽明燥金民氣如終之氣少陰君火加太陽寒水

此下尅上民病温治法宜鹹寒以抑火辛甘以助金汗之清之散之安其運氣

審平湯治卯酉之歲陽明司天少陰在泉病者中熱面浮鼻鼽小便赤黃甚則淋或癘氣行善暴仆振慄譫妄寒瘧癰腫便血

遠志去心姜汁炒　紫檀香各一兩　天門冬去心

白芍藥　生薑　白朮

甘草各半兩　山茱萸肉各三錢

右㕮咀每服四錢水一大盞煎七分去滓食前服自大寒至春分加白茯苓半夏紫蘇生薑各

半兩自春分至小滿加玄參白薇各半兩自小
滿至大暑去遠志山茱萸白朮加丹參澤瀉各
半兩自大暑至秋分去遠志白朮加酸棗仁車
前子各半兩自秋分至大寒並依正方
寅申之歲少陽相欠司天厥陰風木在泉氣化運行
先天初之氣少陰君火加厥陰風木民病溫氣拂於
上血溢目赤欬逆頭痛血崩脇滿膚腠生瘡二之氣
太陰濕土加少陰君火民病熱鬱欬逆嘔吐胸臆不
利頭痛身熱昏憒膿瘡三之氣少陽相火加相火民

病熱中聾瞑血溢膿瘡欬歎鼽嚏欠喉痺目赤善暴死四之氣陽明燥金加太陰濕土民病滿身重五之氣太陽寒水民病閉悶不禁心痛陽氣不藏而欬六氣同治法宜鹹寒平其上辛温治其內宜酸滲之泄之清之發之

升明湯 治寅申之歲少陽相火司天厥陰風木在泉病者氣鬱熱血溢目赤咳逆頭痛脇滿嘔吐胸臆不利聾瞑渴身重心痛陽氣不藏瘡瘍煩燥

紫檀香 車前子微炒 青皮去穰醋炒 半夏如上炮製

薔薇 生薑 甘草炙各半兩 酸棗仁炒研半兩

右吹咀每服四錢水一大盞煎七分去滓食前
服自大寒至春分加白薇玄參各半兩自大暑
至秋分加茯苓半兩自秋分至小雪依正方自
小雪至大寒加五味子半兩
丑未之歲太陰濕土司天太陽寒水在泉氣化運行
後天初之氣厥陰風木加風木民病血溢筋絡拘強
關節不利身重筋痿二之氣大火正乃少陰君火加
君火民病濕癘盛行遠近咸若三之氣太陰濕土加
少陽相火民病身重胕腫腹滿四之氣少陽相火加

太陰濕土民病腠理熱血暴溢瘧心腹䐜脹甚則浮腫五之氣陽明燥金加陽明燥金民病皮膚寒氣及體終之氣太陽寒水加寒水民病關節禁固腰脽痛

治法用酸以平其上甘溫泊其下以苦燥之溫之甚則發之泄之贊其陽火令禦其寒

備化湯 治丑未之歲太陰濕土司天太陽寒水在泉病者關節不利筋脉拘急身重痿弱或溫癘盛行遠近咸若或胸腹滿悶甚則浮腫寒瘧血溢腰脽痛

木瓜乾 茯苓去皮各一兩 牛膝酒浸

附子去皮臍各三分 熟地黄 覆盆子各半兩

甘草一錢　生薑三錢

右㕮咀每服四錢水一大盞煎七分去滓食前
服自大寒至春分依正方自春分至小滿去附
子加天麻防風各半兩自小滿至大暑加澤瀉
三分自大暑至大寒並依正方

子午之歲少陰君火司天陽明燥金在泉氣化運行
先天初之氣太陽寒水加厥陰風木民病關節禁固
腰脽痛中外瘡瘍二之氣厥陰風木加少陰君火民
病淋目赤氣鬱而熱三之氣少陰君火加少陽相火

民病熱厥心痛寒熱更作咳喘目赤四之氣太陰濕土民病黃癉鼽衄嗌乾吐飲五之氣少陽相火加陽明燥金民乃康終之氣陽明燥金加太陽寒水民病上腫咳嗽甚則血溢下連小腹而作寒中治法宜鹹以平其上苦熱以治其內鹹而耎之苦以發之酸以收之

正陽湯治子午之歲少陰君火司天陽明燥金在泉病者關節固腰痛氣鬱熱小便淋目赤心痛寒熱更作咳喘或鼻鼽溢悶吐飲發黃癉喘甚則連小腹而作寒中惡

白薇　玄參　川芎　芍藥酒炒　旋覆花

桑白皮酥炙　當歸去苗　甘草炙　生薑各半兩

右㕮咀每服四錢水一大盞煎七分去滓食前服自大寒至春分加杏仁升麻各半兩自春分至小滿加茯苓車前子各半兩自小滿至大暑加杏仁麻子仁各一分自大暑至秋分加荊芥茵陳蒿各一分自秋分至小雪依正方自小雪至大寒加紫蘇子半兩

巳亥之歳厥陰風木司天少陽相火在泉氣化運行後天初之氣陽明燥金加厥陰風木民病寒於右脇

下二之氣太陽寒水加少陰君火民病熱中三之氣厥陰風木加少陽相火民病淚出耳鳴掉眩四之氣少陰君火加太陰濕土民病黃癉胕腫五之氣太陰濕土加陽明燥金燥濕相勝寒氣及體終之氣少陽相火太陽寒水壯下水尅上火民病溫癘治法宜用辛涼以平其上鹹寒以調其下畏火之氣無妄犯之

敷和湯治巳亥之歲厥陰風木司天少陽相火在泉病者中熱而及右脇下寒耳鳴淚出掉眩燥濕相轉民病黃癉浮腫時作溫癘

半夏湯洗七次姜汁炒　棗子去核　五味子

枳殻麩炒　茯苓去皮　訶子炮去核

乾薑炮　橘皮去皮　甘草炙各半兩

右㕮咀每服四錢水一大盞煎七分去滓食前服自大寒至春分加鼠粘子八分自春分至小滿加麥門冬去心山藥各三錢自小滿至大暑加紫菀三分自大暑至秋分加澤瀉山梔子仁各五錢自秋分至大寒並依正方

凡六氣數起於上而終於下歲半之前自大寒後天氣主之歲半之後自大暑後地氣主之上下交互氣

交主之司氣以熱用熱無犯司氣以寒用寒無犯司氣以涼用涼無犯司氣以溫用溫無犯司氣同其主亦無犯異主則少犯之是謂四畏若天氣反時可依時及勝其主則可犯以平為期不可過也

右五運六氣時行民病證治編太素脉訣之後者以便後學取法知其氣運之寒熱也

彭用光曰方則上古者與今時運氣稍異恐其難相合為醫者當因時因症加減擴充毋執一也

總論診治太素要訣

思濟堂曰診太素之脈必須守十忌更三齊七戒以保腎氣胃氣此二部所主者多更要子後辰前靜至天晴氣爽之時彼此各忘念慮不得身坐心行二人相對調停診之再再詳審數時方斷吉凶貴賤有准若倉卒不定遽難輕斷各宜自體勿忽乍看不熟再診再詳斷之方驗也然此太素兩卷古今間有知者多自秘藏爲子孫一家之計不肯以書傳世今用光則悉心詳

錄并畫肖天診法行運諸圖以便來學且與天下後世共傳焉

體仁彙編卷之二終

體仁彙編卷之三

廬陵彭用光集類

叔和脈訣

診候入式歌

左心小腸肝膽腎左左手也左手寸口心脈小腸脈所出關上肝脈膽脈所出尺下腎脈膀胱脈所出故總云左心小腸肝膽腎與小腸肝與膽腎與膀胱出於左手也不言膀胱在其中也歌之句不盡故也右肺大腸脾胃命右右手也右手寸口肺肺脈大腸脈所出關上脾脈胃脈所出尺下命門與三焦脈所出故總云右肺大腸脾胃命言肺與大腸脾與胃命與三焦之脈皆出於右手也不言三焦者亦在其間女人反此背看之尺脈第三同

斷病此言男子女人脉有順逆也經曰男子生於寅寅為木木陽也女子生於申申為金金陰也故男子脉盛於關上關上陽也女子脉盛於關下關下陰也楊氏曰元氣起於子人之所生也男從子左行三十女從子右行三十俱至亥巳為夫婦懷娠也古者男年三十女年二十然後行嫁娶如此也十月而生男從巳至寅左行為十月故男行年起於丙寅女從巳至申為十月故女行年起於壬申故云男子生於寅女子注於申也尺脉第三同斷病者言男女皆當以尺脉斷其病也男子尺脉常弱女子尺脉常盛反者男得女脉也男得女脉為不足病在内左得之病在左右得之病在右女得男脉為太過病在四肢左得之病在左右得之病在右皆隨左右而言之也

心與小腸居左寸肝膽同歸左關定此叔和重分左右手寸關尺脉所出也然則心與小腸何以居左手寸口肝與膽何以居左手關上盖心屬火火主炎故居左手寸口上部也小腸為心之府也亦隨而居焉肝屬左南而正

左之則在左肝又為心之母故其脉居左手関上主中部也膽為肝之府亦隨而居焉凡五臟之脉並為陰脉陰脉皆沉六腑之脉並為陽脉陽脉皆浮假令左手寸口脉浮者小腸脉也沉者心之脉也餘皆倣此

腎居尺脉亦如然用意調和審安静

腎屬水流下故居左手尺中尺中下部也膀胱為腎之府亦隨而居焉不言之者在其間也

肺與大腸居右寸　脾胃脉從關裡認

肺為諸臟華盖其治右者肺烝令金應秋南面正理之則在右也故居右手寸口寸口上部也大腸為肺之府亦隨而居焉脾屬土土在中宮故在右手関上関上中部也胃為脾之府亦隨而居焉

命門還與腎脉同用心子細須尋趂着胗他脉覆手取要自看時仰手認三部須交指下明九朕了然心中印大腸共肺為傳送心與小腸為受

盛脾胃相通五穀消膀胱腎合為津慶三焦無狀空
有名寄在胸中鬲相應肝膽同為津液府能通眼目
為清淨智者能調五臟和自然察認諸家病掌後高
骨號為關骨下關脉形宛然以次推排名尺澤三部
還須子細看關前為陽明寸口關後為陰直下取陽
弦頭痛定無疑陰弦復痛何方走陽數即吐兼頭痛
陰微即瀉臍中吼陽實應知面赤風陰微盜汗勞兼
有陽實大滑應舌強陰數脾熱并口臭陽微浮弱定
心寒陰滑食注脾家咎關前關後辯陰陽察病根源

應不朽一息四至號平和更加一至大無痾三遲二敗冷危困六數七極熱生多八脫九死十歸墓十一十二絕魂瘥三至為遲一二敗兩息一至死非怪遲冷數熱古今傳難經越度分明載春弦夏洪秋似毛冬石依經分節氣阿阿緩若春楊柳此是脾家居四季在意專心察細微靈機妙曉通玄記浮芤滑實弦緊洪七表還應是本宗微沉緩濇遲并伏濡弱相無八裏同血榮氣衛定息數一萬三千五百通

五臟歌

心臟歌一

心臟身之精小腸為弟兄象離隨夏王屬火向南生任物無纖巨多謀最有靈內行於血海外應舌將營七孔多聰慧三毛上智英反時憂不解順候脉洪驚液汗通皮潤聲言爽氣清伏梁秋得積如臂在臍縈順視雞冠色凶看淤血凝診時須審委細察在丁寧實夢憂驚恠虛翻煙火明秤之十二兩大小與常平

心臟歌二

三部俱數心家熱舌上生瘡脣破裂狂言滿目見鬼

神飲水百盃終不歇

心臟歌三

心脉芤陽氣作聲或時血痢吐交橫溢關骨痛心煩燥更兼頭面赤騂騂太實由来面赤風燥痛面色與心同微寒虛惕心寒熱緊則腸中痛不通實大相兼并有滑舌强心驚語譁難单滑心熱别無病濇無心力不多言沉緊心中逆冷痛弦時心急又心懸

肝臟歌一

肝臟應春陽連枝膽共房色青形象木位列在東方

含血榮於目牽筋爪運將逆時生恚怒順候脉弦長
泣下為之液聲呼是本鄉味酸宜所納麻穀應隨糧
實夢山林樹虛看細草芒積因肥氣得杯覆脇隅傍
翠羽身將吉顏同枯草殃四斤餘四兩七葉兩分行

肝臟歌二

三部俱弦肝有餘目中疼痛苦弦虛怒氣滿胸常欲
呌翳矇瞳子泪如珠

肝臟歌三

肝軟并弦本没邪緊因筋急有些些細看浮大更兼

實赤痛昏昏似物遮溢關過寸口相應目弦頭重與
筋痛芤時眼暗或吐血四肢癱瘓不能行濇則緣虛
血散之肋脹脇滿自應知滑因肝熱連頭目緊實弦
沉痃癖基微弱浮散氣作難目暗生花不耐看盛浮
筋弱身無力遇此還須四體癱

腎臟歌一

腎臟對分是膀胱共合宜旺冬身屬水位北定無欺
兩耳通爲竅三焦附在斯沉滑當時本浮癱厄在脾
色同烏羽吉形似炭煤危冷積多成唾焦煩水易虧

奔豚臍下積究竟骨將痿實夢腰難解虛行涉水湄
一斤餘二兩脇下對相垂
腎臟歌二
三部俱遲腎臟寒皮膚燥澁髮毛乾夢見神魂時入
水覺来情思即無歡
腎臟歌三
腎散腰間氣尿多即滑骨精軟為膝脛重陰汗宣無憑
實滑小便澁淋痛澁若駛脉澁精頻漏恍惚夢鬼多
小腸疝氣逐夢裏涉江河實大膀胱熱小便澁難通

滑弦腰脚痛沉緊病還同単匀言無病沉緊耳應聾

肺臟歌一

肺臟最居先大腸通道宣兑為八卦地金屬五行牽皮與毛相應魂將魄共連鼻聞香臭辨壅塞氣相煎語過多成嗽瘡浮酒灌穿猪膏凝者吉枯骨命難全本積息賁患乘春右脇連順時浮濇短反即大洪弦實夢兵戈竟虛行涉水田三斤三兩重六葉散分懸

肺臟歌二

三部俱浮肺臟風鼻中多水唾稠濃壯熱惡寒皮內

痛顛乾雙目淚酸疼

肺臟歌三

肺脉浮兼實咽門燥又傷大便難且澁鼻内乏馨香
實大相兼滑毛焦涕唾粘更加咽有燥秋盛夏宜砭
沉緊相兼滑仍聞咳嗽聲微浮兼有散肺脉本家形
溢出胸中滿氣泄大腸鳴弦冷腸中結芤暴痛無成
沉細仍兼滑因知是骨蒸皮毛皆總澁寒熱兩相承

脾臟歌一

脾臟像中坤安和對胃門旺時隨四季自與土為根

磨穀能消食榮身本在温應唇通口氣連肉潤肌膚
形偏方三五膏凝散半斤順時脉緩慢失則氣連吞
實夢歌歡樂虛爭飲食分濕多成五泄腸走若雷奔
痞氣冬為積皮黃四體昏二斤十四兩三斗五升存

脾臟歌二

三部俱緩脾家熱口臭胃翻長嘔逆齒腫齦宣注氣
纏寒熱時時少心力

脾臟歌三

脾脉實并浮消中脾胃虛口乾饒飲水多食亦饑虛

單滑脾家熱口氣氣多麤澁即非多食食不作肌膚
微浮傷客熱來去乍微疎有緊脾家痛仍兼筋急拘
欲吐即不吐忡忡未得蘇若弦肝氣盛妨食被機謀
大實心中痛如邪物帶符溢關涎出口風中見羈孤

東垣脉訣

人身之脉本乎榮衛榮者陰血衛者陽氣榮行脉中衛行脉外脉不自行隨氣而至氣動脉應陰陽之義氣如槖籥血如波瀾血脉氣息上下循環十二經動脉肺為大會十二經中皆有動脉手太陰經可得而息此經屬

肺上系吭嗌脉之大會息之出入(診脉法)初持脉時令仰其掌(部分)掌後高骨是謂關上關前爲陽關後爲陰陽寸陰尺先後推尋寸關與尺兩手各有揣得高骨上下左右(男女脉病同異)男女脉同惟尺則異陽弱陰盛反此病至(息至)調停自氣呼吸定息四至五至平和之則(遲數冷熱)三至爲遲遲則爲冷六至爲數數即熱證轉遲轉冷轉數轉熱在人消息在人差別遲數既得即辯浮沉(浮沉表裏)浮表沉裏深淺酌斟浮數表熱沉數裏熱浮遲表虛沉遲冷結(六部主候五臟六腑)察其六部的在何處

一部兩經一臟一腑左寸屬心合於小腸關爲肝膽
尺腎膀胱右寸主肺大腸同條關則脾胃尺命三焦
身分三部不特臟腑身亦主之上下中央三部分齊寸候
胸上關候膈下尺候於臍直至跟踝左右左脉候左右
脉候右病隨所在不病者否浮沉遲數等候以應天人內外風寒暑濕等證
浮沉遲數有內外因外因於天內緣於人天則陰陽
風雨晦明人喜怒憂思悲恐驚外因之浮則爲表證
沉裏遲寒數則熱盛內因浮脉虛風所爲沉氣遲冷
數燥何疑表裏寒熱風氣冷燥辯內外因脉證參攷

五臟脉候重輕浮沉之脉亦有當然浮為心肺沉屬腎肝脾者中州浮沉之間肺重三菽皮毛相得六菽為心得之血脉脾九菽重得於飢肉肝與筋平重十二菽惟有腎脉獨沉之極按之至骨舉指来疾脉理浩繁總括於四六難七難專術其義七表八裏九道脉病形狀折而言之七表八裏又有九道其名乃備合則為四浮而無力是名芤脉有力為洪形狀可識沉而有力其脉為實無力微弱伏則沉極脉遲有力滑而流利無力緩濇慢同一例數而有力脉名為緊小緊為弦疑似宜審合則

為四離為七八天機之秘神授之訣離為七八舉之有餘按之不足泛泛浮浮如水漂木芤脉何似絕類慈葱指下成窟有邊無中滑脉如珠往来轉旋舉按皆盛實脉則然弦如張弦緊如細線洪較之浮大而力健隱隱約約微渺難尋舉無按有便指為沉似遲不遲是謂之緩如雨沾沙濇難而短遲則極緩伏按至骨濡則軟軟弱則怨怨既知七表又知八裏九道之形不可不記九道脉諸家九道互有去取不可相無不可相有過於本位相引曰長短則不及来去乖張形大

力薄其虛可知促結俱止促數結遲代止不然止難回之三脉皆止當審毫釐牢比弦緊轉堅轉勁動則動揺厥厥不定細如一線小而有力弦大虛芤脉曰改革渙漫不收其脉為散急疾曰數脉最易見即脉求病病無不明病絫之脉可訣死生脉病不應然有應病有不相應此最宜詳不可執定人安脉病是曰行尸人病脉和可保無危中風痰氣中風脉浮滑無痰氣其或沉滑勿以風治或浮或沉而微而虛扶危治痰風未可疎傷寒傳經寒中太陽浮緊而濇及傳而變名狀難悉

陽明則長少陽則弦太陽入裏遲沉必無及入少陰
其脉遂緊厥陰熱深脉伏厥冷治法大畧在陽當汗次利
小便表解裏病其脉實堅此其大畧治法之正潛谿
曰法自有仲景傷寒有五脉非一端陰陽俱盛緊濇
者寒此下分辨風寒濕暑病陽浮而滑陰濡而弱此名中風勿
用寒藥陽濡而弱陰小而急此非風寒乃濕溫脉陰
陽俱盛病熱之極浮之而滑沉之散濇惟有濕病脉
散諸經各隨所在不可指名暑濕分辨暑傷於氣所以脉
虛弦細芤遲體狀無餘或濇或細或濡或緩是皆中

濕可得而斷瘧脉自弦弦遲多寒弦數多熱隨時變

遷（風寒濕痺）風寒濕氣合而為痺浮濇而緊三脉乃備（藏氣）

（分辨風寒濕氣）脚氣之脉其狀有四浮弦為風濡弱濕氣遲

濇因寒洪數熱鬱（治法）風汗濕温熱下寒熨（腰痛分風寒濕實）

腰痛之脉皆沉而弦弦浮者風兼緊者寒濡細則濕

實則閃肭指下既明治其不忒（足疾）尺脉虚弱緩濇而

緊病為足痛或是痿病（下利）濇則無血厥寒為甚尺微

無陰下痢逆冷（便秘）熱厥脉伏時或而數便秘必難治

不可錯（疝氣）疝脉弦急積聚在裏牢急者生弱急者死

沉遲浮濇疝瘕寒痛痛甚則伏或細或動（痰氣眩暈分寒暑濕）
風寒暑濕氣鬱生涎下虛上實皆暈而眩風浮寒緊
濕細暑虛涎弦而滑虛脉則無（治法）治眩暈法尤當審
諦先理痰氣次隨證治（嘔吐霍亂）滑數為嘔代者霍亂微
滑者生濇數凶斷偏弦為飲或沉弦滑或結或伏痰
飲中節（咳嗽）咳嗽所因浮風緊寒數熱細濕房勞濇難
右關濡者飲食傷脾左關弦短疲極肝衰浮短肺傷
法當咳嗽五臟之嗽各視本部浮緊虛寒沉數實熱
洪滑多痰弦濇少血形盛脉細不足以息沉小伏匿

皆是厄脉惟有浮大而嗽者生外證内脉叅考秤停氣痛下手脉沉便知是氣沉極則伏濇弱難治氣兼痰其或沉滑氣兼痰飲沉弦細動皆氣痛證心腹痛脉心痛在寸腹痛在關下部在尺脉象顯然心中驚悸脉必代結飲食之悸沉伏動滑顛癇之脉浮洪大長滑大堅疾痰蓄心狂邪脉乍大乍小乍長乍短此皆邪脉神志昏亂汗脉浮虛或濇或濡軟散洪大渴飲無餘遺精白濁當驗於尺結芤動緊二證之的鼻頭色黄小便必難脉浮弦濇爲不小便便血便血則芤數則赤黄實

脉癃閉熱在膀胱失血諸證失血皆見芤脉隨其上下以驗所出大凡失血脉貴沉細設見浮大後必難治

水腫分陰陽寒熱虛實水腫之證有陰有陽察色觀色問證須詳陰脉沉遲其色清白不渴而瀉小便清澁脉或沉數色赤而黃燥屎赤溺無渴為陽脹滿脉弦脾制於肝洪數熱脹遲弱陰寒浮為虛滿緊則中實浮則可治虛則危急

胸痞分痰氣胸痞脉滑為有痰結弦伏亦痞濇則氣劣肝積肥氣弦細青色心為伏梁沉芤色赤脾積痞氣浮大而長其色脾土中央之黃肺積息賁

浮毛色白奔豚屬腎沉急面黑五臟為積六腑為聚積在本位聚無定處駛緊浮牢小而沉實或結或伏為聚為積實強者生沉小者死生死之別病同脈異

傷食　氣口緊盛為傷於食食不消化浮滑而疾

吐瀉　滑而不勻必是吐瀉霍亂之候脈代勿訝

泄瀉　夏月泄瀉脈應暑濕洪而數溲脈必虛極治暑濕瀉分其小便虛脫固腸固或不痊無積不痢脈宜滑大浮弦急死沉細無害

五疸　五疸實熱脈必洪數其或微濇證屬虛弱

勞熱　骨蒸勞熱脈數而虛熱而濇小必殞其軀加汗加

咳非藥可除（頭痛）頭痛陽弦浮風緊寒風熱洪數濕細而堅氣虛頭痛雖弦必濇痰厥則滑腎厥堅實（瘡科癰疽）浮數惡寒發熱若有痛處癰疽所發脉數發熱而疼者陽不數不熱不疼陰瘡發癰之脉弦洪相搏細沉而直肺肝俱數寸數而實肺癰已成寸數虛濇肺痿之形肺癰色白脉宜短濇死者浮大不白而赤腸癰難知滑數可推數而不熱腸癰何疑遲緊未膿下以平之洪數膿成不下為宜（產育）陰摶於下陽别於上血氣和調有子之象手之少陰其脉動甚尺按不絶此

為有孕少陰屬心心主血脉腎為胞門脉應於尺或寸脉微關滑尺數往來流利如雀之啄或診三部浮沉一止或平而虛當問月水(脉分男女)男女之別以左右取左疾為男右疾為女沉實在左浮大在右右女左男可以預剖(產候)離經六至沉細而滑陣痛連腰胎即時脫(血瘕)血瘕弦急而大者生虛小者弱即是死形(半產)(小產漏下)半產漏下革脉主之弱即血耗立見傾危(小兒診)小兒脉浮沉為先浮表沉裏便知其源大小滑濇虛實遲駛各依脉形以審證治(婦女)大凡婦人及夫嬰稚

病同丈夫脉即同例惟有婦人胎産血氣小兒驚癎變蒸等類各有方法與丈夫異要知婦孺貴識證形問始之詳脉難盡憑望聞問切神聖工巧愚者昧昧明者了了（四季脉狀）病脉診法大畧如斯若乃持脉猶所當知謂如春弦夏名鉤脉秋則為毛冬則為石實强太過病見於外虛微不及病決在内四脉各異四時各論皆以胃氣而為之本胃氣者何脉之中和過與不及皆是偏頗（五臟主四季）春主肝木夏主心火脾土乘旺則在長夏秋主肺金冬主腎水（五臟脉配五運）五臟脉象

與五運配（肝脉）肝脉弦長厭厭聶聶指下尋之如循楡葉益堅而滑如循長竿是謂太過受病於肝急如張弦又如循刃如按琴瑟肝死之應（心脉）浮大如散心和且安纍纍如環如循琅玕病則益數如雞舉足死操帶鉤後踞前曲（肺脉）浮濇而短藹藹如蓋此肺之平按之益大病如循羽不下不上死則消索吹毛飈飈（腎脉）沉濇而濡腎平則若上大下鋭滑如雀啄腎之病脉啄啄連屬連屬之中然而微曲來如解索去如彈石已死之腎在人審識（脾脉）脾者中州平和不見然亦可

察中大而緩來如雀啄如滴漏水脾臟之衰脉乃見此肥瘦長短又有肥瘦脩長侏儒肥沉瘦浮短促長踈各分診法不可一途難盡者意難窮者理得之於心應之於指勉旃小子日誦琅玕造道之玄筌蹄可忘

五診問法盧陵彭用光新集撰此診問二十條以便於病家之早愈醫家之用藥也

診問集類說

素問云聖人之論病也必知天地陰陽四時經紀從容人事男女少長勇怯臟腑雌雄表裏審於部分知

病餘緒診必判矣
靈樞經云入國問俗入家問諱上堂問禮臨病人問所便慎之至也
蘇子云脉之難明古今所病也至虛有盛候大實有羸狀疑似之間便有生死之異士大夫多秘所患以驗醫能否吾平生有疾請療必盡告以所患使醫了然知患之所在虛實冷熱先定于中然後診脉再詳若有疑者似不能惑也吾求愈疾而已豈以困醫爲事哉

王海藏云常人求診拱默苟令切脉試其能知病否且脉人之氣血附於經絡熱勝則脉疾寒勝則脉遲實則有力虛則無力至於得病之由及所傷之物豈能以脉知乎故醫者不可不問其由病者不可不説其故孫真人云未診先問最為有準

黄帝曰凡未診病者必問嘗貴後賤雖不中邪病從内先名曰脱營嘗富後貧名曰失精五氣留連病有所并又曰診有三常必問貴賤封君敗傷及欲侯王

甲乙經云夫問病者問所思何也所懼何也所欲何

也所疑何也問之要察陰陽之虛實辨臟腑寒熱疾病所生不離陰陽臟腑寒熱虛實辨之分明治無誤矣

褚氏遺書云除疾之道極其候證詢其嗜好察致疾之由來觀時人之所患則窮其病之始終矣

徵四失論云診病不問其始憂患飲食之失節起居之過度或傷於毒不先言此卒診寸口何病能中

黄帝曰凡欲診病者必問飲食居處暴樂暴苦始樂後苦皆傷精氣

玉機微義云當問病人從來稟氣盛衰所傷寒物熱物是喜食而食之耶不可服硬氣藥若乘飢困而食之耶當益氣也

齊大夫褚澄曰審其苦樂榮悴鄉壤風俗水土所宜氣血强弱至於寡婦僧尼必有異乎妻妾之療

岐伯曰男子二八精氣溢女子二七天癸至是故童男已過二八必問所私而室女初交二七更詢月事

良方云婦人則問經事何如察之兩尺之脉消息胎氣以别癥瘕血閉崩漏帶下

樂隱居士云產後先問坐草難易惡露多少飲食遲早生子存亡蓋傷形傷血之不同補血補氣而有異飲食失節宜調中生子不存兼開鬱

集成云世俗治婦人一科然亦有不能盡聖人之法者今富貴之家居奥室之中帷幔之内復以帛蒙其手令其診候既不能行望色之神聽聲之聖又不能辨切脉之巧診形之秘欲求至治其可得乎如此言之惡能盡其術也此醫家之公患舉世不能革醫者不免盡理質問病家見問瑣繁遽為醫業不精往往

得藥亦慢而不肯服似此者甚多於戲可謂難也已
可謂愚也已

慈幼論云嬰孩形氣未完臟腑嬌脆不厭饑寒最嫌飽煖驚見生人怕看異物審問其所因謹而調之

疏五過論云切脉問名當合男女離絶菀結憂恐喜怒五臟空虛氣血離守工不能知何術之語

千金云凡醫診候固是不易又問而知之别病深淺名曰巧醫

難經云問而知之謂之工問而知之者問其所欲五

味以知其病之所起所在也是故脾弱嗜甘肺虛受辛腎衰欲鹹肝病好酸心病喜苦此爲順應若乃心病愛鹹肺傷欲苦脾弱喜酸肝病好辣腎衰嗜甘此爲逆應病輕必危危者必死治得其法服藥預防者生

廬陵彭用光曰診問集類一十三條㝡爲醫家治病之大切要者何以爲切要未診先問其詳知是何部何經受病再加診脉叅之其受病部位脉理自然不同熱則洪數寒則沉遲在表則輕指即見在裏則重

手乃得仍參之於所問醫者自然胸中明了用藥決能取效是以編入以便於後學庶不悞人叔和東垣緣未及此敢類錄之也

神望而知之謂之神　聖聞而知之謂之聖　工問而知之謂之工　巧切脉而知之謂之巧

肺病好曲　脾病好歌　腎病好呻吟　肝病好叫　心病好妄言

陳無擇云脉不自動氣實使然脉者血之異名也氣屬陽而血屬陰陽動而陰靜　血不自行隨氣而行　氣逆則逆氣滞則滞得熱則行速而脉數狹寒則行遲　故脉亦遲是乃人之一身惟氣候之二字耳

天地之間惟人與物有其名必有其實有實必有體有體必有用也若知其名不知其體何有於用哉診脉之法貴在先識脉體脉體既明然後可以論病診脉則不謬矣學者幸勿忽焉更此脉訣具述而左

診脉指掌訣

○依東垣用藥○按仲景處方○

四脉啓旨

盧陵彭用光謹編此四脉於診圖之前為後學之矜式

浮沉遲數

陽曰金　輕清于上芤實洪長在心取象

陰曰水　潤滑在下微弱伏虛由沉生化

寒曰土　三至一息內涵四脉濡緩澁結

熱曰火　一息六至弦緊髣髴滑大為異

思濟堂曰此四字為診家之樞要

診脉圖式○雖品味數少○得專精之良○

左手關前一分為人迎以候六淫所傷六淫者風寒暑濕燥火也及起居失宜感冒時行不正之氣皆為外感有餘之證

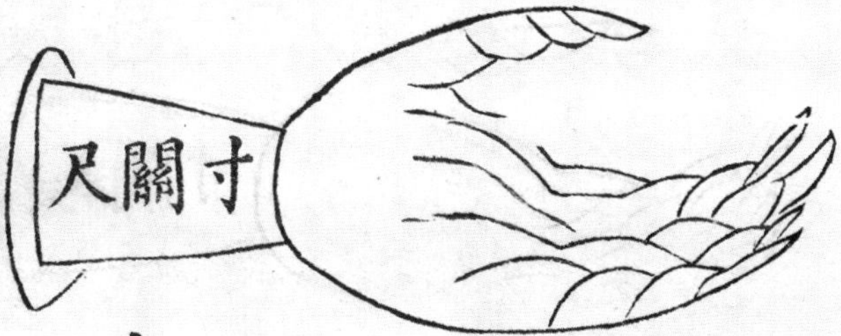

浮法天於皮膚間候太過

中法人於肌肉間候胃氣

沉法地於筋骨間候不及

表

手太陽小腸火

足少陽膽經木

足太陽膀胱水

裏

手少陰心經　君火

足厥陰肝經　風木

足少陰腎經　寒水

左心小腸肝膽腎膀胱

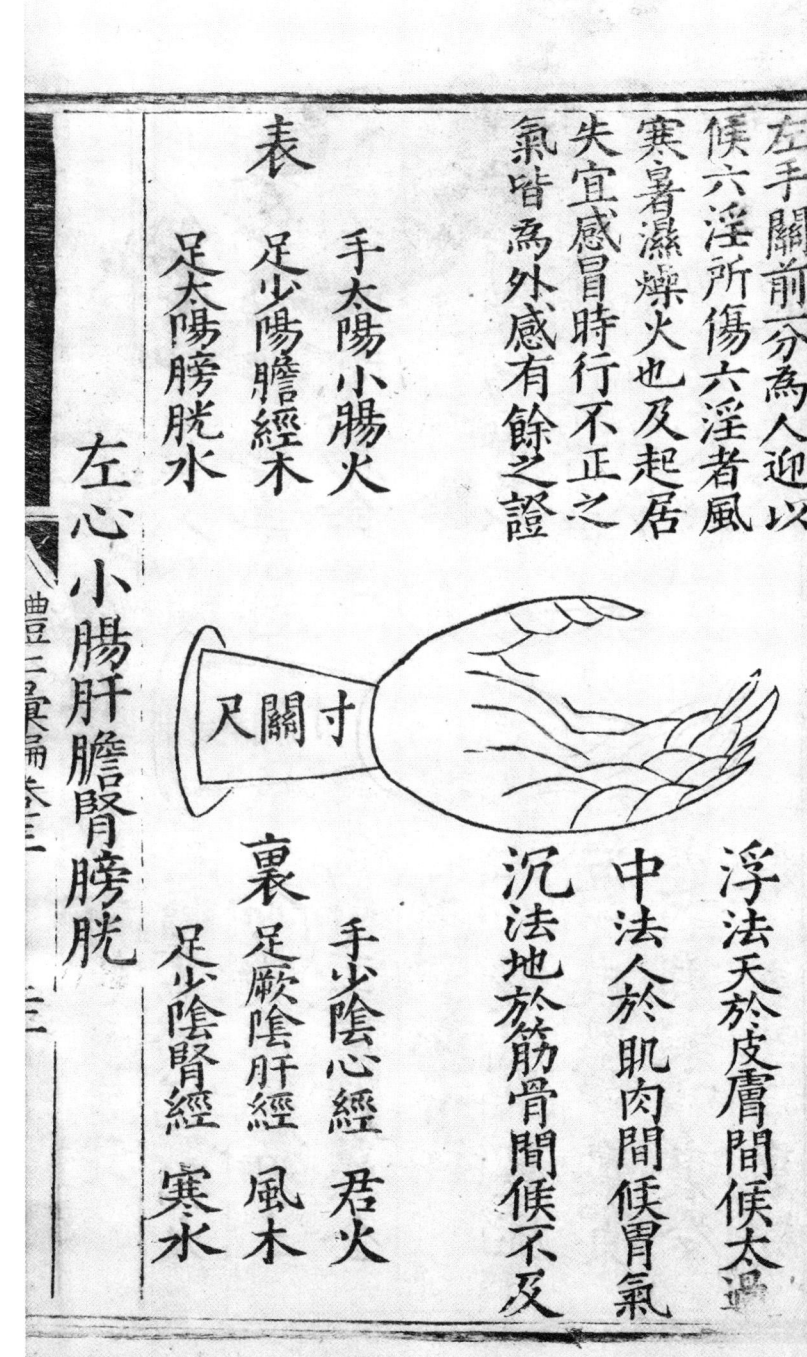

右肺大腸脾胃命三焦

表

手少陽三焦火

足陽明胃經土

手陽明大腸金

裏

手厥陰心包　相火

足太陰脾經　濕土

手太陰肺經　燥金

右手關前一分為氣口以候七情所傷七情者喜怒憂思悲驚恐也及勞房工作勤苦與飲食無節皆為內傷不足之證

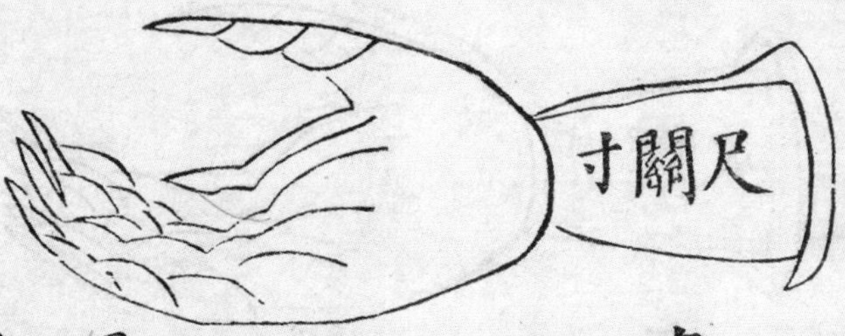

浮　表風　裏虛

沉　表濕　裏實

遲　表寒　裏冷

數　表熱　裏燥

平人脉

人身元氣猶太極　動靜陰陽一如式
陰血靜兮陽氣動　血逐氣行無暫息
週流一體似循環　榮養百骸由此力
五行五臟布其中　妙合乾坤纖芥悉
上中下體號三焦　在診排名寸關尺
心肺二臟居位高　左手心兮右肺識
右關脾胃左關肝　腎焦兩尺同一般
五臟六腑位如此　不遲不數是平安

診脉切要歌訣

脉爲元氣自先天動静之間更有玄三部九候如綱紀七表八裏遞相兼寸關尺定三寸理規矩衡權四時舉何如九道惟脉多學者茫茫失宗指浮沉遲數爲良訣内外之因要分别外陽浮數裏沉遲如此觀之當自决大率兩寸管上焦當關胸口至於腰從足抵臍憑兩尺三部詳分理莫逡浮而有力則爲風無力爲虚伐本宗數而有力當爲熱無力瘡瘍痛痒同沉而有力則爲積無力應當爲氣逆遲而有力痛難

禁遲而無力為寒疾診得心浮神不寧語言錯亂夢多驚肝家見此成癱疾腸澼拘攣身更疼脾浮瘧痢氣喘急洩瀉無度不進食肺浮喘咳大便風面腫生瘡吐血膿腎脉浮虛滯血多齒牙疼痛背腰跎瘡生足膝無多力猶主風搏氣不和沉脉主氣見於心崩漏淋淋血浸精咯血又兼留氣結夜多不寐日惺惺怒氣傷肝肝脉沉脇疼氣痛眼睛昏移來脾部成中滿吐瀉身黃及不仁肺沉喘咳肺癰生嘔吐兼痰與失聲腎脉若沉腰背痛陰頹經閉腹膨膨心脉來遲

小便頻悸怔嘔吐及心疼肝遲七疝兼諸積木氣之
傷痛在脇冷氣傷脾脾脈遲腸中雷響瀉無時肺遲
氣痞寒痰盛飲食難消氣漸衰滑精不禁小便多腿
膝酸疼夢涉河及自覺來多有汗都因遲脈腎家病
心家脈數發狂言口舌生瘡小便難頭暈目眩風熱
盛秪因數脈見於肝脾數中消好嗜眠胃翻口臭及
齦宣肺經脈數上焦熱咳唾痰腥大便難水竭陰消
相火生癃癃遺溺兩相侵只因腎脈多求數女子逢
之或胎娠五臟明時六腑同何須物外覓神功若還

自把心融會妙理都歸掌握中更看形容把脉求肥人沉細瘦長浮嬰兒脉疾老人濇矮促長疏又不侔男子關前脉必充女人尺脉定浮洪弦鈎毛石分時序四季平和胃氣冲萬機四脉既包含生死何常另有玄浮散沉無遲一點數來無數病難痊歇罷殘陽悶暮鴉半庭新月浸梅花依稀一枕羲皇卧又夢軒轅教煉砂

五臟六腑訣説

夫五臟者心肝脾肺腎也六腑者膽胃大腸小腸膀

胱三焦也左手關前一分為人迎右手關前一分為氣口左手寸口心與小腸之脉所出君火也左手關部肝與膽之脉所出風木也左手尺部腎與膀胱之脉所出寒水也右手寸口肺與大腸之脉所出燥金也右手關部脾與胃之脉所出濕土也右手尺部命門與三焦之脉所出相火也盖五臟者藏精氣而不瀉滿而不能實六腑者傳化物而不藏實而不能滿故脉始於中焦飲食入口藏胃精微之化注於手太陰肺手陽明大腸足陽明胃足太陰脾手少陰心手

太陽小腸足太陽膀胱足少陰腎手厥陰心主手少陽三焦足少陽膽足厥陰肝復還注於手太陰肺循環灌溉朝於寸口人迎而無間以長有天命亦以處百病而决生死於此也

六部生尅訣

夫以對待之位言之則左寸火尅右寸金左關木尅右關土左尺水尅右尺火左剛右柔為夫婦之别也然左手屬陽右手屬陰左寸君火以尊而在上右尺相火以卑而在下有君臣之道又以循環之序言之

盖以右寸金生左尺水水又生左關木木又生左寸火火復通右尺相火相火又生右關土土又生右寸金而金復生水此五行更相生養循環無端有子母之親也盖子能令母實母能令子虛是也治法云虛則補其母實則瀉其子如水生木是水為母木為子木復生火是木受竊氣故水怒而尅火所謂子逢竊氣母乃力爭火又生土是火為母土為子土見火被水尅故怒而尅水所謂母被鬼傷子來力救假如肝木有餘是肺金不足金不能制木故木無所謂畏其

氣有餘反薄激而干肺金而乘其脾土也故曰薄所不勝而乘其所勝也此五臟之氣內相淫病爲疾也又而肝木氣少不及則不能以制土土無畏而遂妄行乃凌其腎水矣故曰所勝妄行而所生者受病也肝木之氣不平則肺金之氣自薄故曰所不勝薄之也蓋木氣不平土金交薄相迫爲疾故曰氣迫也相生相尅相勝展轉無窮舉一以例其餘也

兩手左右寸關尺三部診法

左寸部先以輕手得之是小腸屬表後以重手如六

菽之重得之是心屬裏心在肺下主血脉心脉循血脉而行按至血脉而得者為浮相加力脉道粗大為大又稍加力脉道潤軟為散此乃浮大而散不病之脉也若出於血脉之上見於皮膚之間是其浮也入於血脉之下見筋骨之分是其沉也太素曰心火朱雀宮宜靜

左關部先以輕手得之是膽屬表後以重手如十二菽之重取之是肝屬裏肝在脾下主筋肝脉循筋而行按至筋平脉道如箏弦者為弦脉道迢迢焉此弦長不病之脉也若出於筋上見於皮膚血脉之間是

其浮也入於筋下見於骨上是其沉也太素曰肝本尚書宰相青龍喜神

左尺脉先以輕手得之是膀胱屬表後以重手取之度如十五菽之重而得之是腎屬裏腎在肝下主骨腎脉循骨而行按至骨上得之為沉又重手按之脉道無力者為濡舉指來疾流利者為滑此乃沉濇而滑不病之脉也若出於骨上見於皮膚血脉筋肉之間是其浮也入而至骨是其沉也彭用光曰太素以腎為玄武一生根本壽子孫多

右寸部先以輕手得之是大腸屬表後以重手取之如三菽之重得之是肺屬裏肺居最上主皮毛肺脉循皮毛而行按至皮毛而得者為浮稍加力脉道不利為濇又稍加力脉道縮入關中上半指不動下半指微動者為短此浮濇而短不病之脉也若出於皮毛之上見於皮膚之表是其浮也入於血脉肌肉之分是其沉也太素以此為白虎及兵權三台入座宜匀平

右關部先以輕手得之是胃脉屬表後以重手取之如九菽之重得之是脾屬裏脾在心下主肌肉脾脉

循肌肉而行按至肌肉脉道如微風輕颺柳稍者為緩又稍加力脉道敦實者為大此為緩大不病之脉也若出於肌肉之上見於皮毛之間者是其浮也入於肌肉之下見於筋骨之分者是其沉也太素以此部為勾陳主田産妻妾

右尺部先以輕手得之是三焦屬表後以重手得之是命門屬裏為相火氣與腎通也太素以此部為騰蛇宜匀緩滑

上下來去至止訣

夫脉有上下來去至止此六字不明則陰陽虛實不

別也上者來者至者為陽下者去者止者為陰上者自尺部上於寸口陽生於陰也下者自寸口下於尺部陰生於陽也來者自骨肉之分出皮膚之際氣之升也去者自皮膚之際還於骨肉之分氣之降也應曰至息曰上也用光曰此六字之訣為人身之緊要當知當知

診浮沉遲數滑濇訣

夫浮脉輕手取之沉脉重手取之遲數之脉以己之呼吸而取之滑濇之脉又則察夫往來之形浮者陽也脉在肉上行也輕手乃得而芤洪散大長濡弦皆

輕手而得類也沉者陰也脉在肉下行也重按乃得而伏石短細牢實皆重手而得之類也遲者脉不急也一息二三至而緩結微弱皆遲之類也數者脉頻急也一息六七至而疾促皆數之類也至而滑濇之脉則以往來察其形狀也浮為陽在表為風為虛沉為陰在裏為濕為實數則在腑為熱為陽為燥遲則在臟為寒為冷為陰滑為血多氣少濇為氣多血少滑為血有餘濇為氣獨滯是浮沉遲數滑濇脉之大要也

兩手陰陽為證

至於為證又有陰陽表裏之辯盖六淫之邪襲於經絡而未入於臟胃如左寸人迎脉緊盛大於氣口一倍為外感風與寒皆屬於表為陽也腑也七情之氣鬱於心腹之内不能越散飲食五味之傷留於腸胃之間不能通洩如右寸氣口脉大於人迎一倍脉緊盛為傷飲食皆屬於裏為陰也臟也若人迎氣口俱緊盛此為夾食傷寒為内傷外感也又陽經取決於人迎陰經取決於氣口左脉不和為病在表為陽主

四肢右脉不和為病在裏為陰主腹臟又人喜則氣緩脉散怒則氣上脉激悲則氣消脉縮恐則氣下脉沉思則氣結脉短憂則氣沉脉濇驚則氣亂脉動數則心煩大則病進上盛則氣高下盛則氣脹浮洪為外證沉弦為內疾弦遲宜温豁大宜補沉微補陰浮微補陽濇而浮小者肺病下緊上虛脾急心病則血微脉小肝軟弦為無邪弦緊筋急者為病大而堅緊者腎疾短滑者酒病沉弦者癖痰前大後小者血脫此又脉之大畧也

三部主病訣

若夫見於寸關尺主病則各有異也歌曰審詳寸口多弦而內必多寒痛關前若緊胸中痛是癥瘕浮大中風浮緊傷寒急則風上攻而頭痛緩則皮頑痺而不昌微是决寒之氣數乃煩熱之傷滑則多痰而胸膈氣壅濇緣氣少而背膊疼恙沉是背心氣痛洪乃胸肋滿妨若夫關中緩則飲食必少數而胃火煎熬堅牢氣滿必喘沉則膈上呑酸濡緣下重沉伏水濇弦滑胃寒逆冷細微食少膨脹衛之虛者濇候氣之

實者沉當左關微濇兮血少脉如緩兮疾勞洪實者血結之候微弱者脾冷之殃至於尺內洪數乃男虛而女淸微濇非便濁則遺精微者腹痛伏者食停滑兮小腹急痛婦女病在月經濇兮胃冷嘔逆弦牢陰疝血崩緊兮小腹作痛沉兮寒主腰疼此脉在三部中可考也

七表脉訣

七表者何謂浮芤滑實弦緊洪也詞曰浮脉不足舉有餘芤脉中空兩畔居滑體如珠中有力實形偪偪

與長俱弦如始按弓弦狀緊若牽繩轉索初洪舉按之皆極大此名七表不同途其見於病曰浮爲中風芤失血滑吐實鬱分明別弦爲拘急緊爲疼洪大從來偏主熱

八裏脉訣

八裏者何微沉緩濇遲伏濡弱也謌曰微來如有又如無沉舉都無按有餘遲緩息間三度至濡來散止細仍虛伏須切骨沉相類弱脉沉微指下圖澁脉如刀輕刮竹分明八裏短如途其見於病曰遲寒緩衰

微為虛濇因血少沉氣滯伏為積聚濡不足弱則筋痿少精氣

九道脉訣

九道者何長短虛促結代牢動細也歌曰長脉流利通三部短脉本部不及此虛脉遲大無力軟促脉來數急促數結脉時止而遲緩代脉不還真可吁牢脉如弦沉更實動脉鼓動無定居細脉雖有但如線九道之形乃自殊其見於病曰長為陽毒三焦熱短氣壅鬱未得昌促陽氣拘時兼滯虛為血少熱生驚代主氣

耗細氣少牢氣滿急常主疼結主積氣悶兼痛動是
虛勞血痢崩

婦人脉法説

婦人女子尺脉常盛而右手脉大皆其常也若腎脉
微濇或左手關後尺内脉浮或肝脉沉而急或尺脉
滑而斷絕不勻皆經閉不調之候也婦人三部脉來
流利浮沉正等均勻平和無他病而不月者娠也又
尺脉滑大數而旺者亦孕也又左手尺脉洪大爲男
右手沉實爲女又曰洪大爲女又經云陰搏陽别謂

之有子尺內陰脉搏手則其中別有陽脉也陰陽相鷇㝅故能有子也凡女人天癸未行之時屬少陰既行屬厥陰已絶屬太陰胎產之病從厥陰凡婦人室女病傷寒及諸寒熱氣滯須問經事若何凡產後須問惡露有無多少

小兒脉法說

小兒三歲已下男左女右看虎口三關從第二指第一節名風關若脉見初交病第二節名氣關脉見病重第三節名命關脉見病深則危矣又當辯其紋色

紫熱紅傷寒青驚風白色疳疾黄色隱隱或淡紅隱隱為常候也至見黑色則危矣其他紋色在風關為輕氣關漸重命關尤重也及三歲已上乃以一指按三部寸關尺常以六七至為率添則為熱減則為寒若脉浮數為乳癇風熱或五臟壅虛濡為驚風緊實為風癇緊弦為腹痛弦急為氣不和牢實為便秘沉細為冷大小不匀祟脉或小或緩或沉或短皆為宿食不消脉亂身熱汗出不食食即吐為變蒸也浮為風伏結為物聚單細為疳勞小兒但見憎寒壯熱即

須問胃發瘡疹否此大法也

七表脉形主病

浮在表

浮者陽也脉肉上行也輕手按之滿指浮上曰浮重手按之即無是爲浮脉

寸浮主傷風風邪上攻頭目而熱痛

關浮主胃氣虚弱而腹脹滿

尺浮主風邪入肺經大腸乾燥難通

芤爲血

芤者陽也浮大而軟中空傍實指下尋之兩頭有中間全無謂之芤脉

寸芤爲胸中積血或吐血或衂血

關芤主腸胃間生癰瘍膿血或大便出血

尺芤主腎虚小便出血

滑爲吐

滑者陽也謂脉往来流利如盤走珠按之不濇不進不退此爲滑脉

寸滑主嘔逆痰飲

關滑主胃熱不欲食食即吐
尺滑主小便淋澁尿赤莖中疼痛
　實為熱
實者陽也不虛也謂脉来迢迢而長動而有力而壯也實者是邪氣之實由正氣之本虛邪得乘之非元氣之自實故實者洩其邪氣經曰邪氣盛則實者此也
寸實主胸膈煩熱
關實主中焦腸胃刺痛

尺實主小腹脹滿小便淋痛

弦爲寒

弦者陽也直也按之挺直勁急狀如弓弦時時帶數此爲弦脉也爲血氣收斂不舒之爲陽中伏陰

寸弦主頭痛胸中急痛

關弦主胃寒腹痛

尺弦主小腹痛及臍下拘急

緊爲寒

緊者陽也急者脉來勁急按之長舉之若牽繩轉索

之狀為邪風激搏伏於榮衛之間

寸口緊主風邪上攻頭目而痛

關緊主胸膈疼痛

尺緊主臍下脹滿疼痛

洪為脹

洪者陽也大也按之極大舉之有餘來至大而去且長此為洪脉也為榮絡大熱血氣燔灼之候為表裏皆熱

寸洪主上焦胸膈有熱

關洪主胃熱嘔吐反胃
尺洪主下部有熱大便難下血脉訣云小便赤澁與
痠疼

八裏脉形主病

微為虛

微者陰也小也指下尋之往来甚微再再尋之若有
若無又曰極細而軟無浮沉之别者微脉也此為敗
血不止面赤無光為氣血俱虛之候
寸微主榮氣不足血少

關微主鬱結脾胃虛弱腹疼痛
尺微主臍下有積身寒小腹作痛
沉在裏
沉者陰也脉在肉下行也輕按全無重手按之乃見
主氣脹兩脇手足時冷為陰逆陽鬱之候
寸沉主胸中有痰
關沉主心下冷氣中滿而痞且痛
尺沉主腰脚重痠疼小便稠數
緩為弱

緩者陰也慢也往来紆緩呼吸徐徐脉不急而遲緩也一曰小於遲脉也以氣與血向衰故脉體徐緩主腎間生氣耳鳴邪風積氣衝背為風為虚為痺為不仁為弱為疼為氣不足為眩為暈在上為項強在下為脚弱浮緩極沉緩極主血氣弱

寸緩主風邪上攻而搐項筋強痛

關緩主脾胃氣結腹痛脹滿難伸

尺緩主癥冷結聚腎虚下元冷

濇少血

濇者陰也不流利圓滑也虛細而遲往來極難參五不調謂脉蹇澁也其狀如雨沾沙如刀刮竹為氣多血少又為精血不足之候

寸濇主心氣虛血少

關濇主肝血不足血散不能停留

尺濇主精血不足腎虛氣弱腸鳴下冷虛勞危症也

遲為寒為痛

遲者陰也緩也謂脉來不急數也脉一息三至為遲為陰盛陽虛之候或是脾虛或是腎寒為寒為不足

為虛浮而遲表有寒沉而遲裏有寒
寸遲主心上有寒
關遲主胃寒腹痛手足逆冷
尺遲主腰脚重下元虛冷

伏霍亂積聚陰毒

伏者陰也臟也謂脉伏在肉下不上見也輕手取之絶不可見重取之附著於骨乃得為陰陽潛伏毒氣閉三關關格閉寒之候
寸伏主胸中有積聚

關伏主腸澼常欲瞑目

尺伏主宿食不消癥瘕攻痛泄瀉

濡爲虛

濡者陰也謂脉無力浮而軟細也按之無有舉之則浮細小而軟必輕手乃可得脉經曰如綿衣在水中綿浸在水虛浮見于水面若用指按之則隨手而軟散不與手應此濡脉之狀也即内經所謂軟浮也爲血氣俱不足之候

寸濡主頭眩自汗

關濡主少氣精神離散

尺濡主下元虛冷惡寒泄瀉

弱爲虛

弱者陰也不盛也謂脉来極細而軟虛弱快不前按之欲絕未絕舉之即無如爛綿相似輕手乃得重手乃無由精氣不足故脉委弱而不振之也爲元氣虧耗爲痼冷

寸弱主陽氣衰憊

關弱主氣虛喘促

尺弱主陰氣結陽氣少骨煩發熱又云少血下元極
虚骨肉痠疼

恠脉七種

歌曰雀啄連來三五啄屋漏半日一點落魚翔似有
一似無蝦遊静中跳一躍彈石硬來尋即散搭指散
亂為解索寄語醫家子細看此脉一見休下藥

七脉皆為死不治之候

五臟動止脉

凡人脉五十動不止者五臟皆有氣四十動一止者

一臟無氣四年後死三十動一止者二臟無氣三年死二十動一止者三臟無氣二年死十動一止者四臟無氣一年內死病脉見此脉者不在例平人見此脉當以此例推之凡診脉以氣息平定方可下指以一呼一吸為一息其一息之間脉息四至或五至不大不小與所屬部分四時相應者為平和過則為至不及則為損損至之脉難經言之詳矣

壽夭訣

形與氣相任則壽不相任則夭皮與肉相果則壽不

相果則夭血氣經絡勝形則壽不勝形則夭形充而皮膚緩者則壽形充而皮膚急者則夭氣盛形充而脉堅大者氣順順則形充而脉弱小者氣衰衰則危矣若形充而顴不起者骨小骨小則夭形充骨大而肉膕堅則壽形充而無分理則夭氣勝形者壽病而肉脫氣勝形者死形勝氣者危所以立形氣而定壽夭也

原夢

肝氣盛則夢怒心氣盛則夢喜脾氣盛則夢歌樂肺

氣盛則夢哭腎氣盛則夢恐懼上虛則夢隨下虛則夢飛陽盛則夢火而燔灼陰盛則夢大水而恐懼陰陽俱虛則夢相殺毀傷甚飽則夢予甚饑則夢取短蟲多則夢聚衆長蟲多則夢相擊毀傷

診太衝衝陽脉

太衝穴在兩足指本節後二寸陷中脉是一云一寸半足厥陰之所注診此者可訣男子之死生也或診大谿命門脉穴在足內踝後跟骨間動脉陷中衝陽穴一名會源即跟陽穴也在足跗上五寸骨間動脉上去陷谷三寸是即足繫對之所診此者以察其

胃氣之有無也

臟腑病外候

喜寒而欲見人為腑病屬陽喜溫而不欲見人為臟病屬陰也

辯胎脉

脉動入產門者有胎也謂出尺脉外名曰產門尺中脉數而旺者胎脉一云細滑而不絕者是一云脉微是胎脉閉塞成胎也成帶數是血盛之脉有孕也

左手尺脉浮洪者為男右手尺脉沉實者為女胎關部脉滑者為有子素問曰滑為多血少氣欲有子也

左手寸口脉浮大爲懷男右手寸口脉沉細爲懷女足太陽膀胱洪大是男孕手太陰肺脉洪大是女孕陽脉皆爲男陰脉皆爲女陰中見陽爲男陽中見陰爲女手少陰脉動甚者任子也兩手尺部俱洪者爲兩男俱沉實者爲二女

左手脉逆爲三男逆者子乘母也即巳所生脉也上代曰水行乘金金行乘火名曰逆也右手脉順爲三女順者母乘子也即生巳之脉也謂金行乘水水行乘木名曰順也寸關尺脉大小遲疾皆相應是懷一男一女一云足太陽手太陰脉俱洪者一男一女脉滑而疾者三月胎候也但疾不散

者五月也關上一動一止者一月一動二止者二月

依此推之萬不失一

中衝是陽明胃脉連絡脉来滑疾者受孕及九旬尺脉沉細而滑或離經夜半覺痛日中則生

外候胎法

左乳先有核者爲男右乳先有核者爲女又法令娠婦向南行於背後呼之左回来者生男右回来者生女

聽聲驗病訣聲者裁之音也

肝應角其聲悲而和雄○心應徵其聲雄而清明○脾應宮其聲慢而緩大○肺應商其聲促而清冷○腎應羽其聲沉而細長○聲悲是肝病（一云聲呼）○聲雄是心病（一云聲笑）○聲慢是脾病（一云聲歌）○聲促是肺病（一云聲哭）○聲沉是腎病（一云聲啼）○聲清是膽病○聲短是小腸病○聲速是胃病○聲長是大腸病○聲微是膀胱病

思濟堂曰凡業醫診脉乃精微至妙之理體天地造化之仁宜常熟脉經及靜養明理調停自

已氣息令患者起坐勿傾側彼此要靜勿想別事又浮沉遲數定虛實冷熱再詳問病起幾日因何事傷何飲食或怒氣房事夢遺口渴大小便通順赤白婦女問經次小兒問乳食病人宜詳說勿嫌瑣碎勿諱疾醫者方好心中體帖何部受病作何處治用何方藥如此則醫家病家兩盡用藥必効而病必全安矣

治病大法

凡欲治病先察其源先候病機五臟未虛六腑未竭

血脉未亂精神未散服藥必効若病已成可得半愈
病勢已過命將難全

體仁彙編卷之三終

中華醫藏

第三編

叢書卷

體仁彙編

2

（明）彭用光 撰

《中華醫藏》編委會 編
江凌圳 主編

國家圖書館出版社

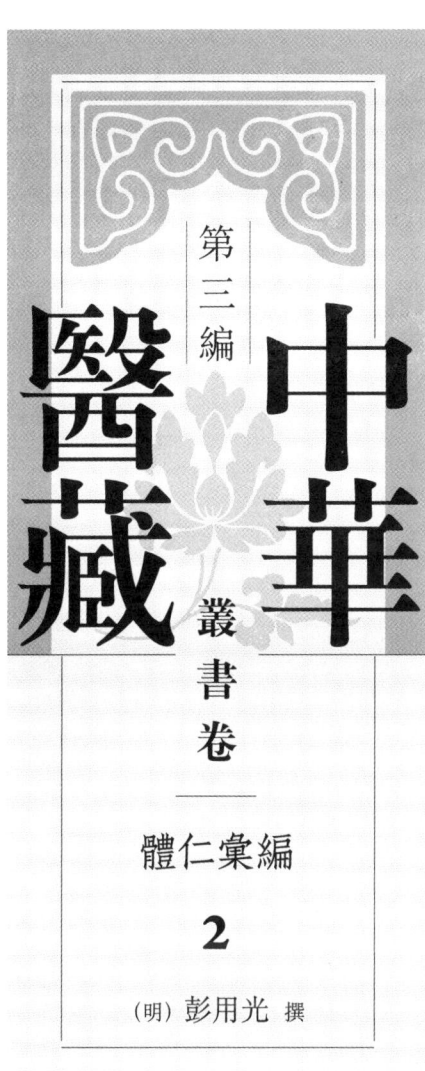

第二册目録

（明）彭用光 撰

體仁彙編六卷

（卷四至六）

明嘉靖二十八年（1549）廬山傅鳳翱體仁堂刻
萬曆三十二年（1604）檇李陸長庚重修本

體仁彙編卷之四

十二經絡臟腑病情藥性

廬陵彭用光集註

心臟藥性

且夫心乃手少陰之經居左手寸部其經起自少衝穴在手小指内廉之端終極泉穴在腋下筋間動脉入腦多氣少血丁火之臟君主之官神明出焉任治於物故云君主之官清靜栖靈故曰神明出焉其旺於夏心火旺於夏為生之本也君主者萬物繫之以興王故為生之本也內合脉而外榮乎色遍行榮衛而養血也味喜苦而志在乎笑洪範曰炎上作苦心屬火故喜則笑者火

之象也髮乃血苗汗爲心液開竅於舌熱則汗出同辨五味舌和則知五味矣脉在左寸沉取候心浮取候小腸是心也實則熱而虛則寒守真云心本熱虛則寒靜則安而動則燥養心惟靜老子曰延年不老心靜而已虛寒者怯怕多驚健忘恍忽清便自可脉必濡細遲虛實熱者顛狂譫語腮赤舌乾一腑澁黃脉須數洪沉實心盛則熱見乎標左心臟實熱則口舌生瘡乾烈腫痛心虛則熱收於內心虛煩熱也虛則補其母肝乃心之母心虛當補肝實則瀉其子脾心之子心實當瀉脾土餘臟皆然虛實既知補瀉必當味甘瀉而補之以鹹凡味甘者能瀉心凡味鹹者能補心氣熱補而瀉之公

冷凡氣熱者能補心氣寒冷者能瀉心心陽不足桂心代赭紫石英補須參附參附湯煎服離火有餘竹葉大黃山梔子瀉用芩蓮涼心者硃砂壯心者琥珀舌長過寸研匕片敷之即收舌出血也血衂如泉炒槐花糝之即止臍瘡落蒂膏犀角與辰砂琥珀犀角膏方治咽喉口舌生瘡菌用真琥珀研一錢生犀角屑一錢辰砂研一錢茯神二錢真腦子研一字人參去蘆二錢酸棗仁去殼研二錢以人參茯神犀角為細末入乳鉢內別研藥味和勻用煉蜜搜為膏子以丸瓶收貯俟其疾作每服一彈子大以麥門冬去心濃煎湯化服一日進五服取効定志寧神丸硃砂共蓮草拔萃方硃砂安神丸治心煩懊憹心亂怔忡胸中氣亂心下痞悶食入反吐出硃砂四錢研黃連五錢甘草生二錢半為末蒸餅丸如黃米大

每服十丸唾津送下蔓荊子涼諸經之血草蓮喬瀉六經之火驚悸不安須龍齒沙參小草建忘失記必茯神遠志當歸多睡兮飲盧仝之苦茶不眠兮服雷公之酸棗涼血補陰生地黃行津止渴天花粉文蛤末付愈口瘡綉鐵粉噙消舌腫中風不語燒竹瀝涼之更良感熱多言末硃砂鎮之又善胸間痞痛開之枳實瓜蔞心內懊憹治之梔子豆豉心熱痛炒菖蒲川練梔子宜焦炒心痛須木香肉桂玄胡可炒心驚盜汗末白芷與辰砂有一男子因驚恐自汗無度以致倦怠困弱服麻黃根黃耆牡蠣輩無効潜谿曰汗

為心液以白芷一兩硃砂半兩為細末每一錢酒調下因不用酒用茯神麥門冬煎湯調服良愈鼻

衄流紅炙黄芩草芍藥驚熱獨妙真珠顛狂惟佳鐵

粉鐵拍〃片置醋糟中積久衣生刮取為衘鐵粉安鎮靈臺琥珀丹砂和玉

屑開清神府茯神遠志共菖蒲病在心詳藥須心悟

本經補瀉温凉藥

補　酸棗仁　天竺黄　金屑　銀屑　麥門冬

遠志　山藥　紅花　川芎　羚羊角

川歸

瀉　枳實　葶藶　苦參　貝母　半夏

杏仁　鬱金　玄胡　前胡　黃連
木香
温　石菖蒲　藿香　蘇子
凉　竹葉　丹砂　礬石　玄胡粉　牛黃
真珠　麥門冬　鬱金　黃連　知母
貝母　連翹　蘆根　柴胡
東垣報使引本經藥
獨活　細辛
小腸藥性

小腸乃手太陽之經多血少氣其經起自少澤穴在手小指之端終於秉風穴在肩上舉臂有丙火之臟受盛之官化物出焉承奉胃司受糟粕受已化傳入大腸故云受盛之官化物出焉千金號監倉吏合心臟而長三丈二尺曲十六而廣二寸有四泌清別濁各歸前後胃之下口乃小腸上口也臍上一寸水分穴則小腸下口也至是而泌別清濁水液入膀胱滓穢入大腸也候在人中千金云唇厚人中長以候小腸脈詳左寸與心脈同位若輕診而陽實者小腸實也是腸也病則小腸痛連腰脊控睪而疼實則脈實左寸浮診而實煩滿而口舌生瘡虛則脈虛左寸浮診而虛懊憹而唇青下白氣涼補而瀉溫藥性氣涼者補小腸溫者瀉小腸味辛

瀉而酸補藥味辛瀉酸補小便頻而美縮泉縮泉丸治浮氣不足小便頻數○天台烏藥益智仁各等分為細末酒煑山藥末糊丸如梧桐子大每服七十丸臨卧鹽酒吞下甚効

精不固而佳威喜威喜丸治精氣不固夢泄白濁○用白茯苓去皮切作塊以猪苓一分同放於磁器內用水煑至二十餘沸取出焙乾研為細末四兩將黃蠟四兩熔化搜和茯苓末為丸如彈子大空心細嚼滿口生津徐徐嚥津服如小便清為度仍忌食醋智神遠志能清濁遠志丸治小便赤濁如神○用遠志半斤以甘草水煑去心茯神去木益智仁各二兩為細末酒煑麵糊為丸如梧桐子大每服五十丸臨卧用棗湯送下龍益石蓮果澁精思濟曰治小便白濁夢遺泄精等疾○用石蓮肉益智仁龍骨五色者各等分為細末每服二錢空心清米飲調下服

小腸疝氣四香薑浸入青鹽去鈴丸治疝消鈴○用捅茴香一斤以老生薑

二斤取自然汁浸茴香一夜約姜汁盡入茴香內以好青鹽二兩同炒赤取出焙燥碾羅為末無灰酒煮糊丸如梧桐子大每日空心食前服三十丸溫酒米飲下此藥補實脾胃以其有鹽引入下部遂大治小腸疝氣服之累有効尋常治疝氣藥多是疏導久而未有不為害者此藥用姜汁專一發散而無疏導之害所以為妙也

川練炒成加木破 川練子丸治一切下部之疾悉皆治之腫痛縮小虽多年服此藥去根川練子一斤淨肉四兩用麩一合班猫四十九箇同炒麩黃色去麩班猫不用○四兩用麩一合巴豆四十九粒同炒黃色去麩巴豆不用○四兩用麩一合巴戟一兩同炒麩黃色去麩巴戟不用○四兩用鹽一兩茴香一合同炒黃色為度要去鹽茴香不用同木香一兩不見火破故帋一兩炒黃為度為末酒糊丸如梧桐子大每服五十丸鹽湯下甚者日進三兩服空心食前服

滑石寒而能治諸淋 透隔散治諸淋○用滑石一兩細研勞碌勞倦虛損[illegible]用葵花末煎湯調二

錢服効又方白花散治小便不通膀胱温熱用朴硝為末每服二錢煎茴香湯調服沉香温而行諸氣拔沉香散治氣淋多因五内鬱結不舒行陰滯於陽而致壅塞小腹脹滿尿不通大便多泄小便不利○用沉香石葦去毛滑石王不留行當歸各五錢葵子白芍各三錢甘草橘皮各一錢為細末每服二錢煎大麥湯送下尿血煮苦蕒菜根出自生經用水與酒煎服血淋煎車前子葉用車前根葉子用水煎多飲佳清泉旋汲飲髮灰用自己頭髮燒灰或他人者亦可細研清水調服或用温酒調服二錢立有効驗薄荷時煎調琥珀小便尿血用琥珀研為細末每服二錢燈心薄荷煎湯調服神効熱入小腸為赤帶茴香苦楝當歸拔萃方苦練丸治婦人帶病熱入小腸為赤熱入大腸為白皆任脉經虚邪歸也○宜苦楝碎酒炒茴香炒當歸各五錢為細末酒糊每服五十丸空心温酒送下立効

大腑變膏淋滑石金砂甘草海金砂散治膏淋○腑海金砂滑石末各一兩
甘草末一分研勻每一匙用麥門冬下燈心湯亦可自朝至夜思經義果痊
欲死之癃發明日長安王善夫病小便不通漸成中滿腹大堅硬如石壅塞之極腱脚堅脹裂
裂出黃水雙睛凸出晝夜不得眠飲食不下痛苦不
可名狀伊戚趙謙甫求治視歸從夜至旦耿耿不寐
究記素問有云無陰則陽無以生無陽則陰無以化
又云膀胱者州都之官津液臓焉氣化則能出矣此
病小便癃閉是無陰而陽氣不化凡利小便之藥
皆淡味滲泄為陽止是氣藥陽中之陰非北方寒水
陰中之陰所化者也此乃奉養大過膏粱積熱損北
方之陰腎火不足膀胱腎之室久而乾涸小便火反
逆上而為嘔噦非膈上所生也獨為關非格病也絜
古云熱在下焦填塞不便須關格之法今病者內關
外格之病悉具死在旦夕但治下焦可愈隨處以稟
壯方寒水所化大苦寒之味者黃柏知母桂為引用

丸如梧桐子大沸湯下二百丸少時來人云服藥須臾如刀刺前陰火熱之痛溺如瀑泉湧出臥具皆濕床下成流顧盼之間腫脹消散余驚喜曰大哉聖人之言豈可不徧覽而執一者也其証小便閉塞而不渴一時見燥者是也凡諸病居下焦皆不渴也二者之病一居上焦在氣分而必渴居下焦在血分而不渴血中有濕故不渴也二者之殊至易分別耳

考古驗今得論詳幸濟將危之秘

適有一富人因事繫獄得大便秘醫以大黃藥通之不行反兼小便閉澁肚腹急脹食寐俱廢診其脉虛弱不渴此因體虛傷於七情致三焦氣澁運棹不行乃氣秘耳遂與三和散一貼大小腑頓利而勿藥見古人處方之良也又一童男年十二夏得痎證熱以瘧食飲少貪余無所苦余以藿茹飲六和湯病減未甚除彼請小方脉治之用諸苦寒之劑熱愈甚數日往白余曰求其退熱而反甚然且從之若見脚浮可止藥數日脚果浮小便赤濁少時凝如脚皆曰熱甚有欲進至寶丹者余曰非熱甚也遍苦

多瀉脾傷[illegible]耳脾得瀉而虛虛則熱熱甚而至浮氣傷則小便赤澀如糊經曰若傷氣氣傷則化不化故赤濁而熱也思擇處方○用白术五錢赤茯苓五錢澤瀉五錢[illegible]苓五錢大腹皮五錢蓬术五錢神曲四錢木香一錢陳皮三錢半青皮三錢半縮砂三錢半三稜三錢半滑石二錢半甘草一錢半麥門冬去心二錢半㕮咀每服四錢水一大鍾燈心二十根煎至七分食前服未盡劑則食進熱除便清腫退治得其本矣

升坎水以沃心陽降離火而溫腎水

本經補瀉溫涼藥

補　牡蠣　石斛

瀉　海金沙　續隨子　荔枝核　葱白　紫蘇

溫　巴戟　小茴香　八角茴香　烏藥

涼　通草　茅根　黄芩　天花粉

東垣報使引本經藥

藁本　羌活行上　黄柏行下

肝臟藥性

肝迺足厥陰之經在左手關部其經起自大敦穴在足大指端終於陰包穴在膝四寸上多血少氣乙木之臟將軍之官謀慮出焉勇而能斷故曰將軍潛發未萌故謀慮出焉氣旺於春肝木春旺迺罷極之本也人之運動者皆筋之所爲肝養筋故爲罷極之本也其味酸而其色青其聲呼而其志怒洪範曰曲直作酸肝主色青呼由肝出怒由肝生內藏魂而藏血肝藏

鬼更藏血外榮爪而榮筋爪與筋皆肝所管淚出於肝淚為肝液肝熱則淚出矣候在左脇開竅於目目所以司形色目和視物分明脈在左關沉診候肝浮診候膽是肝也實則脈實兩脇痛怒而目自腫疼脇為肝候目為肝竅肝實故痛虛則脈虛七葉薄而汪汪昏淚人年老而目昏者由肝葉薄肝汁減資心火以補肝虛子能令母實當補也抑陽光而瀉本實實則瀉其子故味辛補而瀉酸味辛者補肝酸者瀉肝氣涼瀉而溫補凡氣涼者能瀉肝氣溫者能補肝羌活細辛補之宜芎藭大黃瀉之可目勝離婁君神麯而佐磁砂得効方加味磁砂圓云丹砂之畏磁石猶火之畏水今合用之砂法大入心磁法水入腎心腎各得其養則目自然明蓋目疾多因

肝胃有痰飲漬浸於肝久則昏眩神麯倍於二味用以健脾胃消痰飲極有其効用神麯四兩辰砂一兩砂石二兩醋煅淬七次右為末煉蜜丸如梧桐子大每服五十丸食前米飲日進三服常服益眼力一方加夜明砂

手開聾叟搗羊肝以丸連末

羊肝丸治肝經有熱目赤睛痛視物昏澁治目方用黃連多矣而羊肝丸尤奇異用黃連末一兩白羊子肝一具去膜同於砂盆内研令極細衆手為丸如梧桐子大每服以温水下三十丸連作五劑但是諸服目疾及障翳睛盲皆治忌猪肉冷水唐崔承元者因官治一死囚出活之囚後數年以病自致死一旦崔為内障所苦喪明逾年後半夜嘆息獨坐忽聞堦除悉卒之聲崔問為誰徐曰是昔蒙活者囚今[illegible]報恩至此遂以此方告言訖而沒崔依此合服不[illegible]月眼復明又方白羯羊肝只用子肝一片薄切新瓦上愽乾熟地黃一兩半兎絲子車前子麥門冬蕤仁決明子澤瀉地膚子去殼防風黃芩白茯苓五味子枸杞子茺蔚子杏仁大者炒細辛葶藶桂

心青箱子以上各一兩為細末煉蜜丸如梧桐子大每服三四十丸温水下日三服不拘時候○張臺卿嘗苦目赤宿京師醫者令灸肝腧遂轉不物見因得此方服之以明有一男子內障醫治無效因以餘劑遺之一夕燈下語其家曰適偶有所見如隔門縫見火者及旦視之眼中翳膜且裂如線張云此藥靈勿妄與人忽之則無驗予隘之且欲廣其傳也

氣疼兩脇君枳實芍藥參芎用枳實一兩白芍藥炒黃川芎人參各五錢為細末姜棗湯調下二錢酒亦得

痰攻雙臂施朮草橘半香苓治臂痛半夏一錢蒼朮南星陳皮茯苓各半錢甘草白朮香附子各半錢㕮咀姜煎服

右脇脹痛桂心枳殼草姜黃病右脇疼痛脹滿不食用枳殼炒桂心去皮不見火片子姜黃各半兩炙甘草三錢為末每服二錢姜棗湯調服酒亦可不拘候作㕮咀每服五錢姜棗煎服

左肋刺痛粉草川芎和枳實病左肋刺痛不可忍者枳實炒

川芎各半兩炙甘草二錢半為末每服二錢姜棗湯調服酒亦可不拘時候作㕮咀姜棗煎服亦所宜也

悲怒傷肝雙脇痛芎辛枳梗防風乾葛草姜煎病因悲哀煩惱傷肝氣至兩脇骨疼筋脉拘急腰脚重滯兩股筋急兩脇牽痛四肢不能舉漸至背膂攣急大治脇痛防風去蘆川芎細辛枳殼桔梗炒各四兩甘草二兩乾姜一兩半剉散每服四錢水一鍾半生姜三片煎至一鍾去渣空心温服渣再煎服

風寒撼木一囊疼茴香烏藥青橘良姜調酒飲肝屬木風寒傷之至囊莖抽痛俗名小腸氣痛不可忍者用烏藥擣碎酒浸一宿良姜小茴香青皮去白各一兩為末每服二錢發時熱酒調送下

疝本肝經何藥可療附子山梔力最高寒疝入腹心腹卒痛及小腸膀胱氣疙刺脾腎氣攻攣急極痛不可忍屈伸不能腹中冷重如石自汗出用山梔四兩半炒過附子一枚炮去皮臍剉散每服二錢水一盞

酒半盞煎七分入鹽一撮溫服即愈

全蝎玄胡功不小

小腸疝氣用玄胡索五錢入鹽炒過又入全蝎一錢為末每服一錢溫酒調服立效

上燥下寒梅膏搗圓歸鹿

思濟曰黑丸治精血枯竭面色黧黑耳聾目暗口乾多渴腰痛脚弱小便白濁上燥下寒不受峻補○用鹿茸酒蒸當歸去蘆酒浸各等分為細末煮烏梅膏丸如梧桐子大每服五十丸空心米飲送下

頭疼氣厥烏藥末細川芎

芎烏散治男子氣厥頭疼婦人氣盛頭疼及產後頭疼皆治之川芎天台烏藥各等分為細末每服二錢蠟茶清調食前服效

寒濕脚踏椒囊

治寒濕脚氣用川椒三斤實於踈布囊中眞火踏上跣足踏椒囊盖椒性熱加以火氣寒濕自然避去或碎檳椰熱艾各三之一竒妙

風熱膝疼煎栢朮

蒼朮散治一切風寒濕熱冷足膝痛或膝腫骨間作熱痛及腰膝臀髀大骨疼痛令人痿躄一切脚氣百用百效○用蒼朮用米泔浸一日夜鹽炒

黄蘗去粗皮酒浸一日夜炙焦剉碎每服一兩水二鍾煎至一鍾食前服日進二三服

推行動

若盤珠無使刻舟求劒

本經補瀉温凉藥

補　木瓜　阿膠　沙參　薏苡仁

胡黄蓮　草龍膽　芡實　酸棗仁

瀉　橘葉　青皮　川芎　芍藥

柴胡　前胡　青黛　款冬花

犀角　吴茱萸

温　木香　肉桂

涼　菊花　草決明　柴胡　車前子

陳皮

東垣報使引本經藥

柴胡　川芎行上　青皮行下

膽腑藥性

膽爲足少陽之經少血多氣其經起自竅陰穴循足小指次指端出爪甲岐絡間終於童子髎穴在目外眥五分甲木之腑中正之官剛正果決故官爲中正決斷出焉直而不疑故決斷出焉附肝葉在短葉間而藏汁三合喉咽門而著象多青開竅隨肝在關脉候脉與肝同位浮是脉

也病則眉傾口苦而嘔宿汁善大息恐如人捕實則脉實而精神不守半夏湯瀉之最良思濟方半夏湯治膽腑實熱精神不守瀉熱方○用半夏宿姜各三兩黃芩一兩生地黃五兩遠志茯苓各二兩秫米一升酸棗仁五兩八味㕮咀每服一兩以千里長流水一鍾煑秫米令蟹目沸量三千餘遍澄清取一鍾食前服集驗方湏虛煩悶不得眠無地黃遠志有麥門冬三兩甘草二兩人參一兩虛則脉虛而煩擾不眠溫膽湯補之却善溫膽湯治大病後虛煩不得眠此膽寒也○用半夏竹茹枳實各三兩橘皮三兩生姜三兩甘草一兩六味㕮咀每服一兩水二鍾食前服滓再煎或加人參茯神遠志尤良服陰養火全心氣茯神四倍沉香朱雀丸治心神不定恍惚不樂火不下降時復振跳常服滋陰養火全心氣用茯神二兩去皮沉香五錢爲細末煉蜜丸如小豆大

每服三十丸食後人參湯下

安鎮驚癇壯膽神鉛汞結同硃乳丸治男子婦人一切顛風狂或因驚恐怖畏所致及婦人產後血虛驚氣入心并室女經脉通行驚邪蘊結頓服此驗經效用水銀二兩硃砂一兩細研黑鉛一兩五錢乳香一兩細研將鉛入銚子内水銀結成砂子次下硃砂滴乳乘熱用柳木鎚研勻丸如鷄頭實大每服一丸空心井花水吞下病者得睡切莫驚動覺來即安再一丸可除根

膈壅咽喉腫痛每收破毒之功御藥院方

龍腦破毒散治不測急慢喉痺咽喉腫塞不通用盆硝研細四兩白殭蚕微炒去觜為末八錢甘草生末秤八錢青黛八錢馬勃末三錢蒲黃半兩腦子一錢射香一錢右同研令勻細用瓷盒子收若有病症每用藥一錢用新汲水小半盞調勻細呷嚥如是喉痺即破出血便愈如不是喉痺自然消散也若是諸般舌脹用藥半錢以指蘸藥擦在舌上下嚥津如是小兒一錢作四五服亦如前法用並不記時候

膽

虛羸臥憂驚累仗人參之力 思濟方人參散治膽虛常多畏恐不能獨臥如人捕狀頭目不利人參枳殼五味子桂心各三分栢子仁熟地黃各一兩山茱萸甘菊花茯神枸杞子各三分為細末每服二錢溫酒調服

清熟寬咽薄荷宿甘芎腦子 得效方薄荷煎治口舌生瘡痰涎壅塞咽喉腫痛用薄荷一斤取頭末二兩半川芎三錢取末二錢甘草五錢取末二錢半炒沙仁五錢取末二錢半俱另秤和勻煉蜜成劑任意不拘時嚼嚥一方去腦子加桔梗本方有腦五分

驚心怖膽人參酸棗乳辰砂 用人參一兩酸棗仁一兩辰砂半兩乳香二錢為細末煉蜜和杵丸如彈子大每服一粒薄荷湯化下許學士族弟婦緣兵恐決心製此方與之服二十粒愈新舊多傳法服之皆驗

驚神昏亂記學士之良方 驚氣丸治驚憂積氣受風邪發則牙關緊急涎潮昏塞醒則精神若癡附子南木香白殭蚕花蛇橘紅天麻麻黃各

半兩乾蝎一分紫蘇子一兩天南星洗浸薄切片姜
汁浸一夕半兩硃砂一分留少許作依為末研腦麝
少許同所極勻煉蜜杵丸如龍眼大每服一粒金銀
薄荷湯化下温酒亦可此方迺許學士家秘方也戊
申年軍中一人犯法褫首將受刀得釋神失如癡與
一粒服之而寐及覺病已失矣二東提轄張載揚其
妻因避寇失心已數年予授此方不終劑而愈又黄
山沃巡校彦其妻狂厥者踰年更十餘醫而不驗予
授此方去附子加鐵粉亦不終劑而愈鐵粉非但化
涎鎮心至如摧抑肝邪特異若多恚怒肝邪太盛鐵
粉能製服之素問云陽厥狂怒治以鐵落
飲金製木之意也此亦前人未嘗論及

風引癇生修真人之秘散

千金方紫石散治大人風引小兒驚
癇瘈瘲日數十發醫所不療紫石英
滑石白石脂凝水石赤石脂石膏各六兩甘草桂心
牡蠣各五兩大黄龍骨乾姜各四兩十二味治下篩
為粗散盛以韋囊懸於高凉處欲用取一二指撮以
新井水三升煑取一升二合大人頓服未百日兒服

一合未能者綿沾着口口熱多者進四五服以意消息累用效膽虛寒而不眠炒酸棗調煎竹葉聖惠方膽虛寒不眠寒也酸棗仁炒香用竹葉煎湯調服膽實熱而多睡生棗仁末和姜茶思濟曰膽實多睡熱也酸棗仁生用末茶姜汁調服藥生熟治尚不同且如酸棗仁炒熟便補虛寒不眠生用便瀉實熱多睡奇以哉劑多寡安容不異如心肝在上宜小其劑緩煎而呷腎肝在下宜大其劑急煎而頓服脾胃中而已輕重必操乎權衡取方圓難捨乎規矩

本經補瀉温涼藥

補　胡黃蓮　草龍膽　木通

瀉　青皮　柴胡　黃蓮

温　川芎　半夏　陳皮　生薑

涼　黃連　柴胡　竹茹

東垣報使引本經藥

柴胡　川芎行上　青皮行下

脾臟藥性

脾迺足太陰之經其經起自隱白穴在足大指端內側終於大包穴在淵液下三寸九肋間少血多氣己土之臟倉廩之官包容五穀是為倉廩之官五味出焉營養四傍故云五味出焉其華在唇四白四白謂唇四際白色肉也其氣通土四季土旺於四時也其味甘而其色黃洪範曰稼穡作甘黃者中央土

色也其聲歌而其志思（歌嘆聲也人聞樂則脾磨思所以知遠也思甚則脾自傷）内藏意而主四肢（脾藏意四肢乃脾之外候也）外合肉而統五藏（脾主肉而惡濕土為萬物之母脾土為五藏主）涎為脾液（脾熱則涎出）噦為脾病（噦謂噦噫胃虛寒所生）開竅於口（口所以司納水穀）脉在右關（沉取候脾浮取候胃）是脾也實則飲食消而肌肉滑澤虛則身體瘦而四肢不舉臍凸肢浮生之難口青唇黑死之易（脾病去極矣）病安生理宜調理戒滿意之食省爽口之味（脾論曰陰氣者靜則神藏躁則消亡飲食自倍腸胃廼傷謂食物無務於多貴在能節所以保冲和而遂頤養也若貪多務飽飫塞難消徒積暗傷以召疾患盖食物飽甚耗氣非一或食不下而上湧嘔吐以耗靈源或飲不消

如作痰咯至以耗神水大便頻數而洩耗穀氣之化生洩便滑利而濁耗源泉之浸潤至於精清冷而下漏汗淋漓而外泄莫不由食物之過傷滋味之太厚如能節滿意之食省爽口之味常不至於飽甚者即頓頓必無傷物物皆為益糟粕變化早晚洩便按時精華和疑上下津液含蓄神藏内守榮衛外固邪毒不能犯疾疢無由作故聖人立言垂教為養生之大經也

因飲食勞倦之災定溫多辛少之劑東垣云大抵治飲食勞倦所得之病乃虛勞七傷証也當用溫平甘多辛少之藥治之是其本法也○如時上見寒熱病四時也又或將理不如法或酒食過多或辛熱之食作病或寒冷之食作病或居大寒大熱之處盖其病當臨時制宜暫用大寒大熱治法而取効此從權也不可以得効之故而久用之必致難治矣

飲食審寒熱之傷湯藥兼補瀉之置凡人飲食所傷多因脾胃虛弱必當細問物之冷熱看時之寒暑而必以白术人參黃芪為君枳實青皮

陳皮神曲麥蘗縮砂草荳蔻香附子甘草蓬朮木香
半夏茯神厚朴柴胡黄芩升麻黄連大黄丁香澤瀉
隨宜品用求其適中病情而已氣別寒熱温涼用適其宜味必甘補苦瀉行當熟記脾胃雖以甘補苦瀉而難定之法務要求氣之寒熱温涼逆從互換而補瀉之如白朮健脾消食必青皮枳實人參緩土和氣須半夏橘紅柴胡除不足之熱佐之甘草升麻黄芪去有汗之火輔之芍藥川芎氣虛嘔而人參茱萸脾寒吐而丁香半夏物頓出謂吐物旋出而嘔泄瀉手足冷而不渴兮附子乾姜霍亂吐瀉而不藥兮胡椒菉豆吐瀉不能服藥用胡椒菉豆各四十九粒研碎水煎服如渴甚新汲水調服脾冷而食不磨兮參苓

草朮等陳皮再加砂豆縮砂豆蔻胃寒而飲不消兮蒼朴橘苷加豆蔻更入參苓人參茯苓香附微寒與縮砂消食化氣更妙安胎沉香少温共藿香助土調中竒消水腫破血消癥兮三稜蓬朮去瘀除疼兮蒲黃五靈茴香治霍亂轉筋共瀿木瓜烏藥辣桂主中焦氣滯相扶枳殼生姜生姜七錢枳殼二錢辣桂五錢心腹疞痛兮玄胡散入胡椒二味等分為末每二錢酒調服良薑炒同香附每一兩各炒過每二錢入鹽少許二味同炒則不効米飲調服肚實脹兮大黃滑石朴牽牛木香苓瀉秘方治實脹○用木香茯苓厚朴各一兩大黃澤瀉各一兩半滑石黑牽牛頭末各六兩為細末水

丸如梧桐子大每服五十丸姜湯下腹虛膨亨參苓朴朮橘沉砂麯糵附豆一若虛脹用巳上十味加減用之効大抵物滯氣傷補益兼行乎消導凡物滯氣傷者法當消導補益兼行如消導必青皮枳實神曲麥蘖三稜蓬朮砂仁豆蔻又以人參白朮蒼朮茯苓之屬以滋之如橘皮枳朮丸是食多胃壅推陳并貴乎和中且所傷滯之物非枳朮丸之力所能去者○安可泥於消導而不變乎故雖備急丸煮黃丸感應丸瓜蒂散推逐之物積一去急與和中少進飲食靜養待其來復大黃誠蕩滌之才巴豆果推逐之劑用宜消息行當仔細此二藥其性猛烈古人號爲將軍用之者量其輕重病去即止

御又聞天食人以五氣
王冰曰天以五氣食人者燥氣湊肝焦氣湊心
香氣湊脾腥氣湊肺腐氣湊腎也
地食人以五味
地以五味食人者酸味入肝苦味入心甘味入
脾辛味入肺鹹味入腎也
五氣入鼻藏於心肺
心榮面色藏於心肺上使五色脩潔分明音聲
彰著

五味入口藏於腸胃

五味藏於腸胃及清者爲榮濁者爲衛榮衛周

行於表裏於病何有

五氣得之而和五神因之而著氣壯神生

氣爲水母故味藏於腸胃氣養五氣五氣和化

津液方生津液與氣相副化成神氣迺能生而

宣化也

形全德備倘食飲以傷和務按法而調理

本經補瀉温凉藥

補　人參　白术　黄蓍　蓮子
芡實　山查　陳皮　白稨豆
大麥芽　滑石　甘草　山藥
白芍藥　乾葛　蒼术　半夏
大腹皮　白茯苓　升麻　柴胡
枳實
瀉　赤芍藥　枳殼　巴豆　葶藶
桑白皮　青皮
温　乾薑　生薑　木香　肉豆蔻

砂仁　川芎　益智子　吳茱萸

丁香　藿香　胡椒　川附子

良薑　紅豆　官桂

涼　黃蓮　滑石　甘草　升麻

連翹　山梔子　白芍藥

東垣報使引本經藥

升麻　白芍藥須酒浸之

胃腑藥性

胃足陽明之經多血多氣其經起自厲兌穴在足大指次指之端去甲如

韭葉終於頭維穴在額角入髮際本神旁一寸五分戊土之腑與脾臟合長一尺六大一尺五容受水穀吏號倉庫其官與脾同胃重二觔十四兩長一尺六寸大一尺五寸徑五寸受水穀三斗五升千金號倉庫吏候在口唇脉右關部與脾同位胃氣平調五臟安堵孫真人曰五臟不足宜調於胃胃調則五臟安定血脉和調精神迺居是胃也實則脉實右關脉浮診陽實也唇口乾而腹下腫疼宜瀉胃土千金瀉胃熱湯治右關脉陽實病若頭疼汗不出如溫瘧唇口乾善噦乳癰缺盆腋下腫痛此胃實熱也宜用梔子仁射干升麻茯苓各三錢芍藥四錢白朮五錢生地黃汁赤蜜各一合以前七味㕮咀分作二貼水二鍾煎至一鍾去滓入地黃汁煮一兩沸次下蜜煮三五沸食前服風則脉虛右關脉浮診虛腹痛鳴而面目虛浮藥行溫補補胃

湯治關上陽脉虛病脛寒不得卧腹痛虛鳴時寒時熱唇乾面目浮腫少氣口苦身體無澤宜用○栢子仁防風細辛桂心橘皮各四錢芎藭吴茱萸人參各六錢甘草炙二錢上九味㕮咀分作四貼每貼水二鍾煎一鍾食前服

驗實熱兮必口内壅乾瀉黄散而得效

瀉黄散治脾胃壅實口内生瘡煩悶多渴煩痛心煩唇口乾燥壅滯不食藿香七錢石膏煆宿砂仁山梔子仁甘草炙各半兩防風去蘆四兩剉碎同蜜酒炒香焙為細末每服三錢水一大盞煎至七分服不拘時候

審虛寒兮須骨節皆痛人參散而真奇

人參散補胃虛寒關上陽脉必虛病脛寒面浮身枯絶諸骨節皆痛○用人參甘草細辛各一兩半麥門冬桂心當歸各一兩七錢半乾姜二兩遠志一兩吴茱萸半兩蜀胡椒七錢半已上十味為細末每服食後温酒調服

橘皮竹茹胃熱渴而頻頻嘔噦

濟生方橘皮竹茹湯治胃熱多渴嘔噦不食○用赤

茯苓去皮 橘皮去白 枇杷葉拭去毛 麥門冬去心 青竹茹 半夏湯泡七次各一兩 人參 炙甘草各半兩 已上㕮咀每服五錢水一盞半生姜五片煎至八分去滓温服不拘時候

烏藥沉香亐胃寒痛而日日攢眉 和劑烏沉湯治一切氣除一切冷調中補五臟益精壯陽道暖腰膝去邪氣治嘔瀉痨癥癖疼痛風水毒腫冷風麻痺又主中惡心腹痛蠱毒疰忤鬼氣宿食不消天行瘴疫膀胱腎間冷氣攻衝背膂俛仰不利及婦人血氣攻擊心腹撮痛並宜服之○天台烏藥一兩沉香半兩人參三分甘草四分為細末每五分生姜三片鹽少許食前煎服或加香附烏藥宿砂陳皮半夏㕮咀姜煎或加枳殼神曲麥蘖蓬术青皮木香隨宜加入即古復方之法也

人參治翻胃之良 其方用人參二兩拍破每服一兩水一鍾半煎至四分熱服無以人參汁煑粥吃愈有人患翻胃諸方不瘥只服人參而愈若卒吐嘔逆粥飲入口即吐困弱為丸尤良

豆蔻消積氣之冷 豆蔻

辛温治胃冷吃食欲吐以白豆蔻五錢搗細末用好酒一盞温調服三二盞佳大抵胃冷所宜粥藥不停藿葉人參橘夏四味生姜煎服心脾刺痛砂仁香附烏沉四味生姜煎服胃冷生痰半夏姜煎生附子奇方用附子去皮臍半夏各五錢每服用五錢水一鍾半生姜十片煎至七分去滓空心服加木香少許尤佳中寒停水麯丸蒼朮久陳皮治中脘有宿食留飲酸蜇心痛口吐清水噯宿腐氣神曲三兩炒蒼朮米泔水浸三宿日曝乾炒陳皮各一兩為細末用生姜汁別煮神曲末為糊和丸如梧桐子大每服三五十丸不拘時姜湯送下芫花消癥癖丸共硃砂治瘧母停水結癖腹脇堅痛○芫花炒硃砂研細等分為末煉蜜丸小豆大每十丸濃棗湯下去癖須用黄蓍治消渴煎同甘草治諸虛不足胸中煩悸時常消渴或先渴而欲發瘡或病癰疽而後渴者宜服之○黄

去蘆蜜炙九錢甘草炙一錢半作一貼水二鍾棗二枚煎至一鍾不拘時食前温服

硫汞結成砂子吐逆立瘥

嚴氏青金丹治一切吐逆○用水銀八錢生硫黄一錢別研上二件入無油銚内慢火化開以柳木棍子攪炒或有烟焰以醋洒之結成砂子再研為細末用棕尖杵和為丸如菉豆大每服三十丸用生姜橘皮煎湯送下不拘時服○青囊治反胃久藥不效及小兒吐不止者好硫黄五錢細研入水銀二錢半同研無星每服三錢先取生姜汁酒一盞煎熟調藥空心服評時逐漸著酒緩調令匀服了用被蓋汗出安

參茱煎用棗姜酸咽即可

用吴茱萸八錢生姜三錢人參二錢大棗二枚㕮咀分作二貼每貼水一鍾半煎七分食前服日進三貼

霍亂轉筋肢逆冷木瓜鹽炒吴茱萸

青囊出○治霍亂吐瀉或因飲冷或胃寒或失饑或大怒或乘車船傷動胃氣令人上吐下瀉不止頭旋眼花手足轉筋四肢逆冷方用○吴茱萸五錢木瓜一錢

食鹽五錢同炒焦先用瓦瓶水三升煑百沸却入前三味同煎二升以下服之潛溪曰用枯白礬為末每服一大錢百沸湯點服

食癥酒癖脇胸疼蓬朮芫稜同醋煑治食癥酒癖血瘕氣塊時發刺痛全不思食及積滯不消心腹堅脹痰逆吐噦噫酸脇肋刺痛胸膈痞悶并脾氣横泄○京三稜蓬莪朮各四兩芫花一兩去梗葉同入磁器中用米醋五升浸泥封器口以灰火煨令乾取出京朮将芫花以餘醋炒令微焦焙乾為末醋糊丸如菉豆大每服十五丸生姜湯下婦人血分男子脾氣横泄腫滿如水桑白皮湯下

胃虛咳逆人參甘草倍陳皮用陳皮二兩人參一兩甘草二錢半每服七錢水煎服效

藿葉丁皮增半夏治胃虛中寒停痰留飲嘔吐噦逆藿香二錢半夏湯泡七次炒黃色三錢半丁香皮一錢半作一服水二鍾生姜七片煎至一鍾食前服加人參一錢半尤良

補虛降火竹茹甘草橘陳皮或加朮

枳治吐痢後胃虛膈熱而呃逆者○用橘皮三錢竹茹二錢人參二錢甘草炙黄者一錢作一服水二鍾生姜五片紅棗三枚煎一中不拘時服或加白朮炒枳殼丸良扶弱驅寒柿橘良姜丁半夏參草姜苓治吐痢及病後胃中虛寒咳逆至七八聲相連收氣不回者難治丁香柿蒂人參茯苓橘皮良姜半夏已上各一兩生姜一兩半甘草三分為末每三錢水一盞煎乘熱頓服或用此藥調蘇合香丸服亦妙當知胃為水穀之海脾為消化之器安穀則昌絕穀則亡水去榮散穀消衛亡榮散衛亡神無所居水入于經其血廼成穀入於胃脉道乃行故血不可不養衛不可不温血温衛和榮衛通行天命常存表嘉言景仰乎先哲作法度敢報乎後人

本經補瀉温涼藥

補　白朮　蓮子　芡實　山查

陳皮　白扁豆　大麥芽　神麯

滑石　黄蓍　山藥　半夏

百合　蒼朮

瀉　枳實　巴豆　消石　芒硝

大黄

温　良姜　香附　生姜　木香

肉荳蔻　白荳蔻　草豆蔻　川芎

藿香　厚朴　益智子　丁香
吳茱萸　辛夷　胡椒　香薷
涼
玉屑　玄明粉　滑石　石膏
寒水石　白朮　石斛　茅根
黃連　黃芩　乾葛　天花粉
升麻　連翹　紫參　山梔仁
松脂　竹茹　韭汁

東垣報使引本經藥

葛根　白芷　升麻行上　石膏行下

肺臟藥性

肺廼手太陰之經少血多氣此右手寸口脈名大淵者其經起自少商穴在手大拇指端內側終於中府穴在乳上三肋正問動脈應手處是也辛金之臟相傳之官位高非君故官為相傳治節出焉主行榮衛故治節由之其旺於秋肺金旺於秋為氣之本也肺諸氣之本其味辛而其色白洪範曰從革作新白者西方金色也其聲哭而其志憂哭哀聲也憂深慮也內藏魄而外養皮毛肺內藏魄肺之精氣生養皮毛上榮眉而中生液涕眉毛肺之所管涕乃肺之液哭則涕出可見又云肺熱涕出開竅於鼻鼻所以司呼吸鼻和則知香臭脈在右寸沉診候肺浮診候大腸是肺也實則脈實右手氣口沉診見實者肺

必實上熱氣粗無鼻壅瀉必辛凉凡瀉用味辛氣凉之藥如黄芩山梔子桑白皮杏仁麻黄薄荷石膏地骨皮桔梗枳殻之類虚則脉虚沉診虚細無力少氣不足息低微補須酸熱凡補肺用味酸氣温之藥如膠膏五味子茯苓宿砂芍藥天門冬麥門冬陳皮甘草肉桂鍾乳黄蓍之屬陳皮甘草下痰氣之神方用橘皮陳者去白四兩甘草炙一兩為細末湯點服治痰極有效驗世醫但知用半夏南星枳實茯苓之類何足語此王内史曰外舅莫强中服之腹痛利下物數塊神如鐵彈子臭不可聞胸中滿其疾豁然頓愈矣

麯橘姜去氣嗽之聖藥治久患病嗽用陳皮生姜同搗焙乾各二兩神曲二兩另研打糊為丸如梧桐子大食後臨卧米飲下三十丸

七情鬱結因而喘沉香烏藥參檳治七情鬱結上氣喘急○用沉香檳榔烏藥人參各濃磨水取一盞煎三五沸不拘時服

胸痞喘急徹而痛半夏瓜蔞枳梗治胸中痞胸中痛徹背喘急妨悶○用瓜蔞實別研枳殼去穰麯炒半夏湯泡七次桔梗去蘆麯炒各一兩為細末姜汁打糊為丸如梧桐子大每服五十丸食後用淡姜湯送下

鼻塞不通丸荊芥澄茄薄荷治小兒鼻塞不通大人亦可澄茄五錢薄荷三錢荊芥穗一錢半為細末煉蜜丸如芡實大每一丸噙化津嚥下如小嚼不得用薄荷湯磨化服不時大人三四丸

鼻淵不止末龍腦蒼芷辛夷治鼻流濁涕不止名曰鼻淵○用辛夷仁半兩蒼耳子炒三錢半香白芷一兩薄荷龍腦葉半錢並日乾為末每服二錢用葱茶清食後調服效

百花卻去紅痰百花膏治喘咳不已或痰有血○款冬花百合蒸焙二味等分為細末煉蜜丸如龍眼大每服一丸食後臨卧細嚼姜湯嚥下噙化尤佳若虛弱人最宜服之

二母偏除熱嗽治熱嗽辰時吃酉時可安兼治痰喘知母新瓦上焙

貝母一兩巴豆七粒同貝母炒畧熟取去巴豆不用各一兩黄蓮赤茯阿膠抑心火而清肺臟黄蓮阿膠丸治肺熱咯血亦治熱瀉血痢用黄蓮淨三兩赤茯苓二兩阿膠炒一兩將黄蓮茯苓為末水調阿膠和丸如梧桐子大每服三十丸食後米飲下黄蓮茯苓能抑心火肺得其清而嗽止柯子杏仁通草利久嗽以出喉音柯子散治久嗽語聲不出柯子去核一兩杏仁泡去皮尖一兩通草二錢為㕮咀每服四錢水一盞半煨生姜切五片煎至八分去滓食後溫服注流疼痛因痰飲半夏倍於朴硝易簡方治痰飲流注疼痛〇用大半夏二兩湯浸洗過為末風化朴硝一兩以生姜自然汁打糊丸如梧桐子大每服五丸姜湯下痛在上臨卧時服痛在下空心服癢疼癮疹為風熱苦參少於皂莢奇效良方治肺風皮膚瘙痒或生癮癬有人病遍身風熱細疹痛不可任者連胸頸臍腹及近

陰處皆然涎痰亦多夜不得睡用苦參一觔皂莢去皮弁子二觔以水一斗浸挼取濃汁濾去滓熬成膏将苦參擣為細末用皂莢膏和丸如梧桐子大每服三十丸荆芥薄荷酒下一方無荆芥薄荷唯酒調下治遍身風熱細疹痒痛亦可

哮嗽鴝鴝兜鈴蟬蛻杏除尖砒霜少入濟生方治男子婦人久患咳嗽肺氣喘而促倚息不得睡卧鴝鴝嗽亦宜服之○杏仁去皮尖炒别研将四件為末蒸棗肉為丸如葵子大每服六七丸臨睡用葱茶清放冷送下忌熱物

熱壅咽喉鷄蘇荆芥桔防風參牛甘草潛溪曰利膈湯治虛煩上盛脾肺有熱咽喉生瘡用鷄蘇葉荆芥穗防風桔梗人參牛旁子隔紙炒甘草各一兩為細末每服一錢沸湯點服如扁口瘡甚者加姜蚕用一兩國醫都君子方

消酒查輕粉硫黃去鼻痔白礬甘遂治酒查鼻及婦人鼻上黑粉刺者用生硫黃十文輕粉十文杏仁五文為細藥末用餅藥調臨

卧時塗旱則洗去消鼻痔方用瓜蒂四錢炒甘遂四錢白礬半錢枯螺殼半錢炒草烏尖半錢炒為細末用真麻油搜令硬得些子不可爛旋丸如鼻孔大用藥入鼻內令達痔肉上其痔化為水肉皆爛下每日一次用妙不可言

白砒石性情實重入豆豉偏治喘吻紫金丹治吻喘○及痰喘不得安卧信石一錢半研淡豉一兩水潤去皮研成膏共研和丸如菉豆大每服七丸或十丸臨睡用冷茶清送下只一服二服後不可喫一應物湯水之類今以信八分豉一兩每服二十丸一法二件成膏搽捥內艾薰入生珠末丸昔一婦人患十年遍求醫者皆不效忽有一道人貨此藥謾贖一服是夜减半數服頓愈遂多金丐得此方予屢用以救人特為神異

百草霜氣味雖輕和海鹽却消舌腫治舌上腫硬方百草霜鹽等分研細末以井水調敷

甜葶藶良治肺癰然肺癰雖宜多桔梗湯尤妙甜葶藶隔紙炒研細末每服一二錢食後水煎服

苦

熊膽寒塗腸痔用熊膽磨以水鵞翎刷痔似華蓋而本清肺本清虛則清

象乾金而生水肺金生腎水肺主氣潛谿云氣為水母呵氣水生可知矣

本經補瀉温涼藥

補　人參　黄蓍　山藥　五味子

紫菀　酸棗仁　阿膠　麥門冬

車前子　百部根　白膠　瓜蔞仁

白茯苓

瀉　葶藶　防風　檳榔　桑白皮

枳殼　蛤蚧　通草　澤瀉

赤茯苓　琥珀　冬葵子

温

欵冬花　乾姜　生姜　白豆蔻

肉桂　木香　杏仁　蘇子

半夏　橘紅

凉

沙參　天門冬　玄參　貝母

桔梗　馬兜零　香薷　瓜蔞仁

枯黄芩　王瓜子　萊菔子　犀角

百部根　山梔子　枇杷葉　知母

人溺　石膏　青黛

東垣報使引本經藥

白芷　升麻　葱白

大腸藥性

大腸迺手陽明之經多血多氣其經起自商陽穴在手指頭內側端終於迎香穴在鼻孔傍五分斜縫中庚金之腑大腸乃肺之腑傳道之官變化出焉謂傳不潔之道變化物之形合臟而長二丈之一曲十六而廣四寸大腸乃肺之腑難經云長二丈一尺廣四寸疊十六曲千金云藏一斗二升廣六寸古回疊十二曲王水穀一斗二升重二斤十四兩候在鼻頭脉詳右寸浮取而陽實者大腸實也陽絕者無大腸脉也此腸也實則脉實傷熱而腸滿不通辛

溫可瀉千金生姜泄腸湯治大腸實熱腹脹不通口為生瘡方生姜橘皮青竹茹黃芩梔子仁白术各三錢桂心一錢茯苓芒硝各二錢生地黃一兩大棗二枚十一味㕮咀每服一兩水二鍾煎至一鍾去滓下芒硝食前服

虛則脉虛傷寒而腸鳴泄痛補必酸涼黃蓮補腸湯治大腸虛冷痢下青白腸中雷鳴相遂方黃蓮四錢茯苓川芎各三錢酸石榴皮五片地榆五錢伏龍肝搯頭大一塊六味㕮咀每服八錢水二鍾煎至一鍾食前服柤再煎

蒸黃蓮而解酒毒酒蒸黃蓮丸厚腸胃解酒毒〇用黃蓮一斤淨剉用好酒四升浸瓦器中置甑上累蒸至爛取出晒乾細末滴水為丸如梧桐子大每服五十丸食前用溫水送下

炒厚朴而止便紅厚朴煎本方治脾胃本無血緣氣虛腸薄自榮衛滲入故有〇厚朴五兩用生姜五兩搗爛二味相伴爍炒黃〇白术神曲麥蘖五味各一兩同炒黃為細末水糊丸如梧桐子大疾作空心米飲下百丸平時只服五

十丸厚朴厚腸胃麥蘖消酒食白术導水血自不作
也五痔諸下血論不及此是亦以脾胃為主也故賊
以廣其
見效
腸風妙川烏荊芥
局方烏金丸治腸風臟毒
下血不止久服令人顏色
悅力强輕健鬚髮不白用川烏炮去皮臍一兩荊芥
穗二兩為末醋麵糊丸如梧桐子大每服二十粒酒
或熱水下有疾食空時日三四次無疾每早只一服○
有郭監丞風攣搐頭眩掉不收手戰能食服此六七
服退瘥遂長服之已五十餘年年七十餘强健鬚無
白者此藥療腸風下血尤妙累有人得效見下血人
服而瘥者一歲
之內已數人矣
臟毒奇卷栢黃芪
奇效方卷栢散治
腸毒神效○卷栢
取華焙乾黃芪各一兩為細
末每服二錢空心米飲調服
痢中六神丸宜調則調
良方六神丸○治赤白痢疾○用神麴別為末留作
糊麥芽茯苓陳枳殼麥麩炒黃木香煨白痢倍之黃
蓮赤痢倍之上六味等分為細末用神麴末打糊為
丸如梧桐子大每服五十丸赤痢甘草湯下白痢乾

姜湯下赤白痢乾姜甘草湯下詳此方有黃蓮可以解暑毒清臟腑厚腸胃有木香能温脾胃逐邪氣上下痛有枳殼能寬腸胃有茯苓利水有神麯麥芽可以消滯真痢中之要藥也

滯下百中散可止則止百中散治一切痢不問赤白或一日之間一二日百行只一服便睐再二三服即愈用罌粟殼三斤去粗皮用姜自然汁淹一宿炙令姜汁盡為度淨秤為細末每服二三錢空心用米飲調下忌生冷油膩魚鮓毒物三日

潤腸通秘麻仁丸果有神效精要神功麻仁丸去殼研另極細并川大黃各三兩紙果煨人參七錢半煨當歸一兩除麻仁外為細末合和麻仁令勻煉蜜為丸如梧桐子大每服三十丸熱水任下食後令臨卧時服

行滯推堅六磨湯豈無奇效奇效良方六磨湯治氣滯腹急大便秘澁○用沉香木香檳榔烏藥枳殼大黃各等分將六味熱湯磨服以通為度

痔瘡熱痛腦麝研入蝸牛痔瘡痛腫用蝸

牛一錢片腦麝香各少許同研爛磁合盛次早取汁傅痔上痛止腫消**膽水磨敷井水**熊膽膏治痔極效用熊膽片腦各研細用井花水調以鷄羽掃痔上良驗**痢疾腹疼姜茶煎治出坡仙**姜能助陽茶能助陰二者皆能消散又且調平陰陽况於暑毒酒食毒皆能解之也不問赤白冷熱通用之老生姜切如豆許與茶葉等分用新水煎服東坡醫文潞公作效**梅蜜飲方書登父**潜谿云熱痢陳年白梅好茶蜜水各半煎服冷痢生梅汁蜜水各半煎服仍将木香生肉荳蔻為佐蜜最治痢**腸內生癰返魂湯而加減隨宜**青囊雜纂

榮衛返魂湯治肚腸內癰宜服十宣散與此方相間用之並加忍冬藤此藥最治內癰但當審其虛實或通或補補則用附子通則用大黃如不明虛實則此方亦自能通順十宣自能內補可無他變**十宣散去增適可**

榮衛返魂湯方○西江月○血氣逆於肉理故令壅結癰疽調和榮衛孰堪宜

赤芍木通何首烏白芷同枳殼茴香烏藥當歸更加國老等無疑水酒同藥濟世○上九味各等分水酒湯使隨症用之水酒相伴亦可惟流注加獨活每服四錢病在上食後服病在下食前服○其十宣散若天冷炎熱可去桂加瓜蔞子赤茯苓驗寒熱而用温凉定虛實而施補瀉十宣散○人参當歸黄芪各一錢甘草炙白芷川芎桔梗炒各一錢厚朴姜製五分防風肉桂各三分用水二鍾煎至八分不拘時温服

本經補瀉温凉藥

補　罌粟殼　牡蠣　木香　肉荳蔻

櫻櫚子　五倍子　蓮子　蓁子

訶梨勒　龍骨

瀉　桃核仁　枳殼　麻子仁　芒硝

續隨子　石斛　大黄　檳榔

旋覆花　榧實　巴豆　葱白

牽牛子

温　吴茱萸　人參　乾姜　半夏

桃花石　木香　肉桂　石蜜

凉　條實黄芩　槐花　茅根　天花粉

黄連　玄參　沙糖

東垣報使引本經藥

葛根　白芷　升麻行上　石膏行下

腎臟藥性

腎乃足少陰之經少血多氣（其經起自湧泉穴在足心陷中其終於腧府穴在胸前巨骨下璇璣傍各二寸其經左右共五十四穴）癸水之臟作强之官伎巧出焉（强於作用故男曰作强造化形容故女曰伎巧出焉）其旺於冬（腎水冬旺）封藏之本也（腎藏精故為封藏之本也）其味鹹而其色黑（洪範曰潤下作鹹黑者壯方水色也）其聲呻（呻吟也）而其志恐（恐所以懼惡也）內藏精而藏志（腎藏精與志志榮則骨髓滿貫）外榮骨（其充在骨）而榮鬚鬢（精盛則鬚鬢不白容貌不衰）其候在腰（腎敗則腰痛轉搖不便）其液為唾（唾出乎腎）開竅於耳（耳所

以聽五音都脉在左尺浮診候膀胱沉診候腎是腎也對命門一而爲二左名腎男子以藏精右命門女子以繫胞原氣之根精神之舍天錫言人之初生受胎之始於任之兆惟命門先具有命門然後生心心生血有心然後生肺肺生皮毛有脾然後有腎腎生骨髓有腎則與命門合二數備是以腎有兩枚也左者爲腎右者爲命門腎與命門所生雖有先後之異其氣亦相通矣夫命門所生自無爲有作諸神精之所舍原氣而乃繫之故男子爲藏精之處女子繫於胞囊盖精者乃五臟六腑之精若有餘則悉歸於腎腎受精氣故神生焉傳曰聚精會神者此也受病同歸於膀胱診候兩分於水火潜谿曰夫命門與腎脉同者謂其所受病同歸於膀胱一腑也其各受病也當用心辨水火之異何以別之如外證小便清利及脉沉而遲是冷氣屬腎水如小便赤澁脉沉數是其氣熱屬命門

火故所受者同所主者異夫所受者同乃命門與腎同歸膀胱一腑也所主者異調有寒熱之別一歸於寒水一歸於相火也實則脉實左尺沉診候腎右尺沉診候命門小腹脹滿而腰背急强便黄舌燥者瀉腎湯可以廣推千金瀉腎湯治腎實熱小腹脹滿四肢青黑耳聾夢腰脊離解伏水氣急用芒硝茯苓黄芩各三錢生地黄汁石菖蒲各五錢大黄切一合用水蜜器中宿漬磁石碎如雀頭各八錢玄參細辛各四錢甘草二錢十味㕮咀每服一兩以水二鍾去滓下大黄内藥汁中更煮减一分去大黄内地黄汁微煎一二沸下芒硝食前温服虛則脉虛氣寒陰痿而言音混濁脛弱脉代者蓯蓉散宜加尋討治腎氣虛寒陰痿腰脊痛身重緩弱言音混濁陽氣頓絶用蓯蓉白术巴戟天麥門冬茯苓甘草牛膝五味子杜仲各八錢車前子乾姜各五錢生乾地黄半斤十二味為細末食前酒服方

寸匕日三

腎氣不和腰脇痛散號異香有人患腰痛傴僂將半年余與炙腎腧是日不能動遂合異香散二服即行如故何效速哉

陽經鬱滯背肩疼湯名通氣通氣防風湯治肩背痛不可回顧者此手太陽寒鬱而不行以風藥散之脊痛項強腰似折項似拔者足太陽經不通○用羌活獨活各一錢半藁本防風甘草炙各一錢蔓荊子川芎各二錢作一服水二鍾煎至一鍾食遠服○如身重腰沉沉然經中有寒濕也更加酒浸漢防已一錢輕者加附子一錢重者加川烏一錢

腰疼背[illegible]八角茴香治腰重痛○用八角茴香炒為末每服二錢食前用溫酒調服

精洩末一升韭子治夢洩失精○用韭子一升炒治下節酒服方寸匕日立效

氣滯腰疼堪順氣人參順氣散治氣滿腰疼○用人參川芎桔梗白朮白芷陳皮枳殼麻黃節烏藥白姜炮甘草炙各一錢作一服水二鍾煎一鍾食前服或為細末食前甘草湯調服一

方加五加皮一錢血凝臂痛可舒經舒經湯治臂痛不能舉有人常苦左臂痛或以為飲為風為濕諸藥悉投繼以鍼灸俱不得效用此方而愈蓋是氣血凝滯經絡不行所致非風非濕腰以下食前服腰以上食後服○用片姜黃二錢如無則以嫩莪朮代之赤芍當歸海桐皮去粗皮白朮已上各一錢半羌活甘草炙各一錢作一服水二鍾生姜三片煎至一鍾去滓磨沉香汁少許食前服五味能交心腎須茯神遠志當歸山藥蓯蓉枸杞龍骨安養精神與益智茴香故紙鹿茸牛膝黃芪地黃補腎益陰加當歸而補髓二宜丸附子驅寒去濕倍人參而壯陽參附湯虎骨治骨虛酸痛治骨髓中疼○虎骨四錢芍藥一兩六錢生地黃八兩三味㕮咀以清酒一升浸曝乾復入酒中如此取酒盡為度搗酒服方寸匕月三服猪

腎濟腎弱腰虧用童子便二盞無灰酒一盞以新磁瓶貯之取全猪腰子一對在內蜜封封泥日晚時以慢火養熟至中夜止待五更初以火溫之發瓶飲酒食腰子病篤者只一月效平日瘦怯者亦可服此盖以血養血絕勝金石草木之藥也

而人身泰　乾坤立而易道行坎離交

興香散　石蓮肉去皮半錢蓬朮煨益智仁炒荆三稜炮甘草炙各三錢青皮陳皮各去白五分厚朴姜製一錢作一服水姜棗鹽一捻煎空心服

本經補瀉溫凉藥

補　知母　蓮子　芡實　覆盆子

石鍾乳　龍骨　鹿茸　虎骨

桑螵蛸　牡蠣　敗龜板　熟地黃

五味子　小草　山藥　瑣陽
枸杞子　牛膝　當歸　玄參
山茱萸　石斛　合歡　杜仲
五加皮　覆盆子

瀉　琥珀　苦茗　[illegible]　澤瀉
茯苓　但利水之藥皆是瀉水之劑故不錄備宜五臟俱有補有瀉惟腎藏有補無瀉耳臨宜酌處

温　兔絲子　破故紙　乾姜　附子
葫蘆巴　補骨脂　栢實　烏藥

肉桂　南藤　沉香

涼　黄柏　知母　竹瀝　玄參

牡丹皮　地骨皮

東垣報使引本經藥

獨活　肉桂

膀胱經藥性

膀胱乃足太陽之經多血少氣其經起自至陰穴在足少指外側去甲如韭葉終於睛明穴在目內眥名玉海而津液藏號都官而氣化出脉經云氣者升而為雨露降而作淵源膀胱者州都之官氣化則出千金號水曹掾名玉海而藏津液得

氣海之氣施化則洩便注瀉氣海之氣不及則秘隱不通內經名都官言位當孤府故名都官居下內空故藏津液重九兩二銖而廣九寸量九升九合而其器堪容俟在耳中脉居左尺與腎同位是膀胱也實則脉實左手尺中神門以後陽脉實者病脬轉不得小便苦煩滿難於俛仰藥用寒涼利竅石膏梔子[illegible]治膀胱實熱○石膏寒[illegible]八錢梔子人參茯苓知母各三錢蜜一合生地黃淡竹葉各切一合七味㕮咀每服一兩水二鍾煎一鍾去滓下蜜煑二沸食前服須利加芒硝三錢虛則脉虛左手尺中脉虛者足太陽經也腸痛引腰背難利屈伸脚中筋緊急耳鳴重聽腎虛證候補磁石五味黄芪配苓术石英杜仲治膀胱虛冷饑不欲飲食面黑如炭腰脇疼痛○用磁石

六錢黄蓍茯苓各三錢五味子杜仲白术白石英各
五錢七味㕮咀每服一兩水二鍾煎至一鍾去滓食
前服滓再煎服
大腑熱蒸腸内澁木通生地黄芩大腑丹治心經熱小
便澁及治五淋許學士治渴疾良驗生地黄二兩木通一兩黄芩一兩為細末煉蜜丸如梧桐子大每服三五十九木通湯下
小便不利莖中疼葶藶茯苓通草潛谿曰治小便不利莖中疼痛小便急痛○通草茯苓三兩葶藶二兩三味為細末[illegible]服方寸匕日三服
腎大如斗青皮荔核茴香危氏方荔核散治腎大如斗不過三劑除根○舶上茴香青皮全者荔枝核等分剉散炒黄出火毒為細末酒調二錢日進三服
胞轉如塞葵滑三般寒水石治丈夫婦人胞轉不得小便八九日者冬葵子一升滑石寒水石一升三味㕮咀以水一斗煑取伍升分三服
冷熱熨可利便難千金方冷熱熨法若大小便秘塞不

通或淋瀝澀血陰中疼痛此是熱氣所致用此法即愈其法前以冷物熨小腹幾次以熱物熨之又以冷物熨之自通將理自愈

屈伸導能和腰痛　腰腎痛導引法正東坐收手抱心一人於前據躡其兩膝一人後捧其頭徐牽令偃卧頭倒三起三卧久久便差

風熱相乘囊腫服二白散　二白散治膀胱蘊熱風濕相乘陰囊腫大小便不利○白牽牛二兩桑白皮白朮木通去節陳皮去白各半兩為細末每服二錢姜湯調空心服

虫蟻吹着陰脬散蟬退而即散　蟬退散治陰囊忽腫多生地為風或虫蟻吹着用蟬退半兩水一碗煎湯洗腫處其痛立止腫亦消再溫再洗洗後仍與五苓散加燈心煎服又方用葱園內蚯蚓糞甘草汁調塗

治病執方須達要旨苦寒平升甘辛平降　寶鑑云藥性要旨苦藥平升微寒平亦升甘辛藥平降甘寒瀉火若寒瀉濕熱若甘寒瀉血熱

高者宜抑下者

可舉潜谿云假令高者抑之非高者固當抑之以其本下而失太高故抑之而使下若本高何抑之有假令下者舉之亦本高非下固當舉也以其本高而失之太下故舉之而使高若本下何舉之有求巧必事乎公輸求聰當宗乎師曠

本經補瀉溫凉藥

補　益智子　橘核　龍骨　菖蒲

續斷　黄芩

瀉　車前子　芒硝　滑石　澤瀉

萱草根　瞿麥

溫　畢澄茄　茴香　烏藥

涼　生地黃　甘草稍　地膚子　黃栢
防風　防已　防葵
東垣報使引本經藥
藁本　羌活行上　黃栢行下
命門臟藥性包絡[illegible]
命門迺手厥陰之經多血少氣是病則手心熱也其經起於天池穴經於中衝穴傳手少陽三焦經也故曰手厥陰心包絡經流注從復走手長二尺五寸共七尺是命門也對腎一而為二左名腎男子以藏精右為命門女子以繫胞原氣

之根精神之舍○天錫言人之初生受胎之始於任之兆惟命門先具有命門然後生心心生血有心然後生肺肺生皮毛有脾然後生腎腎生骨髓有腎則與命門合二數備是以腎有兩岐也左者為腎右者為命門腎與命門所生雖有先後之異其氣下相通矣夫命門所生自無為有作諸神精之所舍原氣而乃繫之故男子為藏精之處女子繫於胞囊蓋精者乃五臟六腑之精若有餘則溢則於腎腎受精氣故神出焉傳曰聚精會神者此也受病同歸於膀胱彤候兩分於水火潛谿曰夫命門與腎脉同者謂其所受病同歸於膀胱一腑也其各受病也當用心辨水火之異何以別之如外証小便清利及脉沉而遲是以氣寒屬腎水如小便赤澁脉沉數是其氣熱屬命門火故所受者同所主者異夫

所受者同迺命門與腎同歸膀胱一腑也所主者實異謂有寒熱之別一歸於寒水一歸於相火也則脉實左尺沉診候腎右尺沉診候命門是經者配成之臟也稱號心包屬命門乃主相火司暑經云左為腎右為命門者男子以藏精女子以繫胞其氣與腎通既云氣通其脉同也較此推之五部分脉[illegible]同腎部斷焉庶不失經意耳雖曰如是學宜[illegible]變体認豈在執沉而已

本經補瀉溫涼藥

補　沉香　黃芪　肉蓯蓉　葫蘆巴

肉桂

瀉　烏藥　枳殼

溫　膃肭臍　附子　川芎　補骨脂

肉桂　沉香

凉　黃連　山梔仁　黃栢　柴胡

東垣報使引本經藥

柴胡行上　川芎　青皮行下

三焦臟藥性

三焦乃手少陽之經少血多氣其經起自關衝穴在手小指之端去爪甲角如韭葉終於耳前穴在耳前起肉當耳缺者丙火之腑千金名中清之腑決瀆之官水道出焉引道陰陽開通閉塞故官司決瀆水道出焉具無形而有用行氣血而不停潛谿曰三焦者上焦如霧中焦如漚下焦如瀆有名無形寄生胸中以應

呼吸而行血氣夫氣者上至頭而不能下而血者下至足而能上皆三焦之用擁逼鞭碎使氣血由是而貫通焉故謂無形而有用老子曰有之以為利無之以為用竅寄於耳脉在右尺是三焦也與命門脉同位虛實驗其寒熱補瀉分其臟腑實則上結於心虛[illegible]引氣於肺上實熱而瀉心陽涼膈散鷄蘇丸湯名澤瀉上[illegible]補肺氣厚朴理中湯丸號黃蓮瀉脾土去中焦之熱補胃氣濟中焦之寒下執瀉肝下寒補腎引數者為正驗在君子而擴充

凉膈散連翹山梔大黄甘草朴硝黄芩竹葉石膏薄荷蜜水煎服○理中湯乾姜甘草人參白术生姜本煎服○黄蓮丸黄蓮黄栢厚朴當歸乾姜木香地榆阿膠右為細末煉蜜為丸每服二十九○厚朴湯厚

朴枳殻高良姜檳榔朴硝大黄水煎服〇鷄蘇丸鷄蘇葉黄芪防風荆芥菊花片腦川芎生地黄桔梗甘草煉蜜爲丸每服一丸細嚼麥門冬去心煎湯下不拘時服〇澤瀉散澤瀉赤茯苓枳殻猪苓木通檳榔牽牛右爲細末每服二錢用生姜葱白煎湯調下不拘時候温服

本經補瀉温凉藥

補　黄芪　甘草　益智子

瀉　澤瀉

温

川附子

凉

石膏　地骨皮

東垣報使引本經藥

柴胡　川芎行上　青皮行下

新增藥性陰陽論

夫藥有寒熱温涼之性，酸苦辛鹹甘淡之味，升降浮沉之能，互相氣味厚薄不同，輕重不等，寒熱相雜，陰陽相混，或氣一而味殊，或味同而氣異，總而言之不可混説，分而言之各有所能。本乎天者親上，本乎地者親下，輕清成象，重濁成形，清陽發腠理，濁陰走五臟，清中清者榮養於神，濁中濁者堅強骨髓。辛甘發散為陽，酸苦涌泄為陰。氣為陽，氣厚為陽中之陽，氣薄為陽中之陰。氣薄則發泄，氣厚則發熱。味為陰，味厚為陰中之陰味薄為陰中之陽味薄則通味厚則泄升降浮沉之理胸中豁然而貫通矣人徒知藥之神者迺藥之力也殊不知乃用藥者之力也人徒知辯真偽識藥之為難殊不知分陰陽用藥之為尤難也

寒

諸藥識性此類最寒犀角解乎心熱羚羊清於肺肝澤瀉利水而通淋而補陰不足海藻散癭破氣而治疝何難聞知菊花能明目而清頭風射干療咽閉而消

癰生毋薏苡理脚氣而除風湿藕節消瘀血而止吐衄瓜蔞子下氣潤肺喘兮又且寬中車前子止瀉利水便兮尤能明目是以黃栢瘡用兜鈴嗽醫地骨皮有退熱除蒸之功薄荷葉宜消風清腫之施寬中下氣枳殼緩而枳實速也療肌解表乾葛先而柴胡次之百合治肺熱咳嗽可止梔子凉心腎鼻衄最宜玄參治結毒熱癰清利咽膈升麻清風熱腫毒發散瘡痍膩粉抑肝而斂肛門金箔鎮心而安魂魄茵陳主黃疸而利水瞿麥治熱淋之有血朴硝通大腸破血而

吐痰癖石膏墜頭疼解肌而消煩渴前胡除內外之
痰實滑石利六腑之澁結天門冬止嗽補血冷而潤
心肺麥門冬清心解煩渴而除肺熱又聞治虛煩除
噦嘔須用竹茹通秘結導瘀血必資大黃宣黃連治
冷熱痢又厚腸胃而止瀉婬羊藿療風冷痺且補陰
而助陽茅根止血與吐衄石韋通淋於小腸熟地黃
補血且療虛損生地黃宣血更醫眼瘡赤芍藥破血
而療腹痛煩熱亦解白芍藥補虛而生新血退熱尤
良若廼消腫滿逐水於牽牛除毒熱殺虫於貫仲金

鈴子治疝氣而補精血萱草根治五淋而消乳癰側
栢葉治血山崩漏之疾香附子理血氣婦人之用地
膚子利膀胱可洗皮膚之熱山豆根解毒能止咽喉
之痛白鮮皮去風治筋弱而療足頑痺旋覆花治頭
風而消痰嗽壅又況荊芥穗清頭目便血風瘡之用
瓜蔞根療黃疸毒癰消渴解痰之憂地榆療崩漏止
血止痢昆布破疝氣散癭散瘤療傷寒解虛煩淡竹
葉之功倍除結氣破瘀血牡丹皮之用同知母止嗽
而骨蒸退牡蠣澁精而虛汗收貝母清痰止咳嗽而

利心膽桔梗下氣利胸膈與咽喉黄芩止諸熱而治五淋槐花治腸風亦醫痔痢常山理痰結而除瘟瘧葶藶瀉肺喘而通水道此六十種藥性之寒又當攷圖以博其所治觀參所用其庶幾矣

熱

藥有温熱又當審詳欲温中以蓽撥用發散以生薑五味子止咳嗽且滋腎水膃肭臍療癆瘵更壯元陽原夫芎藭驅風濕補血清頭續斷治崩漏安胎益筋强脚麻黄表寒而療咳嗽韭子助陽而醫白濁川芎

破積有消痰治風之功天雄散寒有去濕助精陽之力川椒達下乾姜暖中葫蘆芭治虛冷之疝氣生卷柏破癥瘕而血通白朮消痰温胃而止吐瀉菖蒲開心氣散冷更治耳聾丁香快脾胃而止吐逆良姜止冷痛之攻冲肉蓯蓉益腎填精胡椒止胃寒之痰吐吴茱萸療心腹之冷氣石流黄暖腎冷而驅虫散腎冷助脾胃須用蓽澄茄療心疼破積聚乃用蓬莪朮縮砂止吐瀉安胎化酒食之劑附子療虛寒翻胃壯元陽之助肉豆蔻治冷瀉痢療癰止痛於乳香紅豆

蔻止吐酸消血殺虫於乾漆鹿茸主精血腰足崩漏之均補虎脛理腳膝筋骨毒風之可驅檀香定心氣藿亂之疼減鹿角壯精髓腰脊之痛除消腫益血於米醋下氣散寒於紫蘇扁豆助脾則酒有行藥破血之用射干通竅則葱有通中發散之功靈脂治崩漏理血氣之刺痛血結止血出療金瘡之傷折鹿茸壯陽以助腎當歸補虛而養血賊魚骨止漏帶下且除目翳鹿角膠治血崩能補虛羸勞絕白花蛇治癱瘓除風痒之癩瘡烏梢蛇療不仁去瘡瘍之風熱又曰

川烏藥治冷氣之攻心禹餘糧療崩腫之困厄巴豆
痢痰水能破積結獨活療諸風不論久新山茱萸治
頭暈遺精之藥白石英醫吐膿咳嗽之人厚朴温脾
胃去嘔脹清痰之用肉桂行血療心冷止汗如神鯽
魚有温胃之功代赭乃鎮肝之劑沉香能補腎定霍
亂之心痛橘皮導逆氣去嘔痰而開胃此六十種藥
性之熱宜參詳而記誦也

温

温藥總括醫家素諳木香理於氣滯半夏主於風痰

蒼朮治目盲燥脾勝濕蘿蔔消膨脹制麵尤堪況夫鍾乳補肺氣兼療腎虛青鹽治腹疼且滋腎水山藥而腰濕能治阿膠而痢嗽皆止赤石脂治精濁而止瀉無補崩中陽起石暖子宮以壯陽更醫陰痿又曰紫菀治嗽防風祛風蒼耳子透腦風止威靈仙宣風氣通細辛去頭風止嗽而療齒鼻艾葉治崩漏暖宮而醫痢紅羌活明目驅風而除筋攣白芷止崩治腫而療瘡癰乃若紅藍花通經治腹中惡血之疼劉寄奴破血療湯火金瘡之毒減風濕之疼則茵芋葉療

打傷之癥則骨碎補藿香葉辟惡風氣而定藿亂草
果仁温脾胃而止嘔吐巴戟天治陰疝白濁補腎尤
滋玄胡索理氣痛血凝調經有助欵冬花潤肺去痰
嗽以定喘白豆蔻寬膈止胃翻而助脾撫芎走經絡
之痛首烏治瘡疥之資姜黃能下氣破惡血滯防已
治消痛去風淫痺蔓荆除風主婦人陰痛之腫仙茅
益腎除元氣虛弱之衰且曰破故紙温腎補精髓與
勞傷宣木瓜入肝療脚氣并水腫杏仁調便秘上嗽
之劑茴香治疝氣腎疼之用柯子生津止嗽療滑泄

之病蓁艽攻風逐水又除肢節之腫檳榔豁痰而逐水更殺寸白虫杜仲益腎添精去腰膝重紫石英療驚悸崩中之疾橘核仁治腰疼疝氣之充金櫻子澁遺精紫蘇子下氣痰汲淡豆豉發傷寒之表大小薊除諸血之鮮益智安神主小便之頻數麻仁潤肺利六腑之燥堅黄著補虛羸而療瘡膿狗脊壯腰脚而强筋骨兎絲子補腎以明目馬藺花治疝而有益此五十種藥之温更宜參圖默記也

平

再詳藥品平和性存以硼砂而去積用龍齒以安魂
青皮快膈除膨利脾之劑芡實益精治白濁補腎之
仁木賊草去目翳而崩漏亦醫花蘂石治金瘡而血
行則上決明和肝氣而明目天麻主濕痺而驅風甘
草和諸藥而解毒蓋以性平石斛平胃氣而補腎虛
更醫脚弱商陸治腫覆盆益精琥珀安神而散血硃
砂鎮心而有靈牛膝補精強足更療脚疼龍骨止汗
燥濕更治血崩萆薢逐骨節之寒濕蒺藜治風瘡而
服疾人參潤肺寧心開脾助胃蒲黃止崩治衄消瘀

調經南星醒脾去驚風痰吐之憂三稜破積除血塊氣膨之症沒石主泄瀉之困皂角治風痰之惡病桑螵蛸療精氣之泄鴨頭血醫風腫之盛蛤蚧治勞咳牛旁子療風壅之痾全蝎主風癱酸棗仁去怔忡之病桑寄生安胎益血且主脾疼大腹子去膨下氣亦令胃和小草遠志乃有寧志之妙木通猪苓尤為利水之多蓮肉有清心醒脾之用沒藥在治瘡散血之科郁李仁宣水去浮腫茯神寧心除驚悸之痾白茯苓補虛勞多在心脾之有准赤茯苓破結氣利水

道以無過麥芽有助脾化食之功小麥有收汗養肝之力白附子去面風之遊走大腹皮治水腫之殷溢椿根白皮主瀉血桑根白皮主喘息神麯健脾溫胃五加皮堅筋骨以立行桃仁破血治腰疼栢子仁養心汗而有益安息香辟惡且止心腹之疼冬瓜仁醒脾當為飲食之資姜蚕治風喉閉百合斂肺勞而嗽痿赤子豆解熱毒瘡腫宜用枇杷葉下氣噦嘔可醫連翹排膿而消腫石南葉療脚氣之攣拘谷蘗養脾阿魏除脾氣而破積河車補血大棗和藥性而開脾

鱉甲主癥瘕又治勞瘧龜甲堅筋骨更治崩漏烏梅主便血瘧痢之用竹瀝治中風及聲音之失此六十六種平和之藥更參本草而究其詳悉也

諸經瀉火藥

黃連瀉心火　木通瀉小腸火

黃芩瀉肺火梔子佐之　黃芩瀉大腸火

柴胡瀉肝火黃連佐之　柴胡瀉膽火亦黃連佐之

白芍藥瀉脾火　石膏瀉胃火

知母瀉腎火　黃蘗瀉膀胱火　柴胡瀉三焦火

雷公泡製法

其法最精研製酒炒酒洗蜜炙蜜蒸鹽水酥醋小便製法

煎藥大法

凡人擇醫治病擇藥煎熬製度令親信恭誠至意煎藥銚器除油垢腥穢必用新淨甜水爲上量其水大小斟酌以慢火煎熬分數用紗絹濾去滓取清汁服之無不効也

潛谿曰煎藥多不如法舉世通患爲人子者宜

當慎之

服藥大法

病在心上者先食而後藥病在心下者先藥而後食病在四肢者須服藥於晝病在骨髓者須服藥於夜在中焦坤土之位宜午未之時須半饑之間服在意消息

用藥大法

凡藥根之在土中者中半已上氣脉之上行也以生苗者為根中半已下氣脉之下行也以入土者為稍

病在中焦上焦用根在下焦用稍根升稍降凡藥根有上中下人身半以上天之陽用頭在中焦者用身身半以下地之陰用稍述類象形者也

療寒以熱藥療熱以寒藥飲食不消以吐下藥鬼疰蠱毒以毒藥癰腫瘡瘤以瘡藥風濕以風濕藥各隨所宜發表不遠熱攻裏不遠寒

隨證治病藥品説

如頭痛須用川芎如不愈各加引經藥太陽川芎〇陽明白芷〇少陽柴胡〇太陰蒼术〇少陰細辛〇厥陰吴茱萸〇如頂巔痛須用藁本去

川芎○如肢節痛須用羌活去風濕亦宜用之○如腹痛須用芍藥惡寒而痛加桂心惡熱而痛加黃蘗○如心下痞須用枳實黃連○如肌熱及去痰者須用黃芩肌熱亦用黃耆○如腹脹用姜製厚朴一本有芎藥、如虛熱須用黃耆止虛汗亦用○如脇下痛往來潮熱日晡潮熱須用柴胡○如脾胃受濕沉困無力怠墮好卧去痰用白术○如破滯氣用枳殼許者用之損胸中至高之氣勿多服○如導滯血用桃仁蘇木○如補血不足須用甘草○如去痰須用半夏熱痰加黄芩風痰加南星胸中寒痰痞用陳皮白术○如腹中窄狹須用蒼术○如調氣須用木香○如補氣須用人參○如和血須用當歸凡血受病者皆用當歸也○如去下焦濕腫及痛并膀胱有火邪者必須酒洗防己草龍膽黄蘗知母○如去上焦濕及熱須用黄芩瀉肺火故也○如去中焦濕與痛熱須用黄蓮瀉心火故也○如去滯氣用青皮勿多服多服瀉人真氣　如渴者用乾葛茯苓禁半夏○如嗽者用五味子○如喘者用阿膠○如宿食不消須用

黄連枳實○如胸中煩熱須用梔子仁○如水瀉須用白术茯苓芍藥○如氣刺痛用枳殻看何部分以引經藥導使之行則可○如血刺痛用當歸詳上下用根稍○如瘡痛不可忍者用寒苦藥如黄蘗黄芩詳上下用根稍及引經藥則可○如眼痛不可忍者用黄連當歸根以酒浸煎○如小便黄者用黄蘗數者澁者或加澤瀉○如腹中實熱用大黄芒硝○如小腹痛用青皮○如莖中痛用生甘草稍○如驚悸恍惚用茯神○如飲水多致傷脾胃用白术茯苓猪

苓○如胃脘痛用草豆蔻○凡用純寒純熱藥必用甘草以緩其力寒熱相雜亦用甘草調和其性

用藥凡例説

凡解利傷風以防風為君甘草白朮為佐經云辛甘發散為陽風宜辛散防風味辛及治風通用故以為君○凡解利傷寒以甘草為君防風白朮為佐是寒宜甘發也或有別證於前隨證治病藥內選用分両以君臣論○凡眼暴發赤腫以防風黃芩為君以瀉火以黃連當歸根和血為佐兼以各經藥用之○凡

眼久病昏暗以熟地黄當歸根爲君羌活防風爲臣甘草甘菊之類爲佐○凡痢疾腹痛以芍藥甘草爲君當歸白术爲佐見血先後以三焦熱論○凡水瀉以茯苓白术爲君芍藥甘草爲佐○凡諸風以防風爲君隨治病爲佐○凡嗽以五味子爲君有痰者以半夏爲佐喘者以阿膠爲佐有熱無熱以黄芩爲佐但分兩多寡不同耳○凡小便不利黄蘗知母爲君茯苓澤瀉爲佐○凡下焦有湿草龍胆防巳爲君甘草黄柏爲佐○凡痔漏以蒼术防風爲君甘草芍藥

為佐詳別證加减○凡諸瘡以黄連當歸為君甘草黄芩為佐○凡瘧以柴胡為君隨所發時屬經分用引經藥佐之

隨時用藥例說

内經曰必先歲氣無伐天和又曰升降浮沉則順之寒熱温凉則逆之潔古曰用藥合時令如常用調理藥春加川芎夏加黄芩秋加茯苓冬加乾姜○如解肌發汗春温月用辛凉藥川芎防風柴胡荊芥紫蘇薄荷之類夏暑月用甘辛寒藥乾葛石膏甘草薄荷

升麻柴胡之類秋涼月用辛温藥羗活防風蒼术荊芥之類冬寒月用辛熱藥麻黄桂枝乾姜附子之類若病與時違不拘此例○如法濕暑月温病熱病疫癘病不可用辛温熱藥宜清涼辛甘苦寒之藥升麻柴胡乾葛薄荷石膏黄芩黄連甘草芍藥之類○如治咳嗽春多上升之氣用川芎芍藥半夏黄芩之類夏多火炎逼肺用黄芩山梔桑白皮石膏知母之類秋多濕熱傷肺用蒼术桑白皮黄芩防風之類冬多風寒外來用麻黄桂枝半夏乾姜防風羗活之類若

病與時違不拘此例○如治泄瀉冬寒月用辛苦温藥乾姜縮砂陳皮厚朴之類夏暑月暴註水泄用苦寒酸寒藥黃蓮山梔茵陳芷藥之類若病與時違不拘此例○如傷冷食腹痛或霍亂吐瀉雖夏暑月可用辛熱溫中藥乾姜附子縮砂厚朴之類○如感風寒肌表寒慄或發熱面赤雖夏暑月可用辛溫解表藥生乾姜麻黃桂枝羌活防風之類○如酒客病或素有熱症人雖在寒冷月可用清凉寒苦藥黃芩黃蓮乾葛之類

隨證治氣藥論說

治氣用氣藥枳殼利肺氣多服損胸中至高之氣青皮瀉肝氣多服損真氣木香行中下焦氣香附快滯氣陳皮泄逆氣紫蘇散表氣厚朴瀉衛氣檳榔瀉至高之氣藿香之馨香上行胃氣沉香升降真氣腦麝散真氣若此之類氣實所宜其中有行散者有損泄者其過劑乎用之能治氣之標而不能制氣之本〇調氣用木香味辛氣能上升如氣鬱而不達固宜用之若陰火衝上而用之則反助火邪矣故必用黃栢

知母而少用木香佐之○丹溪云氣屬陽妄動則爲火凡氣有餘皆屬火不足則爲氣火炎上氣變爲火則上升矣故上升之氣皆屬火又鬱則生火故凡氣鬱皆屬火凡治氣鬱氣升有餘之證當用降火藥乃是制其本也故云凡治上升之氣須用川芎香附山梔黄蓮黄芩等藥爲方治氣率用香辛燥熱走散之藥暫時快利殊不知氣有餘屬火而香辛燥熱之藥亦屬火以火濟火病根愈深真氣耗散陰血乾枯而去死不遠矣

隨證治血藥論說

治血用血藥四物湯之類是也請陳其氣味專司之要川芎血中之氣藥也通肝經性味辛散能行血滯於氣也地黃血中血藥也通腎經性味甘寒能生真陰之虛也當歸分三治血中主藥也通肝經性味辛溫能活血各歸其經也芍藥陰分藥也通脾經性味酸寒能和血治血虛腹痛也若求陰藥之屬必於此而取則焉若治者隨經損益摘其一二之所宜為主治可也此特論血病而求血藥之屬耳若氣虛血弱又

當効長沙血虛以人參補之陽旺則生陰血也若四物者獨能主血分受傷為氣不虛也輔佐之屬若桃仁紅花蘇木血竭牡丹皮者血滯所宜蒲黃阿膠地榆百草霜棕櫚灰者血崩所宜乳香沒藥五靈脂凌霄者血痛所宜蓯蓉瑣陽牛膝枸杞子益母草夏枯草敗龜板者血虛所宜乳酪血液之物血燥所宜乾姜肉桂血寒所宜生地黃苦參血熱所宜此特取其證治大畧耳餘宜觸類而長之也

隨證治火藥論說

君火者心火也可以濕伏可以水滅可以直折惟黃連之屬可以制之相火者龍火也不可以水濕折之當從其性[illegible]伏之惟黃栢之屬可以降之噫瀉火之法豈止如[illegible]虛實多端不可不察以藏氣司之如黃連瀉心火[illegible]黃芩瀉肺火芍藥瀉脾火石膏瀉胃火柴胡瀉肝火[illegible]知母瀉腎火此皆苦寒之味能瀉有餘之[illegible]炎[illegible]倦內傷元氣火不兩立爲陽虛之病以[illegible]之如黃耆人參甘草之屬若陰微陽強相火熾盛[illegible]乘陰位爲血虛之病以甘寒之劑降之

如當歸也[illegible]之屬若心火亢極鬱熱內實為陽强之
[illegible]劑折之如大黃朴硝之屬若腎水受傷
[illegible]根之火為陰虛之病以壯水之劑制之
[illegible]玄參之屬若有腎命門火衰為陽脫之病
[illegible]熱之劑濟之如附子乾姜之屬若胃虛過食冷
物抑遏陽[illegible]於脾土為火鬱之病以升散之劑發之
如升麻乾葛柴胡防風之屬不明諸此類而求火之
為病施治何所據依故於諸經集畧其說以備處方
之用庶免實實虛虛之禍也

丸散說

藥性有宜丸者宜散者宜水煑者宜酒漬者宜膏煎者亦有一物兼宜者亦有不可入湯酒者並隨藥性

〇湯者盪也去大病用之散者散也去急病用之圓[illegible][illegible]不能速去之舒緩而治之也

凡詳考仲景論剉如麻豆大者即如㕮咀也古者無鐵刃以口咬細令如麻豆為之使藥水清飲於腹中則易升易散今人以[illegible]器剉如麻豆大此㕮咀之易成也㕮咀

之藥[illegible]汁易行經絡若治至高之病加酒煎去[illegible]補元氣發散風寒以葱白去膈上痰[illegible]結以生姜汁○細末者不循經絡止[illegible]及臟腑之積氣味厚者白湯調氣味薄[illegible]之和[illegible]服○丸藥去下部之疾者極大而光且[illegible]治中焦者次之治上焦者極小麵糊取其遲[illegible]直至下焦或酒取其散或醋取其收犯半夏南星欲去濕者以生姜汁稀糊為丸取其易化也水浸宿炊餅又易化滴水丸尤易化煉

蜜丸者取其遲化而氣循經絡也蠟丸者取其難化而旋旋取効也業醫之士務宜留心丸散精製不宜粗糙生熟得宜藥之有効資全人壽體天地生物之仁其可不盡心乎

退云 從未載方書所以人不曉用光特録出之

多少先用頭燒酒浸一宿次日取出

不冰三錢同研一處入黑油礶中上

口以石膏末子即無名異先用火煆

末用醋調成膏子加煆過白塩二三

□為末□攪極勻將丸盞用粗鐵綿札之用前膏
縫一層不可多却用火在盞中炙乾漸漸
添以平盞口為度入神仙爐中漸漸發
用水搽不可打動燒炷半線香為度慢慢
□磚又不可震動聽其冷定輕輕取下去鐵
線盞底□礶口輕輕掃下其礶底下黑砂不用只
用掃升□沾此法極妙
神仙爐用磚塊間花閣起中用三釘各開四指地是
足三方□地中長八指四指入地上留四指高

[illegible]圍四指團團疊起平礶盞下為

度漸下發火燒之

彭用凡曰凡升陽起石必先學習砌神仙爐法

三五方可著礶發火就用燒線香炷半為則

斤宗美矣

法凡用於種子方中必如此法方有益否則成淋慎之

頭粗厚并尾大者不用色黑及經大

在地上收者曾經藥物制者並不得

明薄而有光潤者似鵞翎筒子為上有

凡脩事法以五香煑過伏時然後漉出
紫貝天葵汁漬再煑一伏時凡八兩
零陵香藿香甘松白茅香等各一兩
炙一度第二度用甘草等二味各三兩再
出拭乾緩火焙之然後入臼杵如粉篩過
令有力少壯者三兩人不住手研三日
乃後用水飛澄了以絹籠之於日中晒令
研三萬遍然後以磁罐合子收貯用

卿相貴人與大富者方能
延年益壽美顏色斯爲有
至貴之物且不能柰煩如此稍
偏有見也大抵金石之藥宜少服
竅不精恐生淋病與瘡癰難療惟
王道平和之劑可服取効

之四終

五

試效要方并論卷之五

廬陵彭用光撰

養真論

用光詳觀古人治未病不治已病所以為上工也竊謂自有醫書以來皆首編中風之門而為治已病似此則殊失古先聖賢之旨矣且内經有曰飲食男女之大慾人當順時節攝勿使過焉何疢疾之有此黄帝岐伯荅問保合天和迺治未病之要也人多昧之而謂見肝之病則實其脾土之虚亦已病矣今用光

不揣愚昧擴前聖之心特出養真一門為攝調固本於未病迺不藥之藥也貫諸醫家之首庶乎為醫書之全備更衍四字為二篇所謂飲食者即内經云陰之所生本在五味陰之五宫傷在五味若五味口嗜而飲食之必自裁制勿使過為過則傷其正也謹和五味骨正筋柔氣血以流腠理以密如是則骨氣以精謹道如法長有天命此東垣法枳术丸也所謂男女者即内經所謂無陽則陰無以生無陰則陽無以化此天地自然之妙用人道之大本但此為愛河欲

海上智之士對景忘情形雖交而精不揺氣雖感而神不動以逸待勞以靜待譁以色為空以無為有奪得至寶能增壽源世降以來民生多溺而樂與樂取況其情慾無涯此難成易虧之陰精若何而可以供給耶此丹溪補陰丸所以由作也今與居家論保調論寇氏論詳于左若夫太素運脉古未有出今亦併入脉經於諸證論之前使醫者知太素運脉與病脉之不同而無悞其於藥性本草運氣并試效之方謹附錄于脉訣藥性之後以便採用寇氏曰人之未聞

道者放逸其心迷於生樂以精神狥智巧以憂畏狥
得失以勞苦狥禮節以身世狥財利四狥不置心爲
之疾矣極力勞形躁暴氣逆當風縱酒食嗜辛鹹肝
爲之病矣飲食生冷溫涼失度久坐久卧大飽大饑
脾爲之病矣呼叫過常辯爭倍荅冒犯寒暄恣食鹹
苦肺爲之病矣久坐溫地强力入水縱慾房勞三田
漏溢腎爲之病矣五病既作故未老而羸未羸而病
病至則重重則必斃嗚呼是皆弗思妄行而自取之
也衛生之士能慎此五者更悟飲食男女四字論可

以終身無病矣經曰不治已病治未病其此之謂歟

居家論

彭用光曰左傳云土厚水深居之不疾淮南子云堅土人剛弱土人肥壚土人大沙土人細息土人美耗土人醜山氣多男澤氣多女水氣多瘖風氣多聾林氣多癃木氣多傴濕氣多腫石氣多力陰氣多癭暑氣多夭寒氣多壽谷氣多痹丘氣多狂野氣多仁陵氣多貪輕土人利重土人遲清水音小濁水音大湍水人輕遲水人重中土多聖黃帝問云天不足西北

左寒而右凉地不滿東南右熱而左温其故何也岐伯曰東南陽也其精降於下西北陰也其精奉於上是以地有高下氣有温凉高者氣寒下者氣熱帝曰其於壽夭何如岐伯曰陰精所奉其人壽陽精所降其人夭帝曰一州之氣生化壽夭不同其故何也岐伯曰高下之理地勢使然也崇高則陰氣治之汙下則陽氣治之高者其氣壽下者其氣夭由是觀之人之壽夭美惡由於水土之氣如此善養生者擇地而居此為至要或曰古者巢居穴處而人多壽何也曰

古人淳朴寡於嗜慾此實壽本况巢居則高迥而多寒穴處則固密而無風濕之患豈不得壽今之居處當何如曰由水深土厚陰精所奉之說觀之居處高聳於生迺宜曰生之所寓人有定區高山峻土惡乎能齊曰有山阜則就山阜臨平漫則起樓臺廡乎日襲陰氣而不爲陽洩矣古謂仙人好樓居得非以是乎抑雖然坐卧之處必須固密若值細隙之風其毒中人尤甚久之或半身不遂或角弓反張或言語蹇濫盖身既中風鬼邪易入衆病總集遂致夭其天年

爾是故洼下之地不可處慎其濕也踈漏之地不可處慎其風也久閉之室不可處慎其土氣之惡也幽冥之壑不可處慎其陰鬱之毒也潛溪曰四者皆能病人凡人居處固宜避之而養生之士尤不可不知也

保調論

彭用光嘗得之聞人曰夫養生者卧起有四時之早晚飲食有至和之常制調利關節有導引之方流行營衛有吐納之術忍喜怒以養陰陽之氣節嗜慾以

固真元之精保形延命可謂備矣使禁忌之理知有未周雖云小節之常亦為大道之累故事有侵性不可不慎者古語云一日之忌暮無飽食一月之忌暮無大醉一歲之忌暮無遠行終身之忌暮常護氣盖謂暮迺偃息之時人若飽食則腹中空虛之地少而氣之居内以養形者寡癖瘕壅滯之患作矣故暮當忌飽食謂之一日盖日日慎之也酒毒酷悍飲至大醉則毒氣必壞真氣況暮醉而卧氣溢形止腸胃由之腐爛經絡以之横解一時不覺久迺成疾雖少壯

之人不可使一月之内有此一醉也况中年以往之人乎暮而遠行不惟有外觸之虞山川嵐霧夜陰鬱蒸冒之亦能損人真氣故皆宜忌之以上三者不行則真氣常保無失是終身能獲真氣矣又久視傷血久卧傷氣久立傷骨久行傷筋久坐傷肉大抵人之形氣時動時静其機運而不滯久於動静未免有傷也睡不厭踧覺不厭舒踧者曲膝卷腹以左右肋側卧脩養家所謂獅子眠是也如此則氣海深滿丹田常煖腎水易生益人弘多舒體而卧則氣直而寡畜

神散而不潜故卧惟覺時可舒體耳凡人覺大小便即行勿忍之忍小便則膝冷成痺忍大便則成氣痔小便勿努努久令人兩膝冷痛大便勿努努久令人腰痛目昏氣逆急故也並宜任其自然凡人太勞則力乏絶太饑則臟腑脉絡有竭太飽則腠理氣溢太渴則經脉蹶亂太醉則精神散越太熱則陰氣解脱太寒則血脉凝結並能致疾凡心有愛不用深愛凡心有憎不用深憎凡喜至而心不蕩凡怒過而情不留並能養神益壽學道之功至此迺至人對景忘情

之妙聖人養心定性之學修養之術不足以盡之也
凡夜非調氣之時常習閉口而睡爲佳口開即失真
氣且邪從口入更牙齒爲出入之氣所觸後必病齒
凡睡而張口者牙齒無不早落可以驗之濕衣及汗
衣切不可久著能傷人心肺之系及發瘡瘍十步直
墻下勿得順卧風峻利能令人發顛及體重凡大汗
及新浴出勿赤體勿即脫衣當風風入腠理則成半
身不遂夜卧當耳處勿令有孔隙令人風吹耳聾頭
頂亦如之夜卧勿覆其頭得長壽以常有天地之清

氣入腹中也潛谿曰古之善攝生者居常少思慮忍嗜慾平喜怒寡憂樂澹好惡世之美麗貴重物事舉不足以入其心由是志意舒暢形體安和血氣順利度百歲而長生矣

飲食論

人知飲食所以養生不知飲食失調亦以害生故能消息使適其宜是謂賢哲防於未病凡以飲食無論四時常欲温煖夏月伏陰在内煖食尤宜不欲苦飽飽則筋脉横解腸澼為痔因而大飲則氣迺暴逆養

生之道不欲食後便卧及終日穩坐皆能凝結氣血久即損壽食後常以手摩腹數百遍仰面呵氣數百口趦趄緩行數百步謂之消食食後便卧令人患肺氣頭風中痞之疾盖榮衛不通氣血凝滯故爾故食訖當行步躊躇有作脩爲迺佳語曰流水不腐户樞不蠹以其動然也食飽不得速步走馬登高涉險恐氣滿而激致傷臟腑不欲夜食脾好音聲聞聲即動而磨食日入之後萬響都絶脾迺不磨食之即不易消不消即損胃損胃即翻即不受谷氣谷氣不受即

多吐多吐即為翻胃之疾矣食欲少而数不欲頓而多常欲令飽中饑饑中飽為善爾食熱物後不宜再食冷物食冷物後不宜再食熱物冷熱相激必患牙齒疼痛凡果不食禽獸自死及生鮓煿煎之肉與夫油膩難消粉粥冷淘之物皆能生痰生瘡瘍生癥癖並不宜食五味入口不欲偏多多則隨其臟腑各有所損故醎多傷心甘多傷腎辛多傷肝苦多傷肺酸多傷脾内經曰多食醎則脉凝澁而變色多食苦則皮槁毛拔多食辛則筋急而爪枯多食酸則肉胝皺

而唇揭多食甘則骨肉痛而髮落偏之爲害如此故上士淡泊其次中和此飲食之大節也酒飲少則益人過多則損人氣暢而止可也飲少則能引滯氣導藥力潤肌膚益顏色通榮衛辟穢惡過多而醉則肝浮胆橫諸脉衝激由之敗腎毀筋腐骨消胃久之神散魄溟不能飲食獨與酒宜去死無日矣飽食之後尤宜忌之飲覺過多吐之爲妙飲酒後不可飲冷水冷茶被酒飲入腎中停爲冷毒多久必然腰漆沉重膀胱冷痛水腫消渴攣躄之疾作矣酒後不得風中

坐卧袒肉操扇此當毛孔盡開風邪易入感之令人四肢不遂不欲極饑而食食不可過飽不欲極渴而飲飲不可過多食過多則結積飲過多則成痰癖故曰大渴不大飲大饑不大食恐血氣失常卒然不救也荒年饑莩飽食即死是驗也嗟呼善養生者養內不善養生者養外養內者安恬臟腑調順血脈使一身之氣流行中和百病不作養外者恣口腹之欲極滋味之美窮飲食之藥雖肌體充腴容色悅澤而酷烈之氣內蝕臟腑形神虛矣安能保合太和以臻遐

齡莊子曰人之可畏者衽席飲食之間而不知為之戒過也其此之謂乎

飲食脾胃

脾胃脉法

太素曰脾來緩大更寬和官高一品又曰脾宫緩大爵祿定主悠長

脉經曰脾宫阿阿緩若春楊柳此是脾家無病之脉也

方法○内經以脾土旺能生萬物

○枳术丸　此東垣前賢以胃氣之法地

枳實一兩去穰麩炒　白术二兩陳壁上土炒過去土

右為末荷葉濃煎汁煮米粉糊為丸用白湯下七十丸不拘時

加山查肉神麯黄芩黄蓮蒼术各一兩製過宜仕宦不服水土者用

加陳皮半夏南星化痰用如後製過

加黄蓮黄芩當歸地骨皮酒炒大黄各五錢○有熱者用

男女論

天地氤氲萬物化醇男女媾精萬物化生此造化之

本源性命之根本也故人之大欲亦莫切於此嗜而不知禁則侵尅年齡蚕食精魄闇然弗覺而元神真氣去矣豈不可哀惟知道之士禁其太甚不至杜絕雖美色在前不過悅目暢志而已決不肯恣其情慾以伐性命或問抱朴子曰傷生者豈非色慾之間乎抱朴子曰然長生之要其在房中上士知之可以延年祛病其次不以自伐下愚縱慾損壽而已是以古人於此恒有節度二十以前二日復二十以後三日復三十以後十日復四十以後月復五十以後三月

復六十以後七月復又曰六十閉戶盖時加撙節保惜真元以為身之主命不然雖勤於吐納道引藥餌之術而根本不固亦終無益內經曰能知七損八益（七者女子之血 八者男子之精）則血氣精氣二者可調不知用此則早衰之漸也故年四十而陰氣自半起居衰矣年五十體重耳目不聰明矣年六十陰痿氣血大衰九竅不利下虛上實涕泣俱出故曰知之則强不知則老智者有餘自信而先行故有餘愚者不足察行而後學故不足有餘則耳目聰明身體輕强老者益壯壯

者益治盖謂男精女血若能使之有餘則形氣不衰而壽命可保矣不然竅漏無度中乾以死非精離人人自離精也可不戒哉養生之士忌其人者有九或年高大或唇薄鼻大或齒踈髮黄或痼疾或情性不和沙苗强硬或聲雄或肉澁肢體不膏或性悍妬忌皆能損人並不宜犯之忌其時者十有一醉酒飽食遠行疲乏喜怒未定女人月潮衝冒寒暑疾患未平小便訖新沐浴後犯畢出行無情强爲皆能使人神氣昏潰心力不足四體虛羸腎臟怯弱六情不均萬

病迺作特宜慎之至於天地晦冥日月薄蝕疾風甚雨雷電震怒此陰陽大變六氣失常之時犯之不惟致疾且褻汙神明倘成子女形必不周雖生而不育矣嗟乎幃箔之情易綰而難斷不可不以智慧決也佛書曰諸苦所因貪慾爲本貪慾不滅苦亦不滅善不滅則生滅養生者豈可不以智慧決哉

男女腎經

腎經脉法

太素曰北方之脉本滑沉指下來兼潤帶深此是

世間長壽客名題金榜位公卿又曰保合天元壽

基穩壯

太素曰女人尺部常洪靜嗣衍繁昌福德高又曰

女人得此有封章肺中沉靜獲貞良

脉經曰腎沉滑得此方之體按之至骨應如珠分

明者天元之氣足多孕嗣

方法

〇丹溪以陽常有餘陰常不足宜常補其陰使陰

與陽齊則水升火降人以腎氣為本

○補陰丸　滋培腎水此朱彥脩前賢之法天

黃栢去皮酒炒　知母去毛酒炒　敗龜板去裙襴酥炙各二兩淨　熟地黃酒蒸九次五兩　瑣陽酥炙　甘州枸杞子去梗二兩　乾姜炒紫色三錢冬月加至五錢　五味子去梗一兩　白芍藥酒炒　天門冬去心皮各一兩　如腎虛加覆盆子　兎絲子酒炒各二兩

右為末煉蜜為丸如梧桐子大每服八九十丸炒過鹽淡湯空心下冬天溫酒不飲酒米湯亦佳

理脾加白术三兩　陳皮一兩　乾姜三錢

益精加牡蠣童便煅淬　山茱萸去核　白术各一兩

壯煖腰膝加虎脛骨酥炙透　防己酒洗　牛膝去蘆各一兩

戒攻補

愚嘗按心鑑有曰戒病者喜補戒醫者怕攻

察病必須明表裏　更詳虛實在初分

惡攻喜補人皆信　誰識攻中有補存

彭用光按張子和曰人身不過表裏血氣不過虛實此言其大畧爾惟庸工之治病純補其虛不敢治其實舉世皆曰平穩誤人不見其迹渠亦不自省其過雖終老而不悔且曰吾用補藥也何罪焉人亦曰彼

以補藥補我彼何罪焉雖死亦不知覺此庸工誤人最深夫補者人所喜攻者人所惡醫者以其逆病人之心而不見用不若順病人之心而獲利也豈復計病者之死生乎夫醫有賢愚人多謬誤以賢爲非以愚爲是不明標本妄投藥餌自取危困徒切感慨所謂攻者萬病先須發散外邪表之義也外邪既去而元氣自復即攻中有補在焉裏之義也然察其表裏虛實尤在臨機權變毋執一定之規矣丹溪曰針灸治病能鑿竅疎風膏肓穴起死回生倉卒救人知此

爲醫其庶幾乎

延年益壽士大夫日用

補天大造丸

此方專滋養元氣延年益壽壯陽光温坎水降離火爲天地交泰若虛勞之人房室過度五心煩熱服之神效養生君子過四十以來服之接補以濟期頤地仙務必依法製

紫河車一具◯此迺混沌皮也取首男胎者佳如無得壯盛婦者亦好先用新鮮米泔水濾去米滓將

河車浸輕輕擺開換洗米泔五次不動筋膜此過初結之真氣也只洗净有草屑輕手取去将竹器全盛長流水中浸一刻以取生氣提回以瓦小盆全盛於木甑内蒸自卯時蒸起至申酉時止用文武火緩緩蒸之極熟如糊取出先傾自然汁在藥末内略和勻此天元正氣汁也河車放石臼内木椎擂一千下如糊樣通将前藥汁末同和勻搗千餘杵集衆手為丸此全天元真氣以人補人最妙世所少知醫用火焙酒煮及去筋膜又入龜板大

悮故特出之

厚黄栢去皮酒炒一兩　杜仲去粗皮酥炙斷絲一兩半　牛膝酒洗去蘆一兩半　當歸身酒洗一兩　熟地黄酒蒸十九次忌鉄二兩　天門冬去心皮一兩五錢　生地黄酒浸透搯斷忌鉄一兩五錢　麥門冬去心一兩五錢已上熟生地黄天麥門冬四味若臨搗膏亦可此則不用蜜也　陳皮去白炒過七錢半

白术去蘆炒一兩　五味子去梗一兩　小茴香炒一兩　枸杞子去梗一兩　乾姜炮二錢　側栢葉採東嫩枝隔紙焙乾二兩

如有骨熱加地骨皮去木　知母去毛酒炒　牡丹皮去木

如血虛加當歸地黄倍之

如氣虛加人參黄芪蜜炙各一兩
如腎虛加覆盆子炒小茴香炒巴戟去木山茱萸去核各一兩半此味要净肉
如腰脚疼痛加蒼术鹽水炒萆薢酒洗瑣陽酒洗酥炙續斷酒洗各一兩半
如婦人去黄栢加川芎香附子實黄芩俱酒炒各一兩
右為細末用上蒸熟河車汁并河車同搗為丸如上法服之最效
凡藥末必秤淨及忌鐵器俱用石臼杵舂或石磨

磨之不散耗且遠鐵器若河車肥大量加此藥末如乾畧用蜜每日空心米湯下一百丸有病者一日服二次冬寒酒下

○八仙早朝糕　主理脾胃或泄瀉不止者服之有神效

枳實去穰炒二兩　白朮去蘆陳壁土炒過去土四兩　白茯苓去皮二兩　陳皮去白炒二兩　山藥去紅皮四兩　蓮肉去心皮二兩　山查肉去核三兩　人參去蘆一兩如氣甚人用宿砂仁一兩代之　八味為末用白米五升半糯米一升半共七升打粉用蜜三斤

如無蜜片糖四斤代之亦理脾入藥末和勻如做糕法先畫籠中小塊蒸熟取出火烘乾瓦罐封收時取三五片食之以白湯嗽口

○竹瀝枳朮丸　化痰清火建脾

枳實去穰炒一兩　白朮去蘆陳壁土炒過去土二兩　小黃芩酒炒一兩　陳皮去白炒一兩　半夏南星二味白礬皂角生姜三味打碎同水煑半日切開南星內無白點為度各一兩　黃蓮姜汁炒五錢　當歸酒洗五錢　蒼朮米泔浸去皮鹽水炒一兩　山查肉去核蒸過一兩　白芥子炒如無以紫芥子炒代之亦可一兩　白茯苓去皮一兩

右爲細末以神曲六兩打粉取姜汁一盞竹瀝一椀煑爲糊丸如梧桐子大每日食遠白湯送下一百丸痰用姜湯下　用光製此丸亦能却瘴

○八味地黃丸　滋補之功甚奇人勿輕視之

山茱萸酒浸去核取淨肉八錢　山藥蒸四錢　牡丹皮去木皮二錢　澤瀉二錢去毛小便多以益智仁代　白茯神去皮木四錢　五味子去梗五錢　麥門冬去心五錢　熟地黃酒蒸八錢

右爲細末煉蜜爲丸每日空心白湯下七十丸冬天酒下亦宜

○清氣化痰丸　常用，養神

條芩酒炒二兩　橘紅去白炒五兩　白朮去蘆炒二兩五錢　湖蓮肉去心一兩　知母去毛蜜蒸二兩　貝母去心二兩　山查肉一兩　當歸五錢

白茯苓去皮木二兩　石菖蒲去毛二兩　瓜蔞仁去殼炒一兩五錢

梔子仁去殼炒五錢　硇砂炒五錢　黃蓮姜汁炒一兩　黃栢酒炒一兩

右為末用姜湯煑神曲粉糊為丸食遠白湯下百丸

○七寶美髯丹

赤白何首烏各一斤　牛膝去蘆八兩　○何首烏先用米泔水浸一月夜

以竹刀刮去粗皮切作大片用黑豆鋪甑中一層何首烏擺一層再用豆一層牛膝一層又黑豆一層依此鋪淨向上加豆蓋面以豆熟為度取出去豆晒乾次日如前用新生豆再蒸如法蒸七次晒七次只用首烏牛膝

破故紙半斤酒浸一宿東流水洗過用黑芝麻同炒聲盡為度去麻

枸杞子半斤去梗微炒

兔絲子半斤酒浸一宿洗去沙土晒乾炒

赤茯苓半斤用黑牛乳汁浸透再蒸同黑豆如上法蒸

白茯苓半斤用人乳汁拌浸透再蒸用黑豆如上法俱蒸去豆皆不用豆

當歸身半斤淨身去頭尾酒洗過

右為細末煉蜜為丸如圓眼大每空心嚼二三丸溫酒送下或米湯白湯鹽湯皆可大能補益烏鬚

髮生子而延年益壽無子者多服尤妙

○天門冬膏方　此膏服之滋陰降火克旺元氣血虛有熱用之潤燥

每料用十斤或五斤先用温水洗淨揀過再用半温水浸一時即去水只待軟透至骨去皮心却將搗碎了每斤先入水五碗共約算水同煑一半乾却傾出濾去楂再搗每斤水四碗又約水多少同煑乾一大半再用粗夏布濾過𥗽出粗内汁後此楂不用却將前汁同和一處文武火熬至滴水不散如膏似糊樣去火取出以磁

確收記固封每日用白滾湯調服二三次冬月酒調亦佳潛溪曰昔有人單服此膏生三十二子以其清中有補滋化源也

○延年益壽不老丹

生地黃三兩酒浸一宿取出曬乾熟地黃三兩酒洗淨曬乾地骨皮五兩酒洗淨曬乾去木人參三兩好者方用天門冬三兩酒浸三時取出曬乾去心皮麥門冬三兩製法同天門冬去心白茯苓五兩去粗皮切作片酒洗淨曬乾何首烏半斤鮮者止用竹刀刮去皮切作片乾者用米泔水浸輭刮去皮切片用砂鍋內先下烏羊肉一斤烏豆三合量着水於上加竹

篼放此藥後覆蓋蒸一二時辰取出晒乾共為末煉蜜為丸如梧桐子大每服三五十丸用酒送下清晨服之此藥千益百補服之或十日或一月自知為另等人也常服功效難言得此藥者不可以為藥易而輕傳也

○鹿角霜丸

黄栢八兩去粗皮用人乳拌勻晒乾又如此三次炒重褐色用之或六兩或七兩隨時加减　鹿角霜八兩　天門冬二兩淨去皮心　麥門冬二兩去心　人參一兩去蘆或二兩　生地黃二兩置水中去浮酒浸一宿　熟地黃三兩酒浸

一宿晒乾

右為細末煉蜜為丸如梧桐子大每服六七十丸加至百丸空心淡鹽湯送下或酒又佳

煮製鹿角霜法

鹿角用本年鮮及新鋸血氣不乾枯者截寸半長置長流水中浸七晝夜滌去腥穢每角一斤加桑白皮二兩黃蠟二兩楮實子一兩放銀器内或鹽泥固濟好罈炭火煮七晝夜水耗以熱水添之旋添角軟如熟手取出晒乾聽用將煮角汁去藥柤

拌蠟皮火熬膠取貯每用一二錢酒化融服其功

更倍麋角又佳煑製法同

○何首烏丸　烏髮鬚

八月採赤白各半極大者佳以竹刀削去皮切碎

用米泔水浸一宿漉出酒洗晒乾以壯婦生男乳

汁拌晒三度後乾用木臼舂為末羅細以壯紅棗

加於沙鍋內煑熟去皮核取肉和藥末搗二千杵

為丸焙燥以磁器盛之初服二十丸每十日加十

丸至百丸止空心鹽湯任下忌鐵諸血蘿蔔

又方

何首烏三斤用銅刀或竹刀切作片　牛膝去苗剉一斤

右将二藥以黑豆一斗淘洗浄用甑一所先以烏豆薄鋪甑底後薄鋪何首烏又鋪豆又鋪牛膝重重鋪盡安於釜上蒸之令荳熟爲度去豆取藥暴乾又換豆蒸之如此三次去豆取藥爲末蒸棗肉爲丸如梧桐子大每服三五十丸食前温酒下忌蘿蔔葱蒜何首烏乾者米泔水浸稍軟切之

○何首烏散

白何首烏色如赤茯苓自無純白者去粗皮陰乾忌鐵以石臼杵末

赤何首烏去粗皮製如前作末各八兩每日侵早用無灰酒調服三錢服藥後用擦牙散

香附子四兩　斗子青鹽一兩

右二味同研為末要極細以手醮牙白滾湯嗽嚥下

○松梅丸　肥腸健體之驗煉法詳後

松脂一斤煉熟者　懷慶地黄十兩酒蒸　烏梅淨肉六兩

如後法製煉蜜丸如梧桐子大每服五十丸空心米飲鹽湯任下此方得之南吏部林尚書大人者自云西域異人見惠服無虛日且諸士夫服餌最能加飲食致身肥健小便清大便潤及精不倦之説愚考諸本草云松脂味苦甘温無毒安五臟除熱去胃中伏火咽乾消渴久服輕身不老延年聰耳明目固齒潤肺辟邪氣去歷節風癘風酸痛不可忍仙家多煉服日無倦怠

老年髮黑同白茯苓末和煉蜜服可以辟穀

煉松脂法

須得明淨者十餘斤先以長流水入砂鍋內桑柴火煮拔三次再淋桑灰汁仍煑七八次扯拔又用好酒煑二次完則以長流水煑過一次扯拔色白味不苦澁為度陰乾入石臼內木杵搗取淨末依方配合再搗一日作丸須要乾日晒佳熟地黄味甘無毒填骨補五臟不足及男女勞傷通血脉益氣力利耳目一名地髓久服輕

身不老黑髮增壽服此味湏忌三白禁銅鐵器取沉水者佳晒乾秤用以清酒洗浄木甑砂鍋蒸半日入臼搗用烏梅肉味酸平無毒能下氣除熱安心神療肢體痛生津液及好睡口乾利觔脉去痺消痰治骨蒸虛勞羸瘦解煩毒久服令人思睡不睡故東垣有言凡酸味最補元氣謂其有收之義耳取潤大者三五斤以温酒浴洗甑内蒸熟去核取肉搗和前二味成丸也

○烏鬚固本丸

何首烏半斤米泔水浸三宿竹刀刮去粗皮切片黑豆五升同何首烏滚水泡一時蒸蒸熟去豆黃精四兩用黑豆二升同煮熟去豆忌鐵器生地黃二兩用酒浸熟地黃二兩酒浸天門冬二兩去皮心麥門冬二兩去心白茯苓二兩赤茯苓二兩各去皮白术二兩人參二兩加五加皮二兩巨勝子二兩松子仁二兩栢子仁二兩核桃仁二兩西枸杞二兩

右為末煉蜜為丸如梧桐子大每服七八十丸空心溫酒鹽湯任下

○栢子養心丸

栢子仁擇淨微蒸晒乾去殼四兩 枸杞酒洗淨晒乾三兩 麥門冬去心一兩 茯神去皮心一兩 熟地黃酒浸蒸二兩 甘草去粒皮五錢 黑玄參洗淨二兩 當歸酒浸一兩 石菖蒲去尾洗淨一兩

右為末內除栢子仁熟地黃蒸過石器內搗如泥餘藥末和勻加煉蜜為丸如梧桐子大每服四五十丸臨睡白湯送下

○水芝丸 補虛益損

蓮實去皮不以多少酒浸一宿於大猪肚內用水煮熟取出焙乾為末酒煑糊和丸如梧桐子

大每服五七十九食前用温酒送下

○少陽丹　彭用光曰此方極有功於鬚髮上大夫君子其常用之則能延年

蒼朮迺天之精也用米泔水浸半日刮去黑粗皮晒乾塩水炒搗羅為細末一斤

地骨皮迺地之精也即枸杞子根掘出去苗以温水洗淨用槌打扁去心取嫩皮晒乾搗羅為細末一斤

桑椹迺人之精也用黑熟者二十斤入磁盆内以手搓揉揣爛入絹袋内壓汁去查不用將前

二味藥末投入椹汁内調為稀糊傾入磁礶内封口閣放在淨棚上晝採日精夜採月華專待日月自然煎熬乾為度搗羅為細末煉蜜為丸如赤小豆大每服一十丸用無灰酒送下日進三服一年髮白返黑三年面如童子壽與天齊

○吴真君服椒方

椒性禀五行其葉青其皮赤其華黄其膜白其實黑煖冊府通血脉助元氣消酒食辟温毒祛邪氣安五臟調三焦而熱不上蒸芳草之中功

皆莫及每金州椒一斤揀去浮及合口者并目銀器內炒令透地上鋪紙兩重傾在紙上用新盆合定周回以黃土培半日許其毒成汗自出晒乾木臼內輕擣取紅皮四五兩再入鐵臼杵為末以煉蜜為丸如梧桐子大候乾紗袋盛掛通風處每日空心酒下十丸至十五丸半年加至二十丸一年後加至二十五丸百無所忌

○烏髮固齒補腎方　彭用光士大夫年臨四十者能常用此方於未白之先可免染鬚之勞

當歸酒浸去蘆　川芎不用西芎　香附去毛　荆芥去梗　白芍藥酒炒

枸杞子出甘州者　青鹽　熟地黄蒸　川牛膝酒浸　○已

上各三兩

右爲細末用米一升半煑飯将前藥拌勻分作七團陰乾置桑柴火燒灰存性研爲末鉛盒乘之每清晨鴜鶩手擦牙二次藥與水嚥下年老牙齒不疼不落極妙

蒼术丸

○主健脾去濕保長生古云若欲長生須服山精

者此也

茅山蒼朮一升米泔水浸一宿晒乾　雪白茯苓浸六兩去筋膜

右各為淨末東流水煑神曲作糊為丸如菉豆大

每日清晨滾湯送下七八十丸仍須存想曠野

平厚廣土厚區千里長漫神遊氣壯至妙至妙

〇郃老烏鬚健陽丹

何首烏赤白各一斤水潤用竹刀去皮打碎如棊子大　牛膝半斤同何首烏用黑豆五升大砂鍋蒸三次為末　枸杞半斤酒浸洗淨晒乾為末　茯苓赤一斤牛乳浸白一斤人乳浸俱一宿晒乾　當歸半斤酒浸一宿加茯神半斤　兎絲子半斤

酒浸三日晒乾為末破故紙五兩炒黃色為衣

右七味各不犯鐵器煉蜜為丸如彈子大日進三丸早一丸空心酒下午後一丸姜湯下臨睡一丸鹽湯下初服三日小便雜色是去五臟雜病二十七日唇紅口生津液再不夜起四七日身體輕健兩乳紅潤至一月後鼻頭辛酸諸風百病皆出四十九日目視光明兩手火熱精通白髮反黑齒落更生陽事強健丹田如火行走如飛氣力倍加非人不可輕泄神秘方也彭用光

以煉蜜合作小丸如梧桐子大每空心酒下五
十九
○二神交濟丸　趙石亭方
白茯神去皮木三兩　酸棗仁炒二兩　枸杞子甘州者用二兩
栢子仁一兩　芡實去殼一兩　熟地黃用酒蒸九次九晒後再用一兩
麥門冬去心一兩　當歸身酒洗一兩　真神麯炒二兩[redacted]薏苡仁
炒去殼三兩　白朮去芦炒二兩　人參去芦一兩　陳皮去白炒用一兩
白芍藥酒炒一兩　白茯神去皮蒸軟去紅膜一兩　砂仁去殼膜一兩
右十六味每神字領八味合八節共二十四兩合

二十四氣爲一歲也研爲細末用熟水兩碗調煉蜜四兩煮山藥[redacted]四兩合和於臼内搗二三千杵丸如梧桐子大每用白米清湯或百沸湯送下八九十丸一日吃三次

事親　老人用、

○搜風順氣丸　老人常服永無癱瘓之病極效[redacted]

山茱萸酒浸去核取淨肉曬乾杵淨三兩　牛膝去蘆酒洗一兩　檳榔五錢　郁李仁去殼取仁炒一兩淨　枳殼去穰炒五錢淨　山藥去紅皮蒸一兩　火麻仁去殼取仁炒五錢　當歸酒洗一兩五錢　獨活五錢　兎絲

子酒浸炒一兩 車前子去沙微炒五錢 錦紋大黃酒蒸十九次此味擇堅實者先用酒浸軟切片酒拌蒸熟足此要耐煩蒸二日務令十九次足晒乾一兩五錢微炒净末一兩五錢

右為末煉蜜為丸如梧桐子大每日空心酒下三十五丸卧時服二十丸服一月後自覺強健行步輕快久服可成地仙夏秋天熱滚湯服凡人年四十五十以後最宜常服養生君子不可不知此方今有人多變改大黃兩分且製造不精潔當慎依丸數不可多也若一二之五日大便順滑不必疑

○八仙長壽丸

治年高之人陰虛筋骨痿弱無力面無光澤或黯慘食少痰多或咳或喘或便溺數澀陽痿足膝無力者幷治形體瘦弱無力多因腎氣久虛憔悴寢汗發熱作渴

熟地黃酒蒸八兩　山茱萸酒浸去核晒乾幷淨四兩　乾山藥蒸過五兩

白茯神去皮木　牡丹皮去木各三兩　益智仁去殼盐水炒二兩古云用澤瀉　五味子去梗　麥門冬去心各二兩

右爲末煉蜜丸空心温酒或炒盐湯下夏秋白湯下

得効古方云腰痛加鹿茸當歸木瓜續斷

如消渴加五味子治老人下元冷胞轉不得小

便膨急切痛四五日困篤欲死者用澤瀉不用

益智　治諸淋瀝數起不通倍茯苓用澤瀉

治脚氣痛連腰胯　治虛壅牙齒疼痛浮

治耳聵及虛　如夜多小便者用益智仁不用

澤瀉并茯苓減半　如耳鳴用好全蝎四十九

枚炒微黄色為末每三錢温酒調送一百丸空

心下

○菊花酒

菊花真黄者五升　生地黄五升　枸杞根五斤即地骨皮

右三味都擣碎以水一石煑出汁五斗炒熟糯米五斗細麯拌匀入甕内蜜封候熟澄清濾過每服一二盞最宜老人　東坡云菊黄中之色香味和正花葉根實皆可長生也又云仙姿高潔能通仙靈

○菖蒲酒

右取菖蒲擣取汁五斗糯米五斗熟細麯麯五斤

此味南方畧少用搗碎相拌令匀入磁罌緊蓋三七日後方開每瀘過温過一二鍾日三服祛風延年

○紫蘇子酒

紫蘇子二升微炒研　清酒三斗

右以生絹袋盛扎定納於酒中浸三宿少少飲之日華子云蘇子調中益五臟下氣補虛肥健人潤心肺消痰氣最宜五十以後之人也

○橘半枳术丸

陳皮一兩炒　半夏姜汁白礬水煮七次去臍皮一兩半　枳實一兩炒

白术炒二兩　神曲粉

右水煮糊丸日服二次平時白湯下有痰薑湯下

此丸最宜老人理脾化痰開胃進飲食覺飽脹

多服百丸不拘時

〇潤腸丸

治大便秘澁不通

杏仁炒去尖　枳殼炒　火麻仁炒去殼　陳皮炒各半兩

阿膠炒　防風各二錢五分

右爲末煉蜜丸空心白湯下五十丸

○補中益氣湯

治內傷并老人虛損宜常服以調養并虛煩發熱

黄芪蜜炙一錢半　人參　甘草各一錢　陳皮　白朮

當歸　升麻　柴胡各五分

右用水一鍾薑一片煎七分空心服

○養生導引法附

歌曰春噓明目木扶肝夏至呵心火自閑秋呬定知金肺潤腎吹惟要坎中安三焦嘻却除煩

熱四季長呼脾化飱切忌出聲聞口耳其功尤

勝寶神丹

潛谿曰脩真書訣云肝若噓時目睜睛爭知肺呬手雙擎心呵腦後高叉手腎若吹時抱膝平脾用呼時須撮口三焦客熱臥嘻嘻四季常是噓八節不得吹盖肝爲相火有瀉無補腎真水有補無瀉也

食戒老人不可無甘旨人子當節厚味蔬菜間用也

藥戒人生六十七十之後氣血耗平居多熱今天運又熱切勿服熱劑

却病延壽湯　此丹溪養母法也

年高老人但覺小水短少即是病進宜進此湯

人參一錢去蘆　白朮一錢　牛膝一錢　白芍藥一錢

陳皮炒一錢　白茯苓一錢　當歸五分　小甘草五分

山查肉去核蒸過一錢　水薑煎服

春加川芎　夏秋加黃芩麥門冬　冬加當歸

倍生薑小水之長如舊止藥為人子者不可不

知此

○三子養親湯

夫三子者出自老圃性度和平芬暢善佐飲食善養脾胃使人親有勿藥之喜是以仁者取焉

紫蘇子 主氣喘咳嗽用紫色真正年久者佳 蘿蔔子 主食痞無理氣用白種者

芥菜子 主痰下氣寬中白色者南方多紫色皆可用

右各洗淨去沙土晒乾用紙上微炒微微研碎看何經多作則以所主為君餘次之每劑不過三錢用生絹或稀布小袋盛之煑湯可隨甘旨飲啜亦不拘時勿煎太過令味苦辣口若大便素實入熟蜜一匙冬寒加薑一片尤良　彭用光

曰事親孝故忠可移於君爲人子者其可以不知醫而爲日用飲食之節乎

○鹿髓丸　壯陽補腎

巴戟肉二兩牛　肉從蓉酒洗去鱗甲酥炙二兩　葫蘆巴鹽炒二兩　破故紙酒浸炒二兩　川牛膝酒洗去蘆一兩　白茯神去皮木一兩　兔絲子酒炒乾二兩　山茱萸肉酒浸去核取淨二兩五錢　甘州枸杞子炒二兩　真五色龍骨火煅童便醋鹽焠九次井水浸三日晒乾一兩　敗龜板去裙襴酥炙一兩　大附子童便入鹽共煮七次以殺其毒去皮臍一兩或用五錢不用亦好

右爲細末用鹿髓爲丸如梧桐子大每空心酒服六七十丸米湯下炒盐湯亦可○取鹿髓先將骨煮熟而後敲碎取之同蜜煉

○固真丸　治腎經虚損元陽不足者

鹿角霜一斤　白茯苓五兩去皮　鹿角膠二兩

右爲細末將膠水溶攪和爲丸空心酒下五十丸或米湯下

○明目益腎丸　治上熱而下元虚目昏極効

枸杞子一兩炒　當歸一兩酒洗　生地黄一兩酒浸洗　五味子

炒五錢知母酒炒七錢黄栢酒炒七錢山藥去紅皮蒸白茯神去[illegible]
木各二兩巴戟去心五錢兎絲子酒炒二兩人參五錢甘菊花
去蒂五錢天門冬去心皮二兩
右爲末煉蜜丸空心鹽湯下七十丸
○栢子仁丸　補益元陽充實肌膚
山茱萸去核淨肉四兩栢子仁微炒一兩遠志肉甘草水煑去心三兩
覆盆子酒蒸去蒂微炒二兩山藥取末三兩
右爲末將山藥白麵酒煑爲糊丸如梧桐子大每
服三十丸空心温酒下

○加減內固丸

治命門火衰腎寒陰痿元陽虛憊陰弱於下陽浮於上故水火不能既濟

石斛二兩去根酒洗　川巴戟肉三兩　肉蓯蓉三兩酒洗去鱗酥炙

補骨脂二兩五錢酒炒　葫蘆芭二兩微炒　山茱萸肉用三兩五錢

兎絲子三兩酒浸蒸炒　小茴香一兩鹽水炒　大附子炮裂去皮臍每一枚用童便一碗煮乾再用童便洗過烘乾五錢熱者不必用此藥

右為細末煉蜜為丸如梧桐子大每服五十丸空心溫酒或鹽點湯送下

○八仙糕理脾消食最益老人方載延年門

○加味經驗補陰丸　脉微虛弱者用周蕙方

川黄栢四兩鹽水炒紫肥知母四兩去毛酒炒川牛膝三兩去蘆酒洗川杜仲三兩姜汁炒去絲川巴戟三兩去心取肉山茱萸去核取肉三兩肉蓯蓉二兩酒洗去鱗白茯苓二兩去皮小茴香用鹽炒一兩甘枸杞子用二兩遠志甘草水煑取淨肉二兩熟地黄酒洗三兩山藥二兩鹿茸二兩酥炙敗龜板酥炙二兩

右爲細末煉蜜爲丸如梧桐子大每服八十丸空心鹽點滚白湯送下

種子　六方

○男人種子方

彭用光曰男子欲兒當益榮而補精且人無子之因起於父氣之不充豈可盡歸咎於母血之不足與虛寒耶或禀賦薄弱或房勞大過以致腎氣欠旺不能直射子宫宜此温清之劑兼行陰德自然不覺而生子長命矣古方熱藥切不可用更宜先服清心滌腸湯以潔淨之方服此丸效

巴戟酒浸去心取淨肉二兩　益智仁鹽水炒　杜仲去皮酥炙　牛膝酒洗去蘆　白茯神去皮木　乾山藥去紅皮蒸過各一兩　兔絲子酒浸一宿去土炒　遠志甘草水煑去心　蛇床子去殼取淨仁　川續斷酒洗各一兩五錢　山茱萸肉酒浸去核取淨肉晒乾秤淨肉三兩　當歸身酒洗一兩　熟地黃酒蒸九次三兩　鹿茸去毛酥炙一兩

右爲細末，煉蜜爲丸，每空心酒下三五十丸，或炒鹽湯下亦可。臥時亦服。若婦人月候已盡，此是生子期也，一日可服三五次，平侍只一次，在外勿服。

如精虛加五味子一兩，陽道衰加續斷一兩五錢。

如精不固加牡蠣龍骨火煅過七次鹽酒焠井底浸三日取起晒乾各用一兩三錢更加鹿茸五錢

○治陰痿精薄而冷名曰温腎散

蓯蓉酒洗酥炙　鍾乳粉真者水浸飛過晒乾　遠志甘草水煮去心　蛇床子去殼取仁炒　煙塵續斷有横皺紋者佳酒洗　山藥去紅皮蒸之　鹿茸酒洗酥炙去毛各一兩先用五錢

右七味各用五錢為細末篩過空心好酒服二三匙卧時亦服

如多房室者倍加蛇床子　如痿倍加遠志肉

如欲剛倍鹿茸　如欲多精倍鍾乳粉

○清心滌腸湯

生地黄五分　山梔子炒一錢　湖蓮肉去心一錢　黄芩一錢半

麥門冬去心一錢　枳殼炒一錢　白术煨七分　陳皮炒七分

黄蓮姜汁炒五分　半夏姜汁炒一錢　赤茯苓一錢　黄栢炒

甘草三分　滑石研末一錢半

頭貼下酒大黄一錢微利滌之

右作一服用水二鍾薑三片煎八分空心温服此

藥必服三五貼此去陳莝之劑也

思濟堂訣曰男子節慾以蓄精却勞而脩德女子戒怒以調經順氣而去妬此又為生子第一方也

○五子衍宗丸

用光按此方極效且藥之味氣專精功深效大人勿輕忽之

甘州枸杞子真者微炒八兩　菟絲子酒浸一宿煮炒乾八兩　北五味子微炒四兩　覆盆子四兩酒洗蒸去蒂　車前子酒洗晒乾炒四兩

右為細末煉蜜為丸每空心服九十丸上床時五

十丸淡淡炒鹽湯下冬月溫酒下

○溫臍種子方

詳此法男子少用而女人用之虛弱者頗效然不可大過

五靈芝　香白芷　青鹽各二錢　麝香一分

右各等分研為細末先以蕎麥麵以湯和搓成條子圈於臍上以前藥寔於其臍中以艾灸之但臍內微溫即好不過二三度婦人用之即有效男子少用但覺臍中溫暖即止過數時再略灸

之不可大過則生熱也

○桑螵蛸丸

治勞傷心腎真元虛損精神恍惚夜多夢遺或遺精白濁腰膝倦痛

桑螵蛸二兩炒黃湖州的好遠志二兩甘草水煑去心取肉山茱萸肉二兩栢子仁一兩微炒川巴戟二兩五錢去骨肉蓯蓉二兩酒洗去鱗甲酥炙白茯神二兩去木皮酸棗仁一兩五錢微炒兎絲子三兩酒浸蒸川黃栢一兩鹽水炒紫肥知母一兩酒炒蚊蛤一兩五錢去虫灰白龍骨一兩火煆七次童便淬另研蓮蕋一兩芡實子二兩蒸過

右為細末酒煮山藥糊為丸如梧桐子大每服七
十丸空心塩點米湯送下

婦人孕育并調經生産

婦人孕育子嗣全在調經理脾血氣充旺調其經候
去其妬忌再服育子方自然有子

○調經湯　加減法

當歸酒洗一錢　熟地黃酒蒸姜汁炒　川芎酒洗各七分　陳皮八分
白芍藥酒炒　香附米如上製　白朮各一錢　丹參五分
縮砂仁三分　甘草炙四分　子實黄芩酒炒過一錢

右作一貼水煎空心服

先期者熱加黃芩酒炒一錢黃連姜汁炒七分後期者血虛加黃芪蜜炙一錢芎歸炙七八分腹痛有塊加玄胡索炒研牡丹皮去木各一錢熱加地骨皮軟柴胡赤白帶加升麻柴胡俱酒炒八分半夏姜汁炒白茯苓去皮蒼朮製炒黃栢酒洗知母酒炒乾姜炮升陽除濕也肥盛者痰脂滿子宮加半夏南星陳皮茯苓蒼朮瘦怯者血少不能攝精倍芎歸經血過多加炒乾姜五分炒荆芥穗八分地榆九分經血不通加桃仁紅花

蘇木氣盛善惱加烏藥陳皮香附柴胡

已上加減如有者加無只依本方服以經調為宜

○女人孕子方

彭用光曰女人欲子當抑氣以滋榮和平而去媢涀妻人性偏古方多用熱藥生子多夭近時氣運多熱惟清溫生血理脾之劑服之生子無病多壽

山茱萸酒浸去核取淨肉二兩五錢　當歸酒洗一兩　熟地黃酒蒸二兩

酸棗子炒去殼取淨仁二兩五錢　川芎酒洗一兩　白芍藥酒炒用一兩

丹參酒洗二兩　子實黃芩酒炒二兩半　白朮去蘆炒一兩五錢　桑寄生真者五錢　真阿膠蛤粉炒成珠五錢　小茴香炒一兩　陳皮炒二兩　縮砂仁去殼炒七錢　玄胡索炒七錢　香附米童便浸醋炒四兩

婦素有熱，加軟柴胡、地骨皮、芩、蓮酒炒各七錢。白帶，加蒼朮米泔浸去皮鹽水炒一兩五錢、柴胡酒炒五錢。肥盛婦人過脂滿子宮，加半夏、南星薑汁、白礬水、童便煮過各一兩。

右爲細末酒煮山藥粉糊爲丸每日空心酒下一百丸或清米湯下一日吃三次更相間服抑氣湯

○抑氣湯

香附米如上製爲細末四兩　甘草炙一兩　白茯神去皮木一兩五錢

陳皮炮去白炒二兩

右四味爲細末每空心用滚湯調下二錢仍兼進孕子丸

○柴胡四物湯

柴胡　黄芩　牡丹皮　黄蓮　枳殼各一錢

三稜　莪朮各七分　當歸　地黄　芍藥

川芎各五分　縮砂仁　甘草各五分

右水薑煎空心服此推陳致新之法也服此後服

孕子丸

○治婦人妬妾悞夫無子

天門冬去心皮　赤黍米去殼微炒　薏苡仁去殼炒各四兩

右為末煉蜜為丸婦人常服不妬食遠白滚湯下

八九十丸正士入朝小人忌之美色入室少婦

妬之咸服此方可免妬忌之病也

○百子附歸丸

婦人服此調經養血有子經水來多者服之尤效

真阿膠蛤粉炒成珠　蘄艾去筋枝醋炙乾　當歸身酒洗　川芎酒洗

熟地黃極大者酒蒸九次　白芍藥酒炒各二兩　香附子童便浸一宿醋煮九次炒乾研碎焙乾十二兩

右為細末用大陳石榴一枚連皮搗碎東流水三升熬去滓打麪糊為丸空心酒下百丸米湯亦好

○神效黑附丸

香附子一斤去毛分作四分酒浸一分醋浸一分童便浸一分米泔浸一分各浸三日夜三換後以東流水洗淨搗碎晒乾為末　艾綿四兩如上製　白茯苓去皮

當歸身酒洗　人參去蘆　川芎酒洗　熟地黃如上製各一兩淨　木香五錢不見火　上等徽墨火煅醋焠一兩

右為細末醋糊為丸每服五十丸空心好酒下米湯亦好經水過多者宜多服此上二方極效

○益母丸

益母草半斤　川芎　白芍藥　當歸酒洗

廣木香各一兩俱如上製

右爲末煉蜜爲丸每日空心好酒同童便送下八九十丸或米湯下

○兜肚方　治女人經不調男子遺精白濁

白檀香　零陵香　馬蹄香　香白芷各五錢

馬兜苓五錢　木別子八錢　羚羊角一兩　甘松五錢　升麻五錢

丁皮七錢　血竭五錢　射香九分　分作三箇兜肚內　如人肥肚大必加些藥　艾絮綿要極多

已上共十二味用蘄艾絮綿裝白綾兜肚內初服者用三日一解至第五日復服至一月後常服

專治痞積遺精白濁婦人赤白帶下及婦人經脉不調久不受孕者用之效惟孕婦不可用

○香附膠艾丸　等四內方周蕙傳有效

香附米一斤四兩陳醋煑炒乾取淨末十二兩　秦當歸身四兩酒浸洗烘乾取末二兩　蘄艾葉五兩去梗醋煑焙乾取末二兩五錢　白芍藥肥大者三兩取末二兩　生地黃三兩淨酒浸洗蒸熟細研為膏勿犯鐵器　阿膠三兩蛤粉炒成珠取末二兩　玄胡索二兩　川芎二兩

右為細末醋煑麵糊為丸如梧桐子大每服八十丸或百丸空心米湯送下或醋點滚白湯送下亦佳

半產有婦人常半產者用此方

○芎歸補中湯

治婦人血熱性急常慣小產服此永保全生

當歸　川芎各一錢半　茯苓去皮八分　黃芪蜜炙一錢　黃芩小條者酒炒二錢　白朮去蘆陳壁土炒過一錢半　陳皮炒五分　續斷酒洗二錢　桑寄生酒洗七分　阿膠蛤粉炒成珠五分　香附米製一錢　甘草五分　縮砂仁連殼炒去殼炒三分按月加添至一錢止

右作一服水二鍾薑二片煎八分空心温服如未孕每月服十五貼如前次三月內小產下次亦

如期而來必先於兩月半内每日服補氣血芎歸湯一貼保過三月半後方穩又必常服蓮砂散極効　如前次五六箇月内小產此次必於四箇半月内常服此法方穩

〇蓮砂散　治婦人小產常用此方調米湯吃

湖蓮肉去心四兩　縮砂仁連殼炒後去殼研二兩

右共爲細末每早用米飲調下二三匙一日吃二三次服完一料再合一料如此常服胎保十月完生也

○芩术散　安胎神藥

黄芩小條者酒浸炒一兩　白术去蘆陳壁土炒過去土一兩

縮砂仁炒研三錢

右為細末每用米湯調下二三匙每日服一次

大凡胎氣皆當清熱養血自然平康不可服熱

藥此恪論也

○烏金丸　秘訣

阿膠十八遇真仙　絜淨龍衣只一聯

穀麥生芽三寸位　滐方敗筆數根堅

五月五日收熟艾　匀等須教分兩全
學者若憑依此訣　免教少婦入黃泉
擇日靜虛修製藥　病人剋日定安痊

阿膠蛤粉炒一兩八錢熟艾去梗二兩穀麥芽日曬乾各二兩敗筆即蘇木一兩舊筆尖九箇用火煆過龍衣即蛇蛻要全者一條又要蛇頭下山的好焙乾

右為細末煉蜜為丸如茨實大每用一丸童便酒共調化下效

○脩煉法

凡脩煉丸專擇天月二德天醫生氣吉日凝神

安慮灑掃淨室畫太極而分兩儀九宫而分八卦所忌婦人鷄犬聲喊音要至夜間寂靜齋戒至誠先念淨口淨心淨身天地神呪曰

口念呪曰

天精精地靈靈精精靈靈左朝北斗右朝北辰人逢此藥各保安寧急急如律令

此丸專治臨産難及産後諸病每用一丸酒調下或白湯調産後童便一盞酒一盞調服

○千金保孕丸　治慣小産有孕服此丸効

杜仲去皮以糯米同炒斷絲四兩　續斷酒洗二兩

右為細末用山藥打粉四兩水煮糊為丸每日空心米湯下八十五丸忌酒醋戒惱怒

○臨月用以養胎方

當歸　川芎　黃芩　白朮各一錢　香附　白芷

甘草各五分

右作一服白水煎調滑石甘草為末二錢虛者加

人參

○催生散

白芷炒焦　百草霜　滑石末各等分

右為細末蜜水調下或川芎當歸煎湯下

○婦人香附丸　百病皆宜

香附米童便浸一宿醋煮三次曬乾炒為末四兩

當歸酒洗　生熟地黄酒洗　川芎酒洗　白芍藥酒炒各二兩

黄芩酒炒一兩五錢　白朮去蘆二兩　陳皮去白炒一兩　小茴香炒過五錢

右為末醋糊為丸每空心清米湯下八九十丸

熱加地骨皮去木　軟柴胡去蘆酒洗各一兩

○如神丹

治難產用巴豆三枚草麻子七箇各去殼入麝香少許研爲一餅貼臍下即時產產下即去藥餅

詩曰

巴三草七脫衣常　細研如泥入麝香

捏作餅兒臍下貼　須臾子母便分張

○芎歸湯

治產後服一二貼以免血暈

當歸　川芎各二錢　童便一鍾酒一鍾入益母草

五錢同煎八分徐徐服之極妙服此大能補

且能去舊血生新血無腹痛血暈之患也

○金蓮穩步膏　治婦人脚指縫壞痛

黃蓮　黃栢　黃丹　荆芥各等分微炒

右為細末掺脚指縫內布扎縛自然平穩不痛

○柴胡抑肝散

治寡居獨陰婦人惡寒發熱全類瘧者

柴胡二錢半　赤芍藥　牡丹皮去木各一錢半　青皮炒二錢

生地黃五分　地骨皮一錢　香附米如上製一錢　川芎七分

蒼朮如上製一錢　連翹五分　山梔仁炒一錢　甘草三分

神麯炒八分

右作一貼水煎空心服夜臥再服此方累治而累效故錄之

○無極丸

治婦人血塊氣疼脊痛爬床蓆十指出血

錦紋大黃四兩分作四分一兩用酒煑七次一兩用醋煑七次一兩用童便煑七次一兩鹽水煑七次俱晒乾

右為粗末再蒸一次晒乾又蒸又晒如此七次務

必柰煩二三日製過數次完足然後再為細末用當歸并熟地黃各一兩五錢濃煎汁一碗煮米糊為丸如梧桐子大每遇心疼氣痛或腰腹疼時用小茴香炒過研七分煎湯送下三十丸或二十丸即安每日常服有塊者一月之內下小小血粒自此除根不痛如經脉不通用紅花湯下男子服之亦宜且能壯陽道

○治婦已產生下孩兒但不能發聲謂之夢生庸俗不知此理遂棄而不救極為可憫今凡有此切

不可斷臍帶将胞衣用火焼炙令火氣入孩兒之腹内兒身已煖却取猫一隻用青衣包褁其頭足令一乗覺婦人拿住用猫頭在兒耳邊却以手捉住猫頭婦人以口齒着力咬破猫耳猫遂大叫一聲孩兒即醒開口發聲能省眼開遂得長生矣此法古今天下無傳近住京城得此故録之

小兒教子痘疹

○狀元丸　開心通竅定志凝神多記

石菖蒲去毛一寸九節者佳 地骨皮去木 白茯苓去木皮
遠志肉甘草水煮去心各一兩 人參去蘆二錢 巴戟天去骨五錢
右為細末用白茯苓去皮二兩粘米二兩共打粉
外用石菖蒲三錢打碎煎濃湯去柤煮糊為丸
每日食後午時臥時各服三十五丸

○養神湯　勤讀苦辛之士服此

麥門冬去心二錢 當歸酒洗一錢 天門冬去心二錢 丹參五分
貝母去心用一錢 白朮去蘆一錢 知母去毛酒炒一錢 陳皮炒一錢
石菖蒲去毛二錢 甘草一錢 黃連姜汁炒五分 五味子九粒

右作一服水薑煎不拘時當茶以爽神氣通竅孔也

○補益四物湯　辛苦讀書而有房勞服此

當歸一錢　生地黃一錢　白芍藥　川芎　黃栢　知母　白茯苓　麥門冬　陳皮各五分　白朮一錢　玄參一錢　山梔仁炒　甘草各五分

右作一服水薑煎半饑空心服

○聰明湯　治不善記而多忘者

白茯神去木　遠志肉甘草水煮去骨　石菖蒲去毛一寸九節者佳

右各三兩製後共極細為末每日用三五錢煎湯

空心食後服一日食八九次或十餘次久久服

着能日誦千言

○加味補心丹

讀書勞神者常服此藥補心寧神生血固精補

髓助胃化痰聰明强志祛除邪熱養心益脾周

蕙傳

遠志用甘草水洗去骨取淨肉兩用甘草水煮焙乾二兩　人參五錢去蘆

麥門冬去心一兩　天門冬去心一兩　甘州枸杞子一兩

栢子仁取淨仁一兩微炒 一 當歸一兩酒洗 酸棗仁去殼取仁一兩微炒

五味子一兩 玄參五錢 白茯神去皮骨一兩五錢 丹參

五錢 北桔梗五錢 大硃砂五錢另研二萬下為衣 生地黃二兩酒洗

浸暑蒸 石菖蒲去毛酒洗二兩

右為細末，煉蜜為丸，如梧桐子大，以硃砂為衣。每

服五十丸，食遠臨睡燈心煎湯送下。

○小兒啓脾丸 此方消食止瀉止吐，消疳消脹，消

黃止肚痛，常服益胃生飢健脾。笑齋傳

人參去蘆 白术去蘆 白茯苓去皮 山藥蒸 蓮肉去心各一兩

山查肉去核蒸過二兩陳皮炒甘草炙澤瀉去毛各五錢

右為細末用淡薑湯煮神麯粉為糊丸如小小豆

大空心米湯下

○八仙糕方見前極宜小兒保和丸亦宜小兒○方見上

○小兒多食積保和丸

用光曰小兒要無愁一月三剃頭氣上升強服

藥也剃頭節乳不可穿段絹惟八九十歲老人舊衣改與穿

陳皮不去白炒過半夏薑汁炒山查蒸去核連翹去穰

蘿白子炒白朮炒砂仁各一兩

右神麯粉水煮為丸如黍米大每用三十五丸不拘時服

幼兒節乳兼調乳母所謂母安即子安也

詩曰

四時若要小兒安　常帶一分饑與寒
但願人人依此法　自然病疾不相干

○肥兒丸

青皮三錢醋炒　陳皮三錢炒　蒼朮二錢鹽水炒　白朮二錢　半夏二錢薑汁炒　枳殼三錢　史君子三錢去殼炒　山藥三錢　蓮肉五錢

湖黃蓮八分　宣黃蓮二錢　山查蒸　神麴炒　麥芽各五錢炒　當歸二錢　人參錢半　前胡三錢　宿砂二錢炒

甘草二錢

右為末米糊為丸如小黍米子大每服二三十丸

彭用光曰凡治小孩兒必先問其母之疾苦經事寒熱何如若孩兒有病恐其母之有孕而乳子成病又有未及半歲周年而父母頻於慾事亦能令小孩有病活幼書中論之甚詳為人父母者不可不知此理而慎之

小兒痘疹

詳考全書紉紉云凡值天時不正鄉隣痘瘡盛發宜服此後禁方五條選便用則可免永不出痘瘡矣

○三豆湯

赤豆即紅小豆田間種的　大黑豆　菉豆各一升　甘草三兩

右以三豆淘淨用水八升煑豆熟為度逐日空心任意喫豆飲汁七日永不出

○油飲子童子用

真麻油一斤逐一每月飲盡永不出

已上二方出扁鵲倉公書

○龍鳳膏

烏鷄卵一箇　地龍（活者細小者方用一條此田間蚯蚓也）

右以鷄卵開一小竅入地龍在内夾皮紙糊其竅飯甑上蒸熟去地龍與兒食之每歲立春日食一枚亦可

○絲瓜湯

五六月間取絲瓜小小蔓延藤絲陰乾約二兩半重收起至正月初一日子時父母只令一人

知将前絲瓜藤煎湯待温洗兒全身頭面上下以去其胎毒洗後永不出痘也如出亦輕三五顆之

○硃砂散

硃砂大顆者佳磨五七千下用蜜湯調服三五十次可以解痘疹不出之毒若出亦輕

已上五方鄉鄰若有痘疹流行預與兒食可免不出

思濟堂曰凡初覺欲發熱當先解利與傷寒相類疑

外之間兼用解表胡氏云邪微汗則表不解解表當
於紅斑未見之時用也

○四物解肌湯

白芍藥　黄芩　升麻　葛根各七分

右細切作一服水一盞煎六分温服不拘特下

○消毒飲

牛旁子三錢炒一名鼠粘子一名大力子　荆芥一錢　甘草生五分

防風去蘆各半錢　犀角二分如無犀角以升麻代之

右細切作一服水煎○已上二方發熱未出時用

總制尚書昆蔡　刋布治痘三法極其詳明而效驗亦
神用光謹按其三法之大槩以所治之方詳於
三法之下以廣其幼幼之仁云
○順者初出血點淡紅潤色此吉之象也一不必治
而自愈一二日之間初出之象如粟於口鼻腮
耳年壽之間先發三兩點淡紅潤色者吉之兆
也氣得其正血得其行其毒淺而輕不得妄行
所以不必治如七八日内貫漿之時畧服保元
湯一二貼以助其氣血也

○保元湯

人參二錢　黄芪三錢　甘草一錢　加當歸　川芎各七分　引助四分

右用水一鍾薑一片煎服

○逆者初出於天庭司空太陽印堂結喉心胸方廣之處先發者逆形如蚕種紫黒乾枯氣澁血滯致毒深妥邪陽位難當其勢也

○保元湯

人參一錢　黄芪二錢　甘草一錢　加牛旁子

黃蓮　黃芩　玄參　絲瓜灰　當歸　川芎
連翹各五分　陳皮　肉桂三分　白芍藥一錢　防風　羗活
荊芥　前胡各三分

右薑葱煎服一以解毒一以助氣血取汗以泄其毒開其滯澁或幡然如雲霧之散而白日出見此一救而可得生者十中二三七八日內病勢沉重色白毒深又用保元湯兼大黃芒硝枳實厚朴芎歸水煎大下之下後而身溫再出紅潤此則十中活一二迺起死迴生之妙也用光治

一小子患痘皆是死症諸醫皆辭不下藥求神禳福而巫師皆去矣予教以大承氣湯下黑結糞數條遂煥然再出紅潤而生今年已十四矣書此以證承氣湯之可救人也

○險者初出圓暈成形乾紅少潤毒雖犯上其氣血未離可治以俟其氣血交會也

一日二日之間出現者毒尚淺氣血未離急以保元湯加桂葉活血匀氣之劑如毒若盛無解毒之藥

○保元湯

人參　黄芪　甘草　白芍藥一錢　當歸五分 活血

白术　陳皮各五分 匀氣　牛旁子炒研　玄參各七分 觧毒

水一盞煎七分温服

○活血湯

白芍藥一錢　當歸　甘草各五分

作一服水煎温服止痛少入酒尤驗

○匀氣湯

王海藏云四肢出不快者加防風一方用赤芍藥

白朮五分白茯苓五分青皮五分白芷五分陳皮七分烏藥
七分人參五分甘草三分木香半分
作一服水煎服少入酒亦宜
八九日內以保元湯兼和二方加減以助其氣血
貫漿十三四日內以四君子湯兼保元湯加陳皮
山查以助結痂
如渴以參苓白朮散

如熱不解以大連翹散去黃芩以去毒勢就安
大法保元湯四物湯四君子湯皆當隨氣血盛衰兼

用毒盛則下之毒少則解表之此全在活法并頂
服禁方之藥自然保平安古方木香異功散多能
夭枉戒之戒之

小兒疳病

○湖黃連丸

湖黃連　宣黃連各半兩　硃砂二錢半另研

右為細末和勻塡入豶猪膽内用淡漿煮以杖子
加銚子上用線釣之勿着底候一箇時取出研
入蘆薈　麝香各一分飯丸如麻子大每服五七

丸至一二十丸米飲下

○錢氏安神丸　治邪熱驚啼心痞兩頰赤壯熱

麥門冬　馬牙硝　白茯苓　山藥　寒水石

甘草炙各半兩　硃砂一兩　龍腦一字

右為末煉蜜為丸如芡實大每服半丸熱驚用砂糖水磨化下慢驚用參朮各五分濃煎湯化下

小兒一歲以前有變蒸發熱此非病也迺長志惠生骨節不可用藥惟乳食節調即安然十二臟腑三百六十節骨逐日變生宜知其然所謂變

而腑蒸而臟所以完一身之骨氣也

○治腹內氣塊方出蘇沈良方

昔有一人從貴州來得瘴夫婦相繼而死存二子歸皆病腹中有一塊如瓜其苦欲死得此方十服氣塊皆消

大黃酒洗　蓽撥微炙

右等分為細末蜜丸桐子大每服五十丸空心麝香水送下小兒做小丸用大人大丸初服五十以後只逐日服二十或三十不可大多病去八

分止服以俟自消盡也

頭痛　頭風項面腫眉稜骨痛眩暈

○川芎茶調散

川芎八分　荊芥穗五分　細辛四分　白芷八分　防風一錢　羗活八分　甘草八分　薄荷五分　陳皮七分　半夏一錢　白茯苓五分　蒼朮七分　黃芩酒炒七分

右為細末熱茶清調下三錢○若煎作一服生薑三片葱白三寸煎七分食後服○如有熱使秘加酒大黃炒過一錢半　口渴加石膏知母

○驅風散　治一切頭風項强疼痛目眩等證

薄荷　川芎　羌活　獨活　甘草各七分

細辛四分　白芷　天麻　防風各五分　辰砂二分

荊芥七分

右作一貼水薑煎食後服痰加二陳湯

○清上瀉火湯　治熱厥頭疼上焦熱甚者

荊芥　川芎各五錢　蔓荊子二錢　當歸身二錢　蒼朮二錢

黄連酒炒　藁本　生地黄　生甘草各五錢　升麻

防風各七錢　酒栢　炙甘草　黄芪各一錢　酒黄芩

酒知母各一錢半　羌活二錢　柴胡二錢　細辛一錢　紅花一錢

右剉作二服水煎食後稍熱服

○選奇湯　治眉稜骨疼不可忍

羌活　防風各二錢　甘草春夏生用一錢冬炒　酒黄芩冬月不用

如有熱用加半夏姜汁製過二錢

右剉水煎食後服入酒三五匙引藥上行

腫項面名大頭風又名猪頭風病從耳根下起

○牛旁芩蓮湯　兼治啞瘴兩廣之病用此神効

黄芩酒洗二錢半　黄蓮姜汁炒一錢半　桔梗一錢半　甘草一錢

連翹一錢 牛蒡子炒研一錢 玄參一錢 酒大黃蒸過一錢五分

荆芥 羌活 防風各三分 石膏一錢半

右作一服水姜煎食後細細温服時時呷呷每貼作二十次服常令在上毋令飲食在後也此病積熱在上兩廣多飲燒酒狗肉此症尤多

眩暈此症多痰火當以二陳為主加黄芩川芎柴胡白芷蒼朮血少加當歸生地黄熱加知母石膏與上通用小胃丹乃倉卒備急非常用者

○加味小胃丹 此丸化痰化積化痞雖數十年只五七服覺効但宜少不可多每日服一次

大戟長流水煮一時洗淨晒乾甘遂麵裹煨熟去麵芫花醋拌一宿炒勿黑各一兩大黃酒拌濕紙裹煨熟焙乾再以酒炒一兩半黃柏炒褐色用二兩半夏南星二味共用白礬皂角姜汁水煮十五次各二兩五錢桃仁杏仁二味白礬皂角水煮泡去皮尖紅花酒蒸過陳皮枳實白礬皂角水泡半日去白穰焙乾炒白朮去蘆炒白芥子炒如無以萊菔子代之各用一兩淨蒼朮米泔白礬皂角水浸一夜去黑皮晒乾炒

右爲細末薑汁竹瀝煮神麯粉爲糊丸如麻子大每服白湯下二十丸或三十丸極甚者五十丸再不可多　此丸治中風痰痞積塊眩暈喉痺

極有神效但不可多服每一次用淡薑湯送下三十丸多至五十丸中風不語濃薑汁送下痞塊臥時服　若中風不語癱瘓初起用薑湯下三十五丸少時即能說話頭風頭痛者只臥時服二十一丸或食後服亦好切不可多服恐損胃氣　多宜食後服治喉腫痛亦效此丸救人極便且效速痞積神效

用光嘗治一婦人頭痛數年諸醫用補藥而六月必裹手帕數條尤怕寒予謂火極似水以三黃石膏知

母湯略加四物不數服而全安矣書此以為用熱藥之戒也大抵熱火上炎以酒黄芩防風薄荷荆芥為主治治之法在醫者而消息之

○芎芷散

治遠年頭痛及近日偏正頭疼諸藥不效此收功如神

白芷三錢　川芎三錢

右為細末用黄牛腦子一箇擦藥末同在磁器内加酒頓熟乘熱和酒食之盡量一醉其疾如失

甚效

○頭痒風屑髮黄方

用大黄酒浸炒爲末茶清調食後服妙○若頭痛如破必用酒炒大黄半兩一半同茶煎調服甚妙

○不卧散　治濕痰上攻頭痛

牙皂一錢　玄胡八分　青黛八分

右爲末吹鼻中取涎

○半夏白术天麻湯

芎歸湯自魚尾上攻者用　安神湯方出丹溪　如肥人是濕痰

宜半夏蒼朮　瘦人是熱宜酒黄芩防風

面頭髮

○升麻黄連湯　治面熱

升麻　葛根各一錢半　甘草五分　倉朮八分半　荊芥三分

白芍藥七分半　生犀角四分半　川芎四分半　薄荷三分

酒黄芩六分　黄連酒洗五分　白芷二分

右剉水煎食後服

○冲和湯　治面唇紫黑乃陽明經氣不足也

葛根一錢五分　升麻　防風　白芷各一錢　黄芪

人參各七分　甘草四分　芍藥　蒼朮各三分

右剉薑棗煎服宜早飯後午前取天氣上升於中使陽易達於面也

○洗面香皂丸方　龔笑齋傳

甘松　藁本　香附　茯苓　細辛　三柰

茅香　川芎　明膠　白芷各五錢　白丁香

白斂　白芨各一兩　牽牛炒　瓜蔞根各三錢

楮實炒一兩　韶腦五錢　肥皂不蛀者一斤半煮去皮子用　菉豆一升畧炒香

右為細末以肥皂肉搗膏同菉豆粉和如乾加入
肥皂汁搗二千下丸如弾子大晒乾每日用洗
面不可經水一丸用一月
○洗面藥　治生䵟黷或生小瘡或生痤痱粉刺之
類幷皮膚燥痒此藥去垢潤肌
皂角三斤去皮　升麻八兩　楮實子五兩　白芨一兩　甘松五錢
連皮縮砂五錢　三柰三錢　糯米一升另研　加白芷一兩　菉豆
一兩另擂　天花粉一兩　白丁香五錢臘月收
右為末和勻量用洗面不惟馨香抑且去垢又一

方加白芷藿香五錢樟腦一錢煉蜜丸如彈子

大清晨洗面最奇美

○滋潤手面方

杏仁　天花粉各一錢　猪胰一具　紅棗二枚去核皮

右好酒二盞浸於磁器內早晚量用潤手面自然

皮膚無膩冬月用之

○去面上黑黶子法

用石灰水調一盞如稠粥以好糯米全者拌灰

中經一宿看灰內米色如水精爛者先將黶用

針微刺破將米少許塗上經一日將靨子剔[illegible]

不得着水一二三日愈

○治虱咬成瘡

用銅綠　明礬共為末和勻濕則乾摻如乾則

用油調加入水銀輕粉少許

○治面上粉刺方

兔絲子浸水取汁塗之

○洗面如玉膏

丁香一錢　白芷二錢　射香一分

右為末用燒酒調入瓦礶内熬成膏每日用少許
洗面令人顏色如玉
○苦參散　治頭上生虱用
苦參三錢　藜蘆一錢
右為末水煎去粗温洗頭上去虱盡死宜避風寒
○白芷散　去垢除汗氣用
好白芷三錢　王不留行一錢
右為末每用量擦頭髮内微揉擦後以篦子刮去

本樂自無息齋

○頭纖不能解　男子婦人通用

荆芥二錢　香油半盞　煎敷擦微久梳開

○面上雀子班　草麻子　蜜陀僧　硫黃各二錢

右用羊髓和勻臨睡敷上次早洗去

○梳頭髮油

胡桃肉　苓陵香　白花　藿香　草烏共二兩

右入真麻油二兩煎至五沸冷用○黑鬚桑椹膏桑椹二十箇和油核桃搗如泥拔出白鬚點孔中即生黑者

○髮中虱

光烏頭同擦藥末和勻摻髮中一夜皆死

又方取水銀三分用水和揉髮項上以帕勒之一夜皆死

又方藜蘆末摻入髮中經宿皆死自落

鼻

○宣明防風湯　治鼻淵腦熱滲下濁涕不止久而不已必成衄血之疾

黄芩酒炒　人參炙　甘草炙　川芎　麥門冬去心各一兩

防風去蘆一兩半加辛夷仁去毛研末篩過不然令人咳五錢

右為末每服二錢沸湯調服食後服日三服

○經驗秘方　治鼻中時刻流臭黃水甚者腦亦時痛俗名控腦砂有虫食腦中用絲瓜藤近根三五尺許燒存性為細末酒調服之即愈

○治鼻中生息肉

用狗頭骨燒灰一錢硇砂一分共研細末每用一分貼息肉上或久自落

○温肺湯　治鼻不聞香臭服多效

丁香二錢　防風　甘草　葛根　羌活各用一錢
升麻二錢　黃芪二錢　麻黃一錢　加辛夷仁去毛七分
右剉入葱白煎服食後服
又一方　赤鼻久不瘥
用大黃朴硝檳榔等分爲末水調敷患處三四
次洗淨却用銀杏嚼爛敷之不過五七次愈

耳

○耳鳴宜當歸龍薈丸　多飲酒人宜木香檳榔丸
耳聾以茱萸烏頭尖大黃三味爲末津調貼湧泉

穴以引火下行

又方治耳痛以白　吹入耳中及青礬燒灰吹之皆效

○大補丸　治耳鳴欲聾用黄栢一味不拘多少細切鹽酒伴新瓦上炒褐色為細末滴水丸如梧桐子大每服一百丸如氣虚以四君子煎湯下血虚以四物湯下

○通明利氣湯

治虚火上升痰氣鬱於耳中或閉或鳴痰火盛

者或憂鬱痞悶咽膈不利煩燥不寧效周蕙傳

橘紅二錢五分鹽水浸 生地黄一錢薑汁浸 貝母三錢去心

玄參二錢酒洗 川黄栢二錢酒炒 梔子仁二錢炒紫 撫芎八分

蒼术一錢米泔浸鹽水炒 香附米一錢五分童便浸炒 黄芩一錢五分酒浸猪膽拌炒 檳榔一錢 黄連一錢五分浸酒猪膽炒拌 白术一錢瓦焙 粉草四分 木香五分炙

右製作二貼每貼用水一鍾半生薑三片煎至七分去柤入竹瀝半盃食遠温服

加減當歸龍會丸 聰耳瀉火周蕙傳

秦當歸酒洗一兩　龍膽草酒洗一兩　梔子仁炒一兩　黃芩一兩
大黃五錢俱酒蒸　蘆薈五錢　青黛五錢　木香二錢五分　麝香五分
柴胡五錢去蘆　青皮一兩　牛膽南星三錢
右為細末神曲煮糊為丸如菉豆大每服二十一丸薑湯送下日進三服服一七後用針砂酒以通其氣用針砂一兩穿山甲末一錢拌針砂養一晝夜播去山甲將針砂用酒一碗浸三四日噙酒口內外用磁石一塊綿裹塞耳中即通戒暴怒忌色慾

○柴胡聰耳湯　治耳中乾結耳鳴如聾

連翹四錢 柴胡三錢 大甘草 當歸身 人參各一錢 水蛭五分炒另研 蝱虫三箇去翅足炒另研 麝香少許另研

右除後三味別研外其餘細切作一服加生薑三片水二盞煎至一盞去柤下三味末子再煎一二沸食遠服

鬚　髮有通用者

○點白方

每日拔去白鬚即以銀簪點母丁香末和薑汁

在根孔內則再生黑鬚來

又方銀鑛三錢 白礬二分 當歸二錢 硃砂一分半

川硃一兩 飛麵一錢

右為細末用清水調拔去白頭以銀簪點藥入鬚根孔內後出者如黑墨

○浸油方

礦石一兩研碎 當歸三兩

右以核桃油八兩浸灌七日搽抹自然黑

○烏鬚羊肝丸士大夫年四十五十者預服此丸不斷絕日日服之終身鬚髮不白此奇

方也

黑羊肝一具竹刀切瓦盆内羊膽汁片擺塗二晒乾要羊膽汁日日塗晒百箇汁為上少則一二十箇惟膽汁多為佳晒時以稀絹罩之免蠅灰之污

當歸四兩酒洗　熟地黃六兩酒蒸十九次　川芎酒洗　白芍藥酒炒各四兩　栢子仁去殼四兩炒　何首烏酒洗四兩　白茯苓去皮四兩　旱蓮花即墨菜蒸過四兩　覆盆子炒四兩　山茱萸肉酒浸去核淨肉乾秤四兩　生地黃酒洗四兩

自已髮如無童男女髮或胎髮代之俱用花椒煎滚湯泡過洗淨晒乾入小瓦罐内黄泥固濟炭火煆通紅取埋地中三日取出去土敲破罐刮下研入不拘多少

右俱不犯鐵器石磨磨為細末另用熟地黄十二兩入酒濃煎汁二碗去柤煮麵糊為丸每日空心及卧時酒下一百丸

又一方

单用自已髮或無病童男女髮與胎髮俱如上

煆過研為細末每用一二分空心酒調下絶佳

天下烏鬚髮方不效惟此稱奇

○烏鬚濵固齒藥

槐枝一斤青鹽二兩同入鍋内水三次煑極乾炒焦煆過存性刮下鍋底鹽共傾出地上一日出火毒再入花椒一兩五錢炒過同研細末每早嗽口後擦牙三五次温水嗽之固齒烏鬚濵去垂自有效處

又方

熟地黃　當歸　川芎　藁本　細辛
花椒　白蒺藜　青鹽　破故紙
没石子各等分俱用酒微炒黑研末每日擦牙
噤之亦可或水嗽如痛加升麻石膏羊脛鼠骨
鹽酒煅過加入極效

○染鬚方

五倍子不拘多少去灰研入新鍋內炒存性以
青布兜脚踏成餅以瓦礶收聽用每次一錢
枯過白礬二分　生礬一分　青礬一分半　硇砂通明者一分

紅銅末（用醋炒通紅再用醋淬炒紅者八次收起每次五分）没石子（有眼者半

分

右為細末用細茶五錢石榴皮訶子肉各一錢濃煎汁半酒盞調和小盞內頓在小鐵杓滚水内煑暈水多少勿令水入盞內待藥面如緑雲色皺起時先將皁角白礬煎水淨洗鬚鬢拭乾將盞内藥搽根并鬚數十次微火略烘乾却盡將盞内藥再頻溫搽染鬚鬢上以濕紙數層揩貼在鬚上外以青布兜之至天明鬚根下乾了將

温温皂角水洗淨根下若黒以指點油擦之少頃以紙搽之如鬚乾燥以絹包核桃肉油擦之連染三次如法與光潤可同生成矣盞内藥水且留每夜擦根下一二次則不生白短根如同自然之妙

眼目

久病昏暗以熟地黄當歸根為君羌活防風甘菊花之類佐之

暴發赤腫以黄芩防風為君以瀉火黄連當歸為臣

以養血羗活柴胡升麻白芷甘草爲使白睛紅加白荳蔻少許

○肥人風熱上壅眼目疼痛

防風　羗活　荆芥　酒芩各一錢

右水煎服食後服

○瘦人眼痛乃是血少無熱須用養血藥少加風藥

當歸　生地黄酒洗　玄參　川芎各一錢　防風

荆芥　菊花各五分

右細切水煎服之

○滋陰地黄丸

熟地黄一兩　生地黄一兩半　柴胡八錢　天門冬

炙甘草　枳殼　地骨皮　黄連　五味子各三錢

人參一錢　當歸身酒浸洗　黄芩各五錢

右爲細末蜜爲丸如菉豆大每服一百丸茶清下

○羊肝丸　治一切目疾不問内外翳障青盲等證

白乳羊肝一具以竹刀去膜　黄連一兩　甘菊花　防風

薄荷去梗　荆芥穗　羌活　當歸　川芎各三錢

右爲細末将羊肝蒸熟用藥末杵爛爲丸滚水食

遠下

○春雪膏　點赤眼效　朴硝不拘多少

右置豈腐上蒸化待流下以甕器盛之

○益陰腎氣丸　此壯水之主以鎮陽光

澤瀉　茯神各二錢半　生地黄酒洗　牡丹皮　五味子

山茱萸肉　當歸稍酒洗　乾山藥　柴胡各五錢

熟地黄二兩

右爲細末勿犯鐵器蒸搗煉蜜丸如梧桐子大每

服五十丸空心淡鹽湯下

○洗眼方

山梔子去殼一粒　白礬一分　五倍子三分

右三味用薄皮紙固封以井花水半盞浸一時水黃手指點頻頻洗目上下内外一日七八次水乾再添水白則宜換藥此方極便於富貴貧賤之人且有奇效常用物盖盞以免灰塵切不可開查入眼不良

○治雀眼方

有人遇晚夜即不能行目不見者用老麻雀以

針取雀眼中血汁點眼效或取白犬初生時乳汁點眼小犬眼開而人眼亦見

又方取鷹鷂眼中汁點眼中其效尤捷

又方用獖猪肝煮熟和夜砂作丸服之目遂明效

咽喉此証無藥處以竹快子札針刺破血出即安或用炒鹽末小竹筒吹入喉三五次吐涎就好

○治咽喉痛腫

荊芥穗　當歸身　桔梗　甘草各等分

右細切水煎放温漱而服之有熱加黄芩枳殻宜

刺少商出血立愈

少商二穴在手大指内側連爪甲間白肉際左

右皆取刺之血出立愈

○吹喉散　治咽喉一切腫痛

綠礬半兩別用青魚膽一箇以礬研細入膽内陰乾巴豆七粒去殼

朴硝二錢半另研　銅青一錢　輕粉五分　青黛些少另研

右將膽礬同巴豆肉於銅銚内飛過去巴豆合朴

硝已下四味再加麝香少許研匀每用一字吹

入喉中吐出痰血立愈　青魚膽礬末吹喉中

瘡極效

○上清丸　清上利咽膈

南薄荷四兩　桔梗　甘草各一兩半　白豆蔻一兩

片腦一錢

右爲末蜜丸含化　加孩兒茶一兩効速

○窮鄉下邑藥石不便用食鹽炒過紅研末以鵝翎

三截接長裝藥吹患處五七次吐出涎碗許即

安

○雞蘇餅　清上焦潤咽膈生津液化痰降火止咳

嗽周蕙傳

鷄蘇薄荷淨葉三兩冷水洗淨晒乾為末　紫蘇葉五錢　白葛粉一兩

烏梅肉二兩五錢另研為細末　眞檀香二錢　鵬砂五錢　柿霜四兩

白氷糖八兩

右為極細末入好片腦一分五釐研為末旋和入煉蜜捜和稍帶硬些印成餅如櫻桃大每服一餅噙化不拘時候

口

○三黃丸　無治五勞七傷消渴不生肌肉

黃芩春四夏秋六冬三兩 黃連春四夏五秋三冬二兩 大黃春三夏一秋二冬五兩

右三味煉蜜為丸如梧桐子大每服五丸未效加至七丸日三服一月病愈食後服虛者用理中丸

〇神仙方

乾姜　黃連　甘草各一錢

右為末摻瘡上即時盡退消為之赴席散共三味

〇柴胡地骨皮湯

治膀胱積熱於小腸膈腸不便上為口糜生瘡

潰爛心胃壅熱水谷不化等證

柴胡去蘆　地骨皮各等分

右細切每服五錢水一盞半煎至一盞食後温服如病人大段實者加大黄朴硝以利之

○治口氣方

芎藭四錢酒洗　丁香五錢　甘草三錢　細辛四錢　桂四錢半

右為末蜜丸如小豆大睡時噙一丸

○含香丸

桂心　甘松　木蘭花　陳皮

右爲末蜜丸噙化

○上清噙化丸 治口舌痛

薄荷葉三兩 朋砂五錢 天花粉一兩 天竺黃五錢 風化硝

防風 百藥煎 孩兒茶各一兩 桔梗七錢

甘草末一兩

右爲末煉蜜爲丸如彈子大每用噙化一丸

齒 彭用光曰齒者脾之外候胃火盛則疼也亦有腎虛者

○清胃散

治因服熱藥或食辛熱之物致使上下牙齒疼

痛不可忍牽引頭腦滿面發熱大痛足陽明
之別絡入腦則牙齒痛喜寒飲惡熱飲若是手
陽明大腸經中熱盛而作疼也則牙齒痛喜熱
飲而惡寒飲於此而分別之

當歸身　黃蓮夏月倍用　生地黃酒製各一錢　牡丹皮半錢

升麻一錢

右為細末作一服水一盞半煎至一盞去租帶涼
服痛甚加石膏二錢細辛三分黃芩一錢細茶
三錢大黃酒蒸一錢

右濃煎先嗽後噙而緩服效

○牙疼方

青鹽九錢 花椒二錢 乾姜三錢 蓽撥五分

石羔二錢 没石子二箇有眼者

右各爲細末擦患處再用花椒湯漱之

○擦牙

羊脛骨燒灰存性一兩 升麻 黄連各一錢

右爲末擦牙齒痛及疎豁處加生地黄木律龍膽草石膏末五錢常用亦佳

○清白散　治一切牙疼自用有驗用光曰此方極便益而有效

青鹽二兩　白鹽四兩　川椒四兩煎汁

右以椒汁拌二鹽炒乾為末磁器收早晚擦之永無齒疾就以嗽出水洗眼永無目疾此奇方也

○牙疼擦牙散　治風牙疼痛周蕙傳

草烏　白芷　荊芥穗　良薑　細辛各等分

右為細末擦牙流去涎水即效

○牙疼噙漱方

蘄艾二錢黑豆五錢蒼耳子二錢連鬚葱白七根
右用水一碗煎至七分噙漱

○堅牙散

用骨碎補一味白水洗淨銅刀切片用銅鍋炒内槐枝不住攪炒取出冷後又上火炒微枯黑色又住火冷後又上火炒至老黑色也火用文武火候

右研為細末無時擦牙神效極能堅骨固齒補髓去骨中毒氣止筋骨痛治牙則其痛不復作如

牙將落動搖者數數擦之立住再不復動驗效

若神

〇固齒黑鬚方

南枸杞子二兩 百藥煎二兩 香附米二兩 青鹽二兩

右老米飯擦成丸用陰陽房上瓦泥固濟炭火煨

黑灰用細羅過鉛盒盛貯每日清晨左右手擦

牙五七次滚白水嚥下

心痛 即胃脘痛

雖日久不食不死若痛止即食還痛必三五服後方

可吃

心膈大痛攻走腰背發厥嘔吐諸藥不效者就吐中以鵝翎探之出痰積碗許而痛即止

一方無藥處以鹽置刀頭燒紅淬入水中乘熱飲之吐痰而愈此法治絞腸沙大痛幾死者立效

○止痛捷方

山梔子研炒二錢五分 川芎一錢 蒼朮七分 黃蓮炒七分

乾薑八分 甘草五分 陳皮五分

右作一服加枳殼炒一錢生薑三片煎熱服服藥

後戒飲食大半日再煎滓服

○一方山梔子十五枚研炒入川芎一錢姜五片水一鍾煎熱服効

○失笑散　治心氣痛不可忍小腸氣痛

蒲黃炒　五靈脂細研酒調去沙土各五錢為末

右先以醋調二錢煎成膏入水一盞煎八分空心熱服凡胃口痛須分久新若明知身受寒氣口傷寒物初痛之時即宜温散若久即成鬱熱矣草荳蔻丸可一二服而止或氣弱人服之亦佳

若真心痛手足青至節即死此症少不可誤治

○草豆蔻丸　治客寒犯胃而痛熱亦可用

草豆蔻麵裹煨去皮膌一錢四分　橘皮　吴茱萸湯洗焙

人參去蘆　黄芪蜜炙　白姜蚕　益智仁各八分

生甘草　炙甘草　當歸身　青皮醋炒各六分

澤瀉小便多者減半　半夏姜汁炮去皮膌各一錢　桃仁去皮心七箇

麥芽一錢五分炒　神麴　柴胡痛用二分詳脇下痛者多少用之

薑黄各四分

右爲末桃仁另研如泥入末研勻湯浸蒸餅爲丸

每服三十丸食遠旋斟酌多少用白湯下

○又方有平日喜食熱物以致死血留于胃口而痛者用桃仁承氣湯下之有虫者時作時止苦練化虫丸治之

腹痛

詳按丹溪曰腹痛有寒有積熱有食積有痰有死血脉弦者多屬食而温散之蓋食得寒則滯得熱則行更宜以行氣快氣藥助無不愈者○凡腹痛多是血脉凝澁不行必用酒炒白芍藥惡寒而痛加桂惡熱

而痛加黃栢○如腹痛欲以物拄按者屬虛用人參白术乾姜官桂之類○如腹痛手不可按者屬實用建中湯加大黃或調胃承氣湯加桂枝類下之而愈○如因飲食至傷而作痛者必問因傷何物如傷生冷硬物而作痛者東垣木香見睍丸山查消積丸之類如傷熱物而作痛者枳實導滯丸三黃枳术丸之類看强弱緩急用而下之○如氣虛之人因飲食過傷而腹痛者宜補瀉兼施用二陳湯加川芎白术神麯麥芽人參蒼术之類或送下推積等丸子以下之

○如腹中常覺有熱而暴痛暴止者此爲積熱用調胃承氣湯之類下之○如因跌撲損傷而作痛者此瘀血證宜桃仁承氣湯抵當湯之類逐去其血即愈○如因毆損傷或酒後涉水血凝腹痛者大承氣湯加桂

○拈痛散

五靈脂去石　玄胡　蓬术　當歸

良姜各等分

右爲末每服二錢熱淡醋湯或酒調下

用光按丹溪腹寒痛者綿綿而痛無增減用理中湯小建中湯○熱痛則時作時止用三黃承氣湯死血痛者有定處而不移桃仁紅花蘇木四物湯○食積痛者必大便利而痛減遇仙丹下之○濕痰痛者必小便不利二陳湯加蒼术南星白芍玄胡之類○絞腸沙作痛以樟木屑煎湯大吐或白礬調湯吐之鹽湯亦可探吐宜刺委中或十指頭即安

○小建中湯

白芍藥酒炒三兩 桂枝一兩半 乾生姜一兩半 甘草一兩

每服五錢用棗一枚姜三片水一盞煎至八分去
滓下米飴糖二匙再煎溶温服

脇痛

○當歸龍薈丸　瀉肝火盛之要藥因内有濕熱兩
脇痛甚伐肝木之氣實宜用之

當歸　龍膽草　梔子仁　黄連　蘆薈
大黄酒濕溏火煨　青黛各五錢　木香二錢半　麝香五分另研
右爲細末神麯糊丸如梧桐子大每服二十丸
生姜湯下

○推氣湯　治右脇痛

枳殼　桂心　姜黃各五錢　甘草一錢

右水煎服

○枳芎散　治左脇痛

枳實　川芎各五錢　甘草一錢

右水煎服

腰痛

濕熱腰疼者遇天陰或久坐而發者是也腎虛者疼之不已是也瘀血者日輕夜重也

○三因安腎丸　治腎虛腰痛

破故紙炒　胡蘆巴炒　川苦練肉去核　茴香炒

續斷炒各三兩　桃仁炒　杏仁炒　山藥蒸

茯苓各二兩

右為細末煉蜜為丸如梧桐子大每服五十丸鹽湯下

用光按丹溪曰腰者腎之外候腰痛則腎將憊矣獨活寄生湯補中益氣湯加熟地黃杜仲北五味桑寄生小茴香之類亦有閃挫而痛者此瘀血也加桃仁

紅花蘇木

○灸腎俞 崑崙 青娥丸

○摩腰膏方

附子尖 烏頭尖 南星各二錢半 乾姜 雄黃

樟腦 丁香各一錢半 麝香五粒

右爲細末煉蜜爲丸如龍眼大每用一丸姜汁化開放手掌內火上烘摩腰上烘熱綿衣包傳定即覺熱或姜汁葱亦可摩

婦人腰痛瘀血四物加獨活續斷寄生小茴香桃仁

紅花入酒煎空心服効

閃挫腰痛用五積散加牽牛末一錢桃仁研碎九枚酒煎服

○治腰疼

黑牽牛半生半炒四兩

右研取頭末水為丸硫黃為衣空心鹽酒送下二十丸四服即止

○獨活寄生湯　治腎虛氣弱行步無力

獨活三兩　桑寄生真者如無以續斷代之　細辛　牛膝

秦艽　白茯苓　白芍藥　桂心　川芎

防風　人參　熟地黄　當歸　杜仲

甘草各二兩

右剉每服五錢水姜煎空心服下利者去地黄血滯於下刺委中穴血出即安仍灸腎俞崑崙穴尤佳

手麻木并足同一方并灸法

丹溪曰麻是氣虚木是濕痰死血

彭用光曰十指麻木是胃中有濕痰死血宜二陳湯

加蒼术白术桃仁桃花少加附子行經

○經驗三妙丸　治濕熱下流兩脚麻木或如火烙之熱

黄栢四兩切片酒拌畧炒　蒼术六兩米泔浸一二宿細切晒乾鹽水炒

川牛膝去蘆二兩

右為細末麵糊為丸如梧桐子大每服五七十丸空心姜鹽湯下忌魚腥蕎麥熱麵煎炒等物

愚按醫林集要云凡人手足麻木并指尖痺者皆痰滯經絡也宜用竹瀝姜汁白芥子合枳术丸或二陳

湯中加入服此以祛痰火散風氣更宜灸艾以防中風癱瘓宜預却穴法則百會肩顒曲池風市足三里絕骨此六處十一穴却病之法年少不可多灸

○麻用補中益氣湯加當歸木香香附青皮川芎少加桂枝引經○木用四物湯并二陳桃仁紅花二方俱用竹瀝姜汁白芥子以行經絡至脇肋達痰之所在也

○丸用竹瀝枳术丸　搜風順氣丸　獨活酒　蘇子酒皆可用

凡手指及臂痛用陳皮半夏茯苓甘草加酒黄芩蒼朮羌活肥人痰入南星半夏瘦人血少加四物湯防風煎必要竹瀝姜汁

疝氣

○芎附湯　治疝氣鬱在下焦痛苦難忍者極効

川芎　香附　蒼朮　柴胡　青皮　天台烏

玄胡索各一錢　檳榔五分　木香二分

右剉水煎空心服有瘀血加紅花一分桃仁五分

○治疝神方其病甚至氣上衝如有物築塞心臟欲

死手足冷者二三服除

硫黄火中溶化開即投水中去毒研細　荔枝核炒　陳皮炒

右各等分為末飯為糊丸梧桐子大每服十五丸空心酒下立止

○治疝方

用橘核仁晒乾去厚薄皮兩層每用五錢净微炒研細用老酒砂鍋中煮三四沸空心服再用熟酒一二盞盪鍋內餘藥服盡一切下部諸疾皆能止療若加小茴香荔枝核陳皮青皮柴胡俱酒炒水

與酒煎服亦好

○又方灸外踝穴在兩脚外羅拐骨下一指乃圓骨下灸三壯即愈　又云灸内踝然再發

○又方令絲瓜架上初結者記定直待枯滿架結盡葉落盡醫方取下初結者燒灰存性為末煉蜜成膏每晚好酒調下一匙如在左則左睡在右則右睡効

○治疝偏墜方　亦治女子瘕

用小軟藤將患人中指尖比至掌後有紋處止連

比兩截男左女右却将患人脚掌心亦從中指尖比至
脚根後稍上藤盡處止點定用筋頭大陳艾連灸
三壯用蒔蘿一兩二錢炒褐色為細末無灰好酒
調服仰卧七日不得轉動飲食大小便皆人喂布
兠或盆展接如不得已轉動則用手搊住盖恐起
動則經絡仍斷不能收上也全在柰煩安静之人
方可行此法

○又一方極効　治偏墜疝氣

萆麻子一歲一粒去皮研爛貼頂顖上却令患人

仰卧先貼萆麻膏於頭頂顱上将两脚掌相合用帶子綁住二中指於两指合縫處艾麥粒大灸七壯即時上去矣其効如神也

脚氣

○治脚軟　此乃腎氣虚也

杜仲一两斷片酥炙

用水半酒半合一盞半煑至八分服之此藥治色慾過度致使脚軟及治腰膝疼痛用酒者使藥力易至病所

○椒囊用士夫治脚氣良奇用川椒二斤實於䟽布囊中眞火踏上跣足踏椒囊上蓋椒氣性熱辟去寒濕甚有理一人用之月餘効真奇也此椒囊又添入檳榔末并熟艾三之一尤効此方亦奇

○八味地黄丸加續斷萆薢治脚弱極効老人加鹿茸牛膝

青娥丸加檳榔木香亦好

○治脚生鷄眼用芒硝煎湯泡洗次用皂礬於石上火焙候化汁待冷為末用少許摻患處

○檳蘇丸 治脚疼腫痛

檳榔三錢　蘇葉梗　防風　羗活　當歸

木瓜各二錢　乳香　没藥各一錢半

右為細末分作二服每服葱白帯鬚三莖姜三片酒二碗煎至八分沙糖一片如指大放碗内以酒擂溶化空心服酒隨人量飲醉為度待酒力尋至痛處以綿被盖痛上少睡片時避風以汗為愈功効如神

脱疰症

此屬氣血虛與熱氣虛參芪升麻川芎血虛四物湯

如熱加黄栢外以五倍子為末托而上之一次未收必至五七次而後收

○又方以陳壁土炮湯先薰後洗

○又方以鱉頭燒存性為末真麻油調付收龜頭亦可小兒脫症洞治法但小劑耳

諸瘅痛風

○解表升麻湯 治遍身壯熱骨節疼痛有痰加半夏南星各一錢

升麻 羌活 蒼朮各一錢 防風 柴胡

甘草七　當歸　藁本各五分　陳皮三分

春加黄麻去節

右剉水煎稍熱服後以葱湯投之得汗為愈

○治痛風方上中下疼痛

南星薑汁製　蒼朮製　黄栢酒炒各二兩　川芎一兩

白芷半兩　神麴炒一兩　桃仁半兩　威靈仙酒洗五錢

羗活五錢走骰節　防己半兩下行　桂枝三兩行臂　紅花酒洗一錢半

草龍膽半錢下行

右為末麴糊丸梧桐子大每服一百丸空心白湯

下

○臂痛方

蒼朮一錢半　半夏　南星　白朮　酒芩炒

香附各一錢　陳皮　茯苓各五分　威靈仙三錢　甘草一分

加羌活一錢

右作一貼水一鍾生姜三片煎食後服

中風此症未病之先服竹瀝枳朮丸可却去之人少知此妙理若與搜風順氣丸間服何中風之有

丹溪曰中風大率主血虛有痰或挾火與濕諸方書

皆謂外中風邪惟劉河間作將息失宜水不制火極是然地有不同不可一途而論西北人外中者亦有東南之人皆是濕土生痰痰生熱熱生風也真中風邪者東垣中血脉中府中藏之説甚好治法以治痰為先補養次之○初中急以手指掐刻人中令省○子和三法吐下汗如痰涎盛者口眼歪斜者不能言語者皆當用吐法輕者用瓜蒂散或蝦汁或稀涎散吐之或重而口噤者用藜蘆末少加麝香或半錢或一錢灌入鼻内吐之不已再吐亦有氣血虚而不

可用吐法者慎之不可執一全在活法

○小續命湯　多痰用竹瀝姜汁白芥子

麻黃去節　人參　黃芩　芍藥　防已　川芎

甘草　桂各一兩　附子五錢　防風一兩五錢

右剉每服五七錢加生姜五片水煎食前熱服金匱要畧有石膏當歸無附子

○防風通聖散

防風　川芎　當歸　芍藥　連翹　薄荷各五錢

石膏　桔梗　黃芩各一兩　荆芥穗　山梔子

白朮各二錢半 滑石三兩 甘草一兩

右㕮咀每服一兩加生姜水煎服此藥大黃芒硝桂麻黃三味對症旋入○自利體寒去硝黃○自汗去麻黃入桂枝○常用去芒硝大黃麻黃

○大秦艽湯

秦艽 石膏各二 甘草 川芎、當歸 芍藥

羌活 白茯苓、獨活 防風 黃芩 白芷

白朮 生地黃 熟地黃各一兩 細辛五錢

右㕮咀每服一兩水煎天陰雨加生姜七片春夏加

知母一两

○四君子湯　此三方俱用加減

人參五錢　白朮一兩　茯苓一兩　甘草一錢

用水煎服每服二两

○四物湯

當歸一兩　川芎一兩　熟地黄　白芍藥各二兩

用水煎服每服一两

○二陳湯

陳皮一錢　半夏二錢　茯苓一錢半　甘草一錢

用水姜煎服　三方加減詳後

中風與半身不遂大率多痰○在左屬死血與少血宜四物湯加桃紅花竹瀝加白芥姜汁○在右屬痰屬氣虛宜二陳湯四君子湯加竹瀝姜汁加白芥子此醫家當切記分治肥人多濕少加附子烏頭行經烏頭天雄皆氣壯形偉可為下部藥之佐勿輕用無表症此害人之禍相習用為治風之藥殺人多矣治風治寒有必用者當以童便煮而浸之以殺其毒且助下行之力入鹽丸捷

用光按玉機真藏曰風者百病之長善行而數變也
内經曰風之傷人也或為寒中或為熱中或為偏枯
所謂善行數變者此也今將五臟中風分別于後
○肝臟中風者其候筋脉拘攣手足不收屬風入肝
經也宜用犀角散此春木病羌活連喬續命湯
○心臟中風者乃夏丙丁日傷於心風其候多汗惡
風喜怒顛倒口乾面赤麻黄散茯神散丹溪桂枝續
命湯
○脾臟中風季夏得之證多汗惡風怠墮肢不收色

黃皮膚不仁如醉脉浮緩獨活散白术湯

○肺臟中風秋庚辛得之其狀腠理不密胃悶汗出短氣四肢痿弱其脉浮弦肺肝相尅用五味湯獨活散○腎臟中風冬壬癸得之狀證面色浮骨節痠疼

萆薢湯獨活散

右中風用藥必先順氣後用疎風其功可獲

中氣　治法附辨

詳考中氣與中風相似不可不辨別恐為時醫所誤其証相似語言蹇澁涎潮昏塞不知人事牙關緊急

但其手足如常不偏廢爲異此可以明辨也然亦皆由七情不調氣鬱所致以富貴汲汲貧賤戚戚久思不遂鬱鬱而不得志者成此中氣之疾所用之調降其氣自然平復經曰暴喜傷陽暴怒傷陰憂思不樂遂多厥逆此之謂也何以別之當再辨其脉如浮盛而弦緊或浮而洪此爲中風如其脉沉而伏者此爲中氣治中氣則氣多風少亦以蘇合香丸灌省人事漸甦然後徐徐用藥治無不効若例用風藥殺人如反掌經又曰無故而得瘖脉不至者此爲寒氣暴逆候

其氣復以巳醫者不審例用風藥誤哉方用烏藥順氣散八味順氣散加減治之効

○烏藥順氣散　治中氣中風并癱瘓

麻黃去節　陳皮炒　烏藥酒洗各二兩　白姜蚕炒去觜一兩

乾姜炮五錢　川芎　枳殼麸炒　白芷　桔梗各一兩

右為細末每服五錢水一鍾姜三片棗一枚去核煎溫服

○八味順氣散　治中氣

白术去芦炒　白茯苓去皮　青皮醋炒　香白芷　人參

陳皮去白炒　烏藥酒洗各一兩　甘草五錢

右為末每服三錢水煎服

按此二方須當臨證加減真氣虛而得此疾者最宜其或氣實而有痰當加減而臨機應變又在活法也

○中氣切不用小續命湯慎之

○灸法　中風預期覺手足麻木先灸後開穴法可免中風癱瘓之證

○百會穴在頭頂中央　肩顒穴在肩端舉臂取之

○曲池在手　風市正立垂手着腿當中指頭陷中

足三里　絕骨　此六處共十一穴治手足麻痺先
灸此以却中腑之證
○百會一穴如前　風池二穴在項後髮際陷中
大椎穴在背脊第一椎上陷中　肩井二穴在肩上
間使二穴在掌後三寸兩筋間　曲池二穴如前
三里二穴如前此十穴覺心中憒亂神思不悅或手
足麻痺此將中臟也宜先速灸此十穴以却之是預
防也
○豨薟丸　威靈仙丸　宜常服

破傷風（即鬬爭打傷）

○經驗秘方　治初破傷風發熱紅腫風邪將欲傳播經絡而未入深此屢驗

杏仁（去皮細研）　羅白麪（各等分）

右以二味和勻用新汲水調和如膏付傷處腫消熱退

一人因鬬毆眉稜骨被打破得傷風頭面大腫發熱予適在彼家以九味羌活湯服取汗再用杏仁搗爛入白麪少許新汲水調付瘡上腫消熱退而愈後

以此法治若干人皆驗

蘇木　紅花　桃仁　白术　黃蓮各一錢半

俱打碎用童便和酒煎服効

○道滯散　治墮馬墮車一切傷損内有瘀血凝滯疼痛　以此通利

大黃一兩　當歸二兩半　麝香少許　加桃仁二錢

右為末每服二三錢酒調下

○治跌打損傷及杖瘡此方極効名曰仙人火麻散

仙人骨灰此骨去燒人塲中尋取燒過白枯骨　火麻灰即黃苧麻做粗布的

麻燒灰

右二味各等分為細末用童便一盞酒一盞調下四錢即効未効再服如神

○祛風散　治風尸風痹遍身搔痒

歌曰防風荊芥地骨皮甘草芍藥緊相隨更加幾箇山梔子恰似笏箒掃康皮

大黄七錢半　厚朴一兩　枳實一兩　芒硝半合

右水煎服

○桂枝瓜蔞根湯　治柔痓通用

桂枝五錢　瓜蔞根一錢　乾葛五錢　芍藥五分

甘草一錢

右水姜煎服

○當歸補血湯　治一切血過多因無養筋令人四肢攣急口禁如痓

黃芪一兩　當歸五錢酒浸洗淨

右細切作一服水二盞煎至一盞温服如挾風或無破傷風者加防風羌活各一錢荊芥穗一錢半甘草五錢減去黃芪一半

厥證

○五味子湯　治陽厥脉伏手足逆冷或身熱脉數飲水手惕足擲大便秘大小承氣湯口渴白虎湯

五味子一兩　人參　麥門冬　杏仁　陳皮各等分

右細切用水三盞生姜十片棗二枚煎至一盞半去滓分二服

○通脉四逆湯　治陰厥下利青穀四肢逆冷脉微

甘草六錢半　附子大者一枚生用　乾姜一兩

如面赤者加葱九莖嘔者加生姜咽痛加桔梗

止脉不出加人參用水二大盞煎至一盞半去滓

分作二服

顛狂癇證

○控涎丹 治痰迷心竅狂言譫語如有所見

甘遂去心 紫大戟去皮 白芥子微炒各等分

右爲末姜糊丸每用姜湯下十丸食後臨卧服

○牛黄瀉心湯 治心經邪熱狂言妄語心神不安

腦子另研 牛黄另研 硃砂一另研各錢半 大黄生一兩

右各研爲細末和匀再研每服三錢凉生姜蜜水調下

○經驗秘方　治顛癇神効

九節菖蒲一味不拘多少不聞鷄犬聲者佳去毛焙乾

右以木臼杵爲細末不可犯鐵器用黑豮猪心以竹刀批開沙礶煑湯送下每日空心服二三錢

詳按博物志曰豮猪乃奄割去腎子公猪也故謂之豮猪人多不知故詳之

邪祟

一法单於病人房燒蒼朮其邪自走去矣

○秦承祖灸鬼法　治一切驚狂譫妄踰垣上屋罵詈不避親踈等証以病者兩手大拇指用細麻繩扎縛定以大艾炷置於其中兩介甲及兩指角肉四處著火一處不着即無效灸七壯神驗

○一方蒼朮製過爲丸硃砂湯服五十一日三次效

虛損

○補犬大造丸　方見前

○八味地黄丸　治腎經虛損久新憔悴盜汗發熱

五臟齊損瘦弱虛煩骨蒸痿弱下血咯血等証

乾山藥去皮蒸　山茱萸去核各四兩　澤瀉去毛　牡丹皮

白茯苓各二兩　熟地黄八兩　五味子三兩　麥門冬三兩

右爲細末煉蜜爲丸如梧桐子大每服五十丸白湯下　或六味地黄丸後生童男効用

○青娥丸　治腎氣虛弱腰痛俛仰不利此藥秘精大益陽事老人久服行步不倦

破故紙洗淨油炒十兩　杜仲五兩姜湯浸一宿炒去絲　胡桃五十個去皮另搗如泥

右將三味爲末與桃和勻量入米糊搗和丸如梧

桐子大每服七八十丸空心温酒或淡塩湯下

加山茱萸肉五两　鹿茸去毛酥炙二两半

養老親書中詩曰　十年辛苦走邊隅造化工夫

信不虛奪得風光歸掌上青娥莫咲白髭鬚

入補虛門

○壯神丸　治諸虛百損續脉壯筋烏髭鬚忌食蘿蔔

與諸血不犯鐵器

生地黄燒酒浸洗一斤　熟地黄酒浸洗淨各三

日夏二日以透爲則取出砂鍋焙乾爲末以一斤

淨者為則　杜仲半斤生姜汁炒斷絲或用酥炙
九次　破故紙四兩用黑芝蔴同炒聲盡為度去
蔴不用　血餘一兩用童子髮壯盛者用花椒皂
角二味煎水濾去查將此水洗泡去垢晒乾如核
桃大用滚香油内煠成血餅取出用紙捍去盡油
或以瓦罐盛瓦片蓋線札定黄泥固濟晒乾火煅
通紅取出埋地中三日敲破罐子如銀光色佳
右同為細末煉蜜為丸如梧桐子大每服五十九
空心無灰黄酒入塩送下乾餅壓之

瘵勞此即吐血色勞虛損等証

彭用光曰口鼻血出皆是陽盛陰虛有升無降血隨氣上越出上竅法當補陰抑陽氣降則血歸經

○神授散　此方病早服即安平人服之延年

川椒二斤擇去閉口者與梗畧炒出汗研取紅皮末白膜去之先去子取淨椒

右一味為細末每服二錢空心米湯送下或用酒米糊為丸如梧桐子大每服二三十丸漸加入九十丸空心酒下或米湯下凡人得傳尸勞病氣血未甚虛損元氣未盡脫絕方不須多但能

早用此方無有不愈者真濟世之寶也愚嘗治
一婦人用花椒二分苦練根一分丸服屍虫盡
從大便泄出大抵此下諸症皆當以四物湯加
入諸方

○治勞極禁方無比丸一名紫河車丸一名調鼎方

紫河車一具初生者佳或無病壯年婦人亦可一說男病用女女病用男米泔浸東流水洗蒸一日搗和藥末為丸

龍膽草　甘草炙各二錢　鱉甲酥炙半兩　桔梗去蘆

胡黃連　大黃酒拌濕蒸　苦參　黃栢酒洗

知母去毛　貝母去心　秋石研不必用煎煉者但尿缸上年久者取下洗過又名人中白長流水洗淨用以上各二錢半　犀角屑　蓬莪术

硝石各一錢半　辰砂一兩另研　敗鼓皮心一本鼓心誤也本草云鼓心甬靈能逐飛屍疰故用之米醋炙黃二錢半

右爲細末同河車擣勻集衆手爲丸如梧桐子大如乾加煉蜜辰砂爲衣每服二十丸加至三十丸溫酒送下胸熱食前膈熱食後服

○古今錄驗五蒸湯

人參近時多熱玄參代之　知母　黃芩各二錢　竹葉七斤

生地黄　乾葛各一錢半　茯苓一錢　甘草炙五分

石膏二錢半　米一合

右細切先以水三盞煎小麥二合煎至二盞去麥

再煎至一盞温服隨証加減于後

寒熱加黄芩　黄連　黄栢　大黄

虚熱加烏梅　柴胡　蛤蚧　青蒿　鱉甲　牡丹皮

肺蒸鼻乾加　烏梅　天門冬　紫菀茸

大腸蒸右鼻孔乾痛加大黄　芒硝

皮蒸舌白唾血加石膏　桑白皮

膚蒸肌肉熱　加牡丹皮

氣蒸鼻乾喘促遍身氣熱　加人參　黄芩　梔子

心蒸舌乾　加黄連　生地黄

小腸蒸下唇焦　加赤茯苓　生地黄　木通

血蒸髮焦　加生地黄　當歸　桂心　童便

脉蒸唾白浪語脉絡亂脉緩急不調　加當歸　生地黄

脾蒸唇焦　加白芍藥　木瓜　苦參

胃蒸舌下痛　加石膏　粳米　大黄　芒硝　乾葛

肉蒸食無味而嘔煩燥不安　加白芍藥

肝蒸眼黑 加川芎 當歸 前胡

膽蒸眼色白 加柴胡 瓜蔞

筋蒸中焦 加川歸 川芎

三焦蒸作熱作寒 加石膏 竹葉

腎蒸兩耳焦 加生地黃 石膏 知母 寒水石

膀胱蒸右耳焦 加澤瀉 茯苓 滑石

腦蒸頭眩熱悶 加生地黃 防風 羌活

髓蒸髓沸骨中熱 加生地黃 當歸 天門冬

骨蒸齒黑腰痛足脛疲虫食藏 加鱉甲 地骨皮 牡丹皮

當歸　生地黄

臀蒸腿細股腫腑臟俱熱加石膏　黄栢

胞蒸小便赤加澤瀉　茯苓　生地黄　滑石　沉香

思濟堂曰勞極之証五臟必歸重於一經假如足脛皮疼腰背拘急遺精白濁面色黧黑耳輪焦枯脉沉細數知其邪在腎也宜以四物湯加知母黄栢五味子麥門冬天門冬澤瀉杜仲肉桂煎入童便韭汁竹瀝服其或心神驚惕怔忡無時盜汗自汗心煩熱悶口舌生瘡咯血面赤脉洪而數知其

邪在心也宜以前方去杜仲澤瀉肉桂加茯神胡黃連蓮心遠志菖蒲硃砂之類其或嗽咳喘促衄血嗽血皮膚枯燥鼻塞聲沉時吐痰沫脉微虛而濇數知其邪在肺也宜以四物湯加沙參麥門冬五味子知母貝母桔梗桑白皮地骨皮欵冬花紫菀馬兜苓百合百部之類煎入童便竹瀝姜韭汁服其或脇痛目赤面青頰赤多怒虛陽不斂夢與鬼交甚則卵縮筋急脉弦知其邪在肝也宜以四物湯加燈心草龍膽柴胡黃芩青皮竹葉之類其

子湯加酒炒白芍藥蓮肉薏苡乾山藥茯苓澤瀉白扁豆之類凡骨蒸勞熱元氣未脫者炙崔氏四花六穴無有不安者也

諸血証即吐血衄血便血弱血

○加味四物湯　初起常服

生地黃酒洗一錢半　當歸酒洗七分　川芎酒洗七分　牡丹皮去木一錢

赤芍藥酒洗七分　山梔仁炒黑如墨出火毒一錢五　黃栢酒炒三分

知母酒炒五分　陳皮酒炒三分　白朮去蘆炒五分　甘草五分

玄參一錢　麥門冬去心一錢半

右作一服水煎七分温服

身熱加地骨皮去木一錢　軟柴胡酒洗五分　子實黄芩酒洗一錢

嘔衄血出大多加乾姜炒黑七分　側栢葉　茜根酒洗　大小薊各一錢　俱食後半饑服治上

大便血加槐花炒　地榆　百草霜各一錢半　俱空心服治下

小便溺多用炒黑山梔更加車前　小薊　黄連俱炒黑半各八分

四病俱用犀角如無以升麻酒洗代之一錢　阿膠炒五分　童便一

盞姜汁五匙韭汁七匙每次用參和服或初起旱

用生姜汁韭汁各半盞童便一甌參和調百草霜

服極效

○三黃補血湯治吐血

黃芪一錢　川芎　熟地黃各一錢半　當歸一錢　柴胡一錢

芍藥　生地黃各一錢　牡丹皮　升麻各五分

右細切作一服水二盞煎至一盞溫服

○犀角地黃湯　治衄血及吐血

犀角鎊　赤芍藥　牡丹皮　生地黃各一錢

右細末切作一服水煎食後服

○治溺血神效

生地黄四錢二分　小薊根　滑石　通草炒

蒲黄炒　淡竹葉　藕節　當歸酒浸

山梔子炒黑色　甘草炙各七分

右細切作一服水二盞煎一盞去渣温服

○地榆湯　治結陰便血不止漸而極效

地榆四錢　生甘草一錢半　甘草炙一錢　縮砂七枚另研

右細切作一服水一盞半煎至一盞温服

○槐花散　治腸風藏毒下血

槐花炒　側栢葉杵　荊芥穗　枳殼麩炒黄色

右各等分為末每服二錢空心米飲調下

○酒煑黄蓮丸

黄蓮去鬚十二兩　好酒五斤

右将黄蓮細切以銀石器内酒煑黄待乾盡為度焙乾為末麪糊為丸如梧桐子大每服三十丸

空心服

槐角炒一兩　地榆　黄芩　當歸　防風

枳殼各半兩　牡蠣煅　人參　川芎　芍藥
木香　川山甲炒各一兩　金銀花一兩半
没藥　乳香各七錢另研
右為末酒糊丸如梧桐子大每服五七十丸空心
米湯下
○龍骨散　治衄血不止凡九竅出血皆各止之
龍骨不拘多少
右一味細研吹入鼻中即止
○又髮灰丸

用小兒胎髮如無以壯年無病人頭髮剪下者爲上自落者次之燒灰細研別用新取側栢葉擣汁調糯米粉打糊爲丸如梧桐子大每服五十丸白湯下之或煎四物湯送下尤妙空心服之

○熨法治衄血

大紙一張作八摺冷水浸濕置頭頂心以熱熨斗熨之良久立止

自汗　盜汗附

内經曰心之液爲汗原病式曰心熱則出汗東垣曰

面南坤土也在人則爲脾胃夫人之汗如天地之雨陰滋其濕則爲霧露爲雨也

○麥煎湯　治諸虚不足及新暴虚津液虧欠體常自汗夜卧則甚久而不止體瘦心怯驚惕短氣疲倦

牡蠣　黄芪　麻黄根各一錢

右細切作一服入小麥一百餘粒水煎服

○當歸六黄湯　盗汗之聖藥也

當歸　黄芪各一錢　生地黄　熟地黄

黄栢　黄連　黄芩各七分

右細切作一服水二盞煎至一盞食前溫服小兒減半又曰小兒不須治雖能自愈然不治病恐日甚治之尤妙

潜谿曰小兒自汗乃脾虛發汗用肥兒丸服効方見上

○正氣湯　治盜汗

黄栢　知母俱炒各一錢　甘草炒五分

右剉水煎空心服

治遍身汗出不止用新桑葉一味乘露採摘控乾研

爲末每服二錢空心米湯調下昔一遊僧體瘦飲食甚少每夜遍身出汗衣服皆濕透遇仙道人授服之而愈其後多人效此奇良之方也

火熱

丹溪曰陰虛火動者難治

凡火盛不可驟用寒凉必須温散

木通下行瀉小腸火　人中白瀉肝火尿缸岸也秋石亦是

黃芩黃連以猪膽汁拌炒能瀉肝膽之火

黃栢加細辛瀉膀胱之火

青黛能瀉五臟之鬱火
小便降火極速山梔子能降火從小便中瀉去
其性能屈曲下行人所不知
○石膏丸　瀉胃火併食積痰火
石膏煆為細末醋丸菉豆大清米飲送下
手心熱乃熱鬱當用火鬱湯或用梔子香附白芷
半夏川芎麵糊為丸服
○火鬱湯　治四肢熱及五心煩熱因熱伏土中或
血虛得之或胃虛多食冷物抑遏陽氣於脾土之

中

羌活五分 升麻 葛根 芍藥各一錢 人參五分

柴胡 甘草生各三分 防風二分半 葱白五莖

右細切作一服水一盞半煎至一盞稍熱服

○滋腎丸 降腎火

黃栢二兩火捽陰乾 知母二兩去毛酒浸陰乾 肉桂一錢去皮

右二味氣味俱陰以同腎氣故能補腎而瀉下焦火也桂與火都同體故以寒因熱用凡諸病在下焦皆不渴也右爲細末以熱水丸百沸湯下

○三補丸　瀉三焦火

黄芩　黄連　黄栢各等分

右爲細末新汲水丸服

○涼膈散

連翹五錢　甘草七錢　大黄半炒　黄芩　薄荷

芒硝各一錢半　山梔仁五錢

右剉入蜜半匙水煎食遠服去硝加桔梗治胃中

膈頭面及六經中熱其合解毒湯服嘔加生姜

半夏衂血加當歸芍藥生地黄

○上清丸　治上焦熱而生瘡咽疼

薄荷二兩半　砂仁　川芎各一錢　甘草二錢半

桔梗三錢　黄芩一兩

右剉爲末蜜丸噙化

凉膈散之類治上焦熱　調胃承氣等類治中熱

滋腎丸之類治下焦熱　柴胡飲白虎之類治氣分熱

防風通聖散治一切風熱　桃仁承氣等類治血分熱

四物柴胡治婦人潮熱甚其合黄連解毒或用

防風當歸飲下

平旦潮熱自寅至申行陽一十五度諸陽用事熱在
行陽之分肺氣主之當以白虎湯瀉肺中之火
日晡潮熱自申至寅行陰二十五度諸陰用事熱在
行陰之分腎氣主之故從地骨皮飲以瀉血中之火
地骨皮瀉腎火總治在外牡丹皮治胞火及無汗之
骨蒸又能瀉陰中之火用四物加此二味能治婦人
骨蒸潮熱或加入逍遥散内累有效
若陰虛火動四物加知母黄栢生地黄
若氣虛發熱用黄芪三錢人參甘草各錢半煎湯時

時呷之甘能除火熱

〇大金花丸

黄連　黄栢　黄芩　大黄炒各等分

右為末滴水為丸梧桐子大每服三五十丸清茶下加梔子减大黄名梔子金花丸咳唾膿血童男童女皆可治

〇服輪廻湯法即自己小便

凡吐紅及諸失血此病初起極要謹慎戒遠房勞獨宿每夜卧時吃白滚湯一小鍾至半夜小便解

去污穢飲食濁氣者一次至子時却一陽生到天
明有小便乃一元真氣也却截頭畧解出一些即以鉛
碗盛一碗後去尾即解去後面些将碗内小便乘熱入甘
草末一錢通口閉眼服之隨以甘草末嚼之或生
姜一小片嚼之此乃輪迴返元之丹服之終身可
延百歲吐血衄血便血虛損服之神效

痰此無火治宜竹瀝枳朮丸方見前

○二陳湯乃一身之痰都管為治痰之神藥

陳皮去白炒一錢　半夏姜汁製二錢　白茯苓去皮錢半　甘草五分

右作一服水一鍾姜三片煎食後或半饑時各一服如熱加黃芩前胡　濕加蒼术白术羌活氣虚加黄芪人參　血虚加當歸地黄食積加山查神曲枳實

○潤下丸　降痰極妙

半夏二兩如上製　南星一兩如上製　黄芩一兩　黄蓮一兩炙

甘草一兩　陳橘紅半斤以白礬水拌浸煮一滚去白晒乾炒

右爲細末水煑神曲粉爲糊丸如梧桐子大每服五十七丸白湯下　一日可服二次

加味小胃丹　臨卧時白湯一口送下二十五丸甚妙取高上之濕痰也方見上

○清氣化痰丸　上熱有痰用此方出便民圖纂

黄芩酒洗　黄連姜汁炒　黄栢酒炒　小皁角去皮弦子炙

蘿葍子炒　枯白礬各一兩　蒼术製二兩　灰姜仁炒

陳皮炒各一兩　南星　半夏如上製各一兩半　香附米四兩

蛤粉三兩　當歸一兩

右為末姜汁煑糊為丸每食後白湯下五十丸

咳嗽上熱血虚用

○百合二母湯

百合一錢　知母一錢　前胡八分　生地黄五分

貝母一錢　天花粉八分　麥門冬去心一錢　陳皮炒七分

黄芩七分　五味子九箇　白茯苓八分　白术七分

甘草六分　桔梗七分

右水姜煎食遠空心各一服煎滓

○清肺飲　治時氣咳嗽用

蘇梗葉一錢　杏仁一錢　陳皮一錢　桔梗一錢半

前胡一錢　白茯苓一錢　香附一錢　山梔仁炒一錢

桑白皮一錢半　枳實七分　黃蓮三分　甘草二分

食後姜葱煎熱服煎渣

哮喘此病惟卧時用姜湯下小胃丹十五丸久久見效每夜一次

按丹溪曰哮喘痰火在膈上用二陳湯小胃丹卧時

服方見上

嘔吐有物無聲謂之吐有聲無物謂之噦嘔吐謂之有聲有物

用光曰胃中有熱膈上有痰二陳湯加炒梔子姜汁

炒黃蓮各一錢倍用生姜九片煎服

○一方单用濃姜湯亦效

○茱萸陳皮丸

陳皮五錢 蒼朮炒去皮七錢半 黃連陳壁土炒去土 黃芩製同上

吳茱萸煮少時晒各五錢

右為末神曲煮糊為丸如菉豆大每服三十五丸

少用生姜湯下

吞酸與嘈雜同多是胃虛飲食遲化故也宜消飲食化痰涎

治酸水剌心及吞酸嘈雜用二陳湯加枳實炒黃連

神曲蒼朮川芎香附子柴胡入生姜煎服效諸藥各一錢

○黃連茱萸丸治吞酸

益元散七兩 吳茱萸一兩水浸一宿焙乾 黃蓮姜汁炒一兩

右爲末飯丸梧桐子大每服七八十九食遠白湯

下

○理中湯治嘔加陳皮丁香生姜

甘草一錢半 乾姜一錢 白朮 人參各一錢半 加陳皮

一錢 丁香三分 生姜五片 煎服

○一方治嘔逆用生姜三錢肥紅棗二十枚煮湯時

飲之皖逆與嘔吐通用

○半夏生姜湯

半夏五錢 生姜五錢半 水煎服

惡寒非寒乃熱也

○六物湯

當歸二錢 白芍藥一錢 黃栢八分 熟地黃一錢

川芎一錢 知母八分 作一貼水姜煎服

○地骨皮散

地骨皮去木 軟柴胡 當歸 黃芩 牡丹皮去木

麥門冬去心 白朮去蘆 黃連各一錢 水煎服

○二陳湯

陳皮一錢　茯苓八分　黄芩八分　黄連七分
玄參一錢　半夏一錢　甘草五分　當歸一錢
乾葛一錢　水姜煎服

○調中益氣湯

白朮一錢　升麻五分　五味子十三粒　青皮醋炒七分
澤瀉五分　神曲一錢　甘草三分　人參七分
柴胡五分　麥門冬一錢　乾葛七分　黄芪一錢
當歸一錢

已上諸方隨症選用俱各等分依製水姜煎服

惡熱當作陰虛寒治之

○滋陰八物湯

玄參一錢　白朮一錢　知母一錢　麥門冬一錢

黃栢五分　當歸一錢　川芎八分　黃芪五分

陳皮五分　甘草三分　各依等分加姜一片用水煎服　痰加半夏　渴加天花粉　氣虛加人參虛甚加附子肉桂

○八味地黃丸方見上

○滋陰補腎丸

黃柏　當歸　熟地黃　知母　肉桂　破故紙各等分

右爲末煉蜜爲丸空心服

四時方　畧有遠和者用

○春用芎芷香蘇散

川芎一錢　白芷一錢　香附米研碎一錢半　蘇葉一錢　甘草　陳皮各一錢　防風一錢　水姜煎熱服

○夏用五苓散

猪苓　澤瀉　白术　白茯苓　甘草各一錢

右作一貼白水煎服　長夏加香薷黄連山梔

○又方清暑益氣湯　氣血虛者及仕宦貴人用

黄芪　蒼术　升麻各一錢　人參　白术　陳皮

神曲　澤瀉各五分　甘草　黄栢各三分　當歸五分

麥門冬一錢　青皮五分　乾葛一錢　五味子九粒　水煎稍

熱服　入生姜一片

○秋用藿香正氣散

藿香八分　蘇梗七分　大腹皮八分　陳皮一錢

半夏一錢　蒼术八分　升麻五分　白茯苓一錢

甘草五分　黃芩一錢　香薷八分　水姜煎熱服

㊁冬用補中益氣湯　舊用五積散不宜惟此方效

人參　黃芪　甘草　白朮　當歸身各一錢

柴胡酒洗　升麻酒洗各五分　陳皮一錢　頭痛加川芎

白芷各七分　水姜煎溫服

冬月天寒浸地黃酒方　常用禦寒

熟地黃　當歸　牛膝　五加皮各一兩　獨活五錢

右五味剉粗片浸酒一埕七月後每早飲三五杯

以禦寒氣

腋臭即體氣

此症人患者多倉卒無藥及欲斷根源用此方

单方用自己小便洗一次米泔洗二次自然姜汁每日擦十餘次一月之後可以斷根

○神方

枯白礬　鉛粉　松脂　各等分為末擦之

○十香丸　含化令人遍體俱香

沉香　木香　白檀香　零陵香　甘松去子

藿香　白芷　雞舌香　肉豆蔻去殼　細辛

芎藭　檳榔　丁香各半兩　龍腦　麝香各二錢

右為細末研勻煉蜜和丸如芡實大每服一丸不拘時含化嚥津一日三五度

○治體氣方

枯礬一錢　輕粉二分　蛤粉二錢　蜜陀僧五分

麝香半分　松香一錢

右為末每用少許擦之

試效要方卷之五終

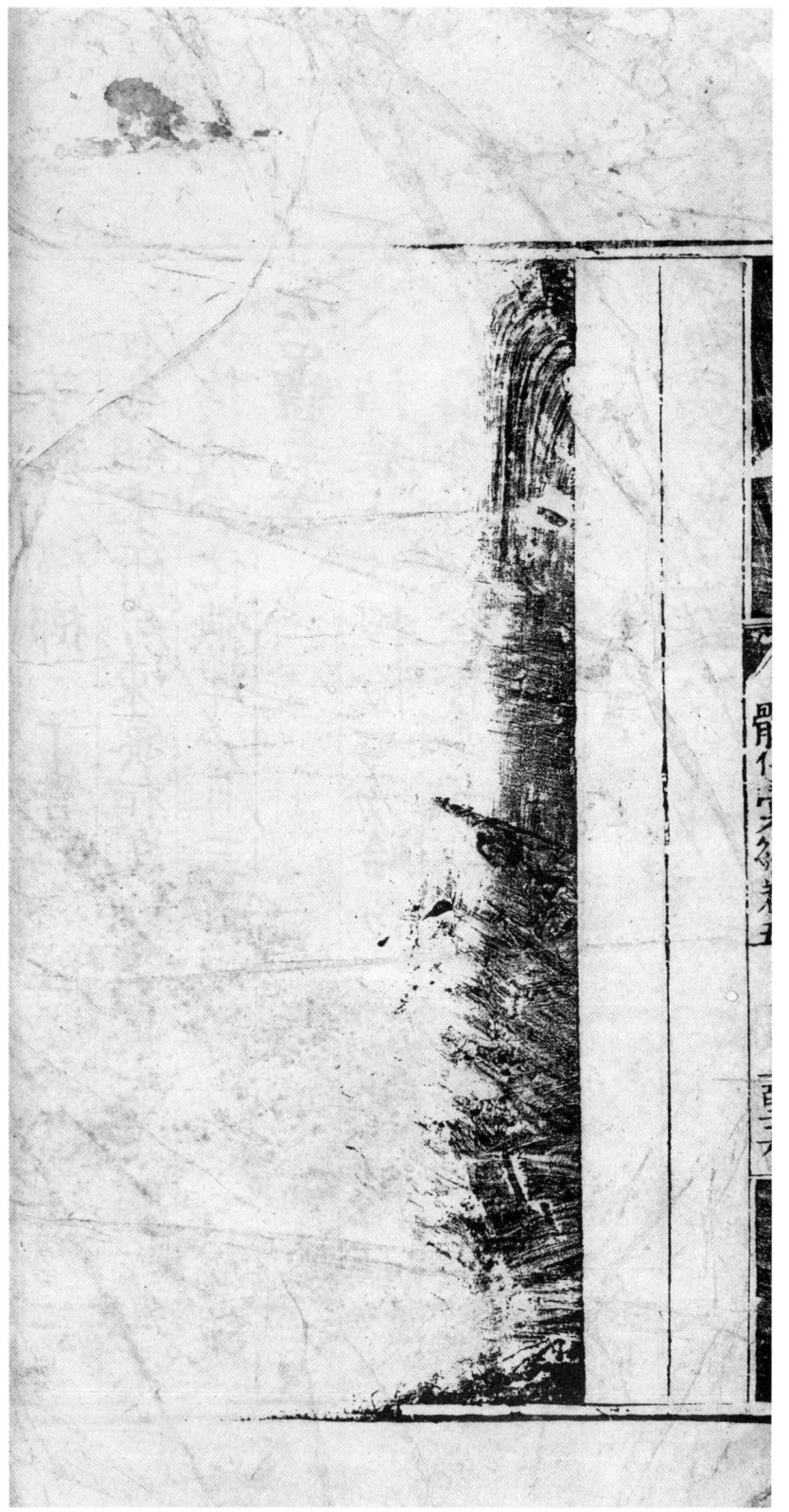

試効要方卷之六

廬陵彭用光編

傷寒 附内感房勞傷寒、六經人形圖、夾食傷寒、四十六方

詳按丹溪曰外感無内傷者用仲景法傷寒挾内傷者十居八九經曰邪之所湊其氣必虛補中益氣湯從六經所見之證加減用之氣虛甚者少加附子以行參芪之功○補中益氣加減法如見太陽證頭項痛腰脊強加羌活藁本桂枝陽明身熱目疼而鼻乾不得卧加葛根倍升麻少陽胸脇痛而耳聾加黄芩

半夏川芎倍柴胡太陰腹滿而嗌乾加枳實厚朴少陰口燥舌乾而渴加生甘草桔梗厥陰煩滿而囊縮加川芎變證發斑加乾葛玄參倍升麻

東垣謂内傷者極多外傷者間而有之此發前人未發欲辯内外傷之證詳觀此辯法外感之脉左手人迎脉浮而緊於左之三部手背熱而口知味此為外感之病也内傷之脉右手氣口脉大於左二三倍而洪盛手心熱而口不知味此内傷之病也若外感挾内傷則左右脉俱盛手心與手背皆熱以此辯之如

黑白之易見奈時醫之未曉故詳註于此以示後學

傷寒六經傳變圖附

用光詳考傷寒六經為病陰陽虛實或冷或熱者無非客邪之所為也內經言人傷於寒者則為病熱者言常而不言變也仲景謂或寒或熱而不一者備常與變而弗遺也蓋陽邪傳者常也陰邪傳者變也且夫陽邪以日發熱七八日不解此表證在當發其汗又少陰病得之二三日口燥咽乾者急下之宜大承氣湯主之此皆不以日數而言也守真曰誰敢二三

日便以大承氣下之蓋聖人書不盡言言不盡意說其大槩爾蓋太陽為諸經之首傳變居多且熱邪乘虛之經則傳也若經實則不受邪而不傳也且夫太陽水傳陽明土乃妻傳夫謂之微邪陽明土傳少陽木亦曰妻傳夫乃微邪也少陽木傳太陰土乃夫傳妻謂之賊邪太陰土傳少陰水亦曰夫傳妻乃賊邪也少陰水傳厥陰木母傳子謂之虛邪太陽水間傳少陽木乃毋傳子亦曰虛邪也太陽水越經而傳太陰土謂之微邪又曰誤下傳也太陽水傳少陰水此

乃陰陽雙傳即兩感太陽水傳厥陰木乃母傳子謂之虛邪又曰首尾傳也夫傷寒傳至厥陰肝經為尾蓋厥者盡也正氣將復而邪氣將解水升火降寒熱作而大汗解也若正氣不復邪無從解陰氣勝極則四肢厥冷舌卷耳聾囊縮不知人而死矣趙氏曰大抵邪在陽經則易治傳入陰經則危殆蓋陽微而陰盛正虛而邪實也況誤下內陷汗虛別經則壞異傾危可立而待也凡治傷寒之要須讀仲景之書當求立法之意不然則疑信相雜未免通此而碍彼也要

在熟讀詳玩其意其例自見則治法不差矣若不得其例往往執論專方而膠柱鼓瑟則治法胥壞矣許氏曰讀仲景書用仲景法未嘗守仲景方所謂得仲景心也盖讀之者可不於片言隻字以求其意歟幸與陶節菴瑣言兼用庶合時令云此正冬寒正病論治用麻黄桂枝湯餘三時宜羌活冲和湯

○治法曰一日二日可以發表而散三日四日可以和解而痊五日六日便實方可議下七日八日不愈又復再傳日傳一經名為兩感經傳六日應而難痊

傷寒正病醫法

○太陽頭疼身熱脊強

○陽明目疼鼻乾不眠

○少陽耳聾脇痛寒熱嘔而口為之苦

○太陰腹滿自利尺寸沉而津不到咽

○少陰則舌乾口燥

○厥陰則煩滿囊縮

彭用光曰傷寒次序傳變六經論已明於前復繪六經圖凡治得此圖對圖辨症用藥庶無悞

醫宜用心

決保萬全

足太陽膀胱經圖頭爲諸陽之首故多傳變受病爲先也其脉起於目内眥從頭下後項連風府行身之背終於足也其證頭疼項強腰疼骨節痛也經曰太陽頭痛脉浮項背強而惡寒若發熱汗出惡風脉浮緩者爲傷風若脉陰陽俱緊頭痛惡寒嘔噦身疼或已發熱或未發熱者名曰傷寒宜發汗不可輙下之表邪乘虚内陷傳變不可勝數又不可利小便利之則引熱入裏其害不淺若本病煩熱小便不利者乃利之則爲禁也如小便自利如常則不可利也凡有汗不得再發汗汗多不得利小便有汗不可服麻黄無汗不可服桂枝也

足太陽膀胱經圖　第一日

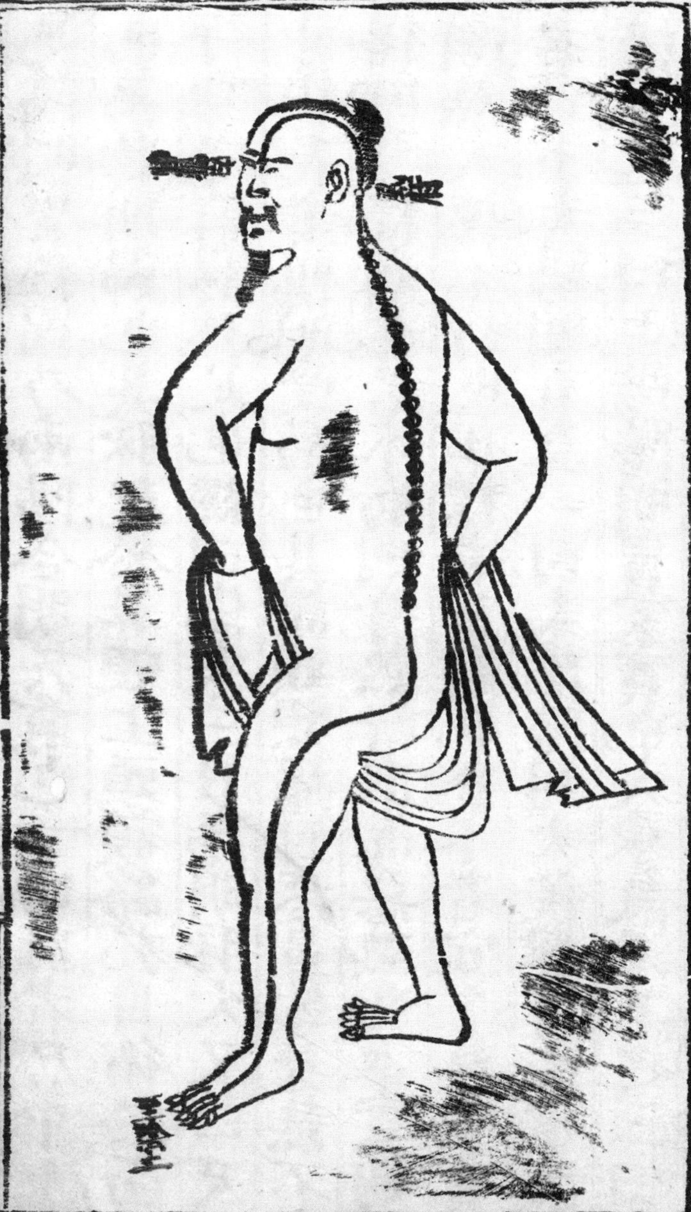

足陽明胃經圖乃兩陽合明於前也一曰府者居中土也萬物所歸也其脉起於鼻頞上頭額絡於目循於面行身之前終於足也經曰傷寒二日陽明脉大又曰尺寸俱長者陽明受病也其證頭額痛目疼鼻乾身熱不得卧乃標病也若本病則身熱汗出而惡熱也本實則潮熱大便不行也在標者當觧肌在本者宜平熱本實者可下夫陽明有三一曰太陽陽明大便難者小承氣湯主之二曰正陽陽明胃家實也大承氣湯下之三曰少陽陽明胃中燥熱實不大便者大柴胡湯主下之

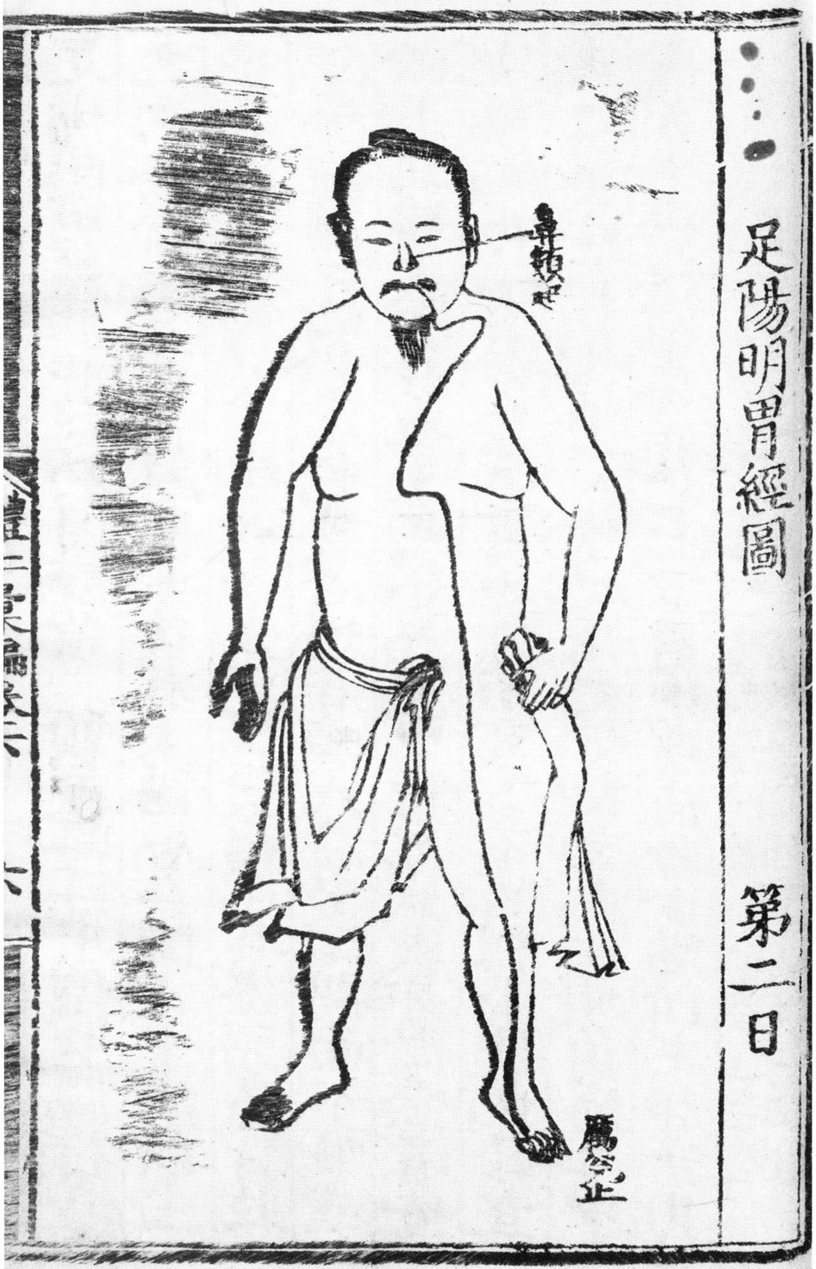
足陽明胃經圖
第二日
鼻頞起
厲兌止

足少陽膽經其脉起於目鋭眥上頭角絡耳中循胷脇行身之側終於至足也前有陽明後有太陽居二陽之中所以主半表半裏經曰尺寸俱弦者太少陽受病也其證頭痛目眩口苦胷滿耳聾脇痛也或心煩喜嘔或胷中煩悶而不嘔或心下痞鞕或寒熱往來或發熱或申時尤盛或身微熱者皆少陽也凡治有三禁不可發汗不可下不可利小便也只宜和之惟小柴胡湯出入增減用之如神効也凡頭角痛耳中痛耳中烘烘而鳴耳之上下前後腫痛皆少陽所主部分其火爲之也若口苦者少陽之膽熱脇下鞕者少陽之結也

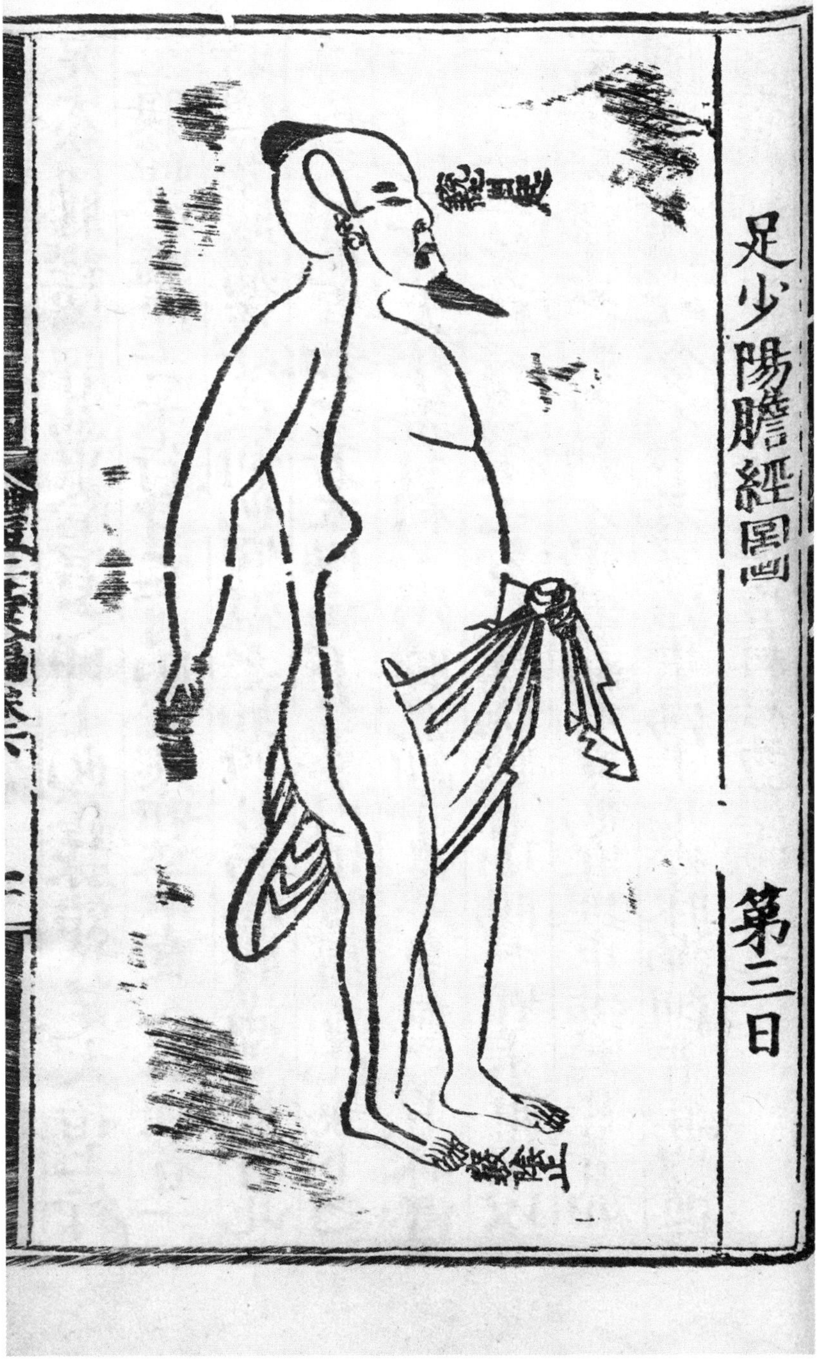
足少陽膽經圖
第三日

足太陰脾經屬脾為中營之坤土也其脈始於足大指上行
至腹絡於嗌連舌本行身之前也若寒邪卒中直入本經者一
時便發腹痛或吐或利也宜溫之如四日而發腹滿嗌乾者此
傳經之邪也宜和之若太陽病下之早因爾腹痛者此誤下之
而傳也凡治太陰證自利不渴脈沉細手足冷急溫之若脈浮
者可發汗宜桂枝湯主之若發熱脈數者少陽之邪未解須以
小柴胡湯主之如自利不渴者藏有寒也宜理中湯寒甚者加
附子腹滿嘔吐食不下者宜治中湯手足冷脈沉細者宜四逆
湯若傳經邪熱內陷腹痛者宜桂枝芍藥湯主之

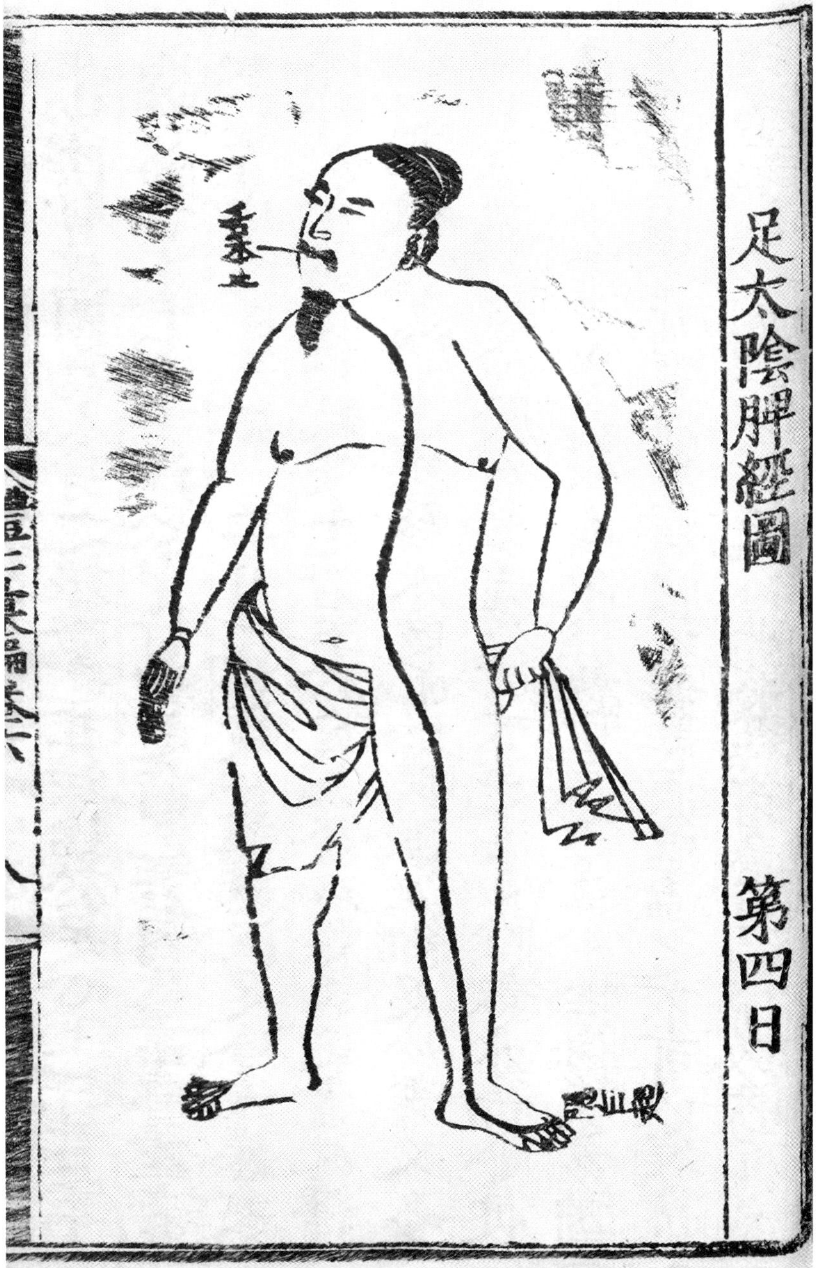
足太陰脾經圖
第四日
舌本

足少陰腎經圖為人身之根蒂也其脈始於足心上行貫脊循喉絡舌本散舌下注心中行身之前也若因慾事腎虛者寒邪直中之也其證一二日便發故發熱脈沉足冷或惡寒倦卧也宜溫經而散寒也若五六日而發口燥舌乾者此傳經之熱邪宜急下之恐腎水乾也如其脈沉細足冷者又不可下急溫之脈沉疾有力者乃可下之凡少陰飲水而小便色白者下虛有寒引水自救非熱宜溫之蓋少陰傷寒多因勞傷腎經之所致有緊有慢其害甚速宜溫之不可以寒涼之藥妄投之也但脈沉足冷雖發熱者急宜溫腎以扶元氣

足少陰腎經圖　第五

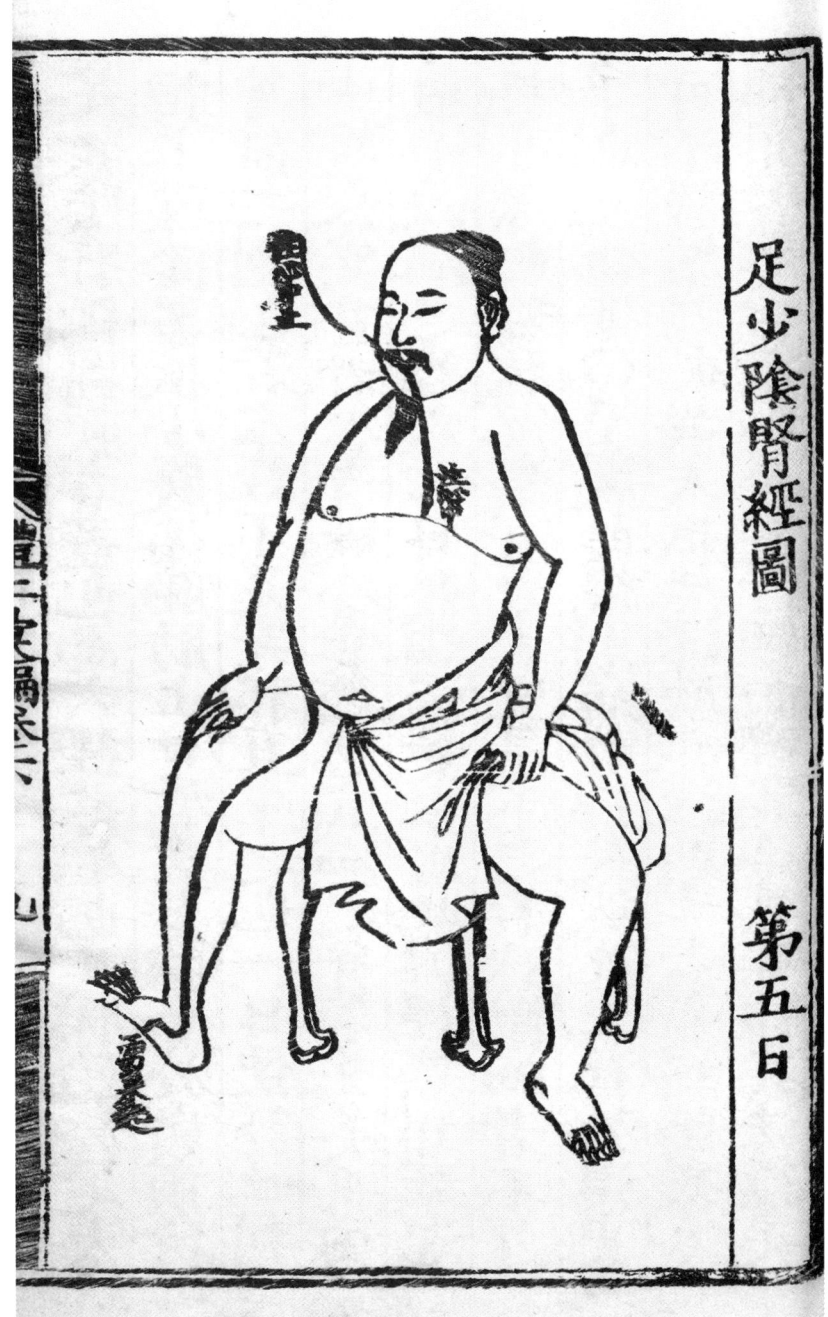

足厥陰肝經圖厥者盡也爲六經之尾也其脉始於足大指上環陰器抵少腹循脇肋上口唇與督脉會於巔頂行身前之側也若本經不足寒邪直中之也一日便發吐利少腹疼寒甚者唇青厥冷囊縮急宜溫之并着艾灸丹田氣海以溫之若六七日發煩滿囊拳者此傳經熱邪厥深熱亦深也若脉沉疾有力者宜急下之若脉微細者不可下也凡傷寒傳至厥陰經則病勢極矣然死生在於須臾可不謹察之也哉大抵熱深厥亦深則舌卷囊縮陰寒冷極亦舌卷囊縮也要當仔細而辨其冷熱之治其法微矣

足厥陰肝經圖　第六日

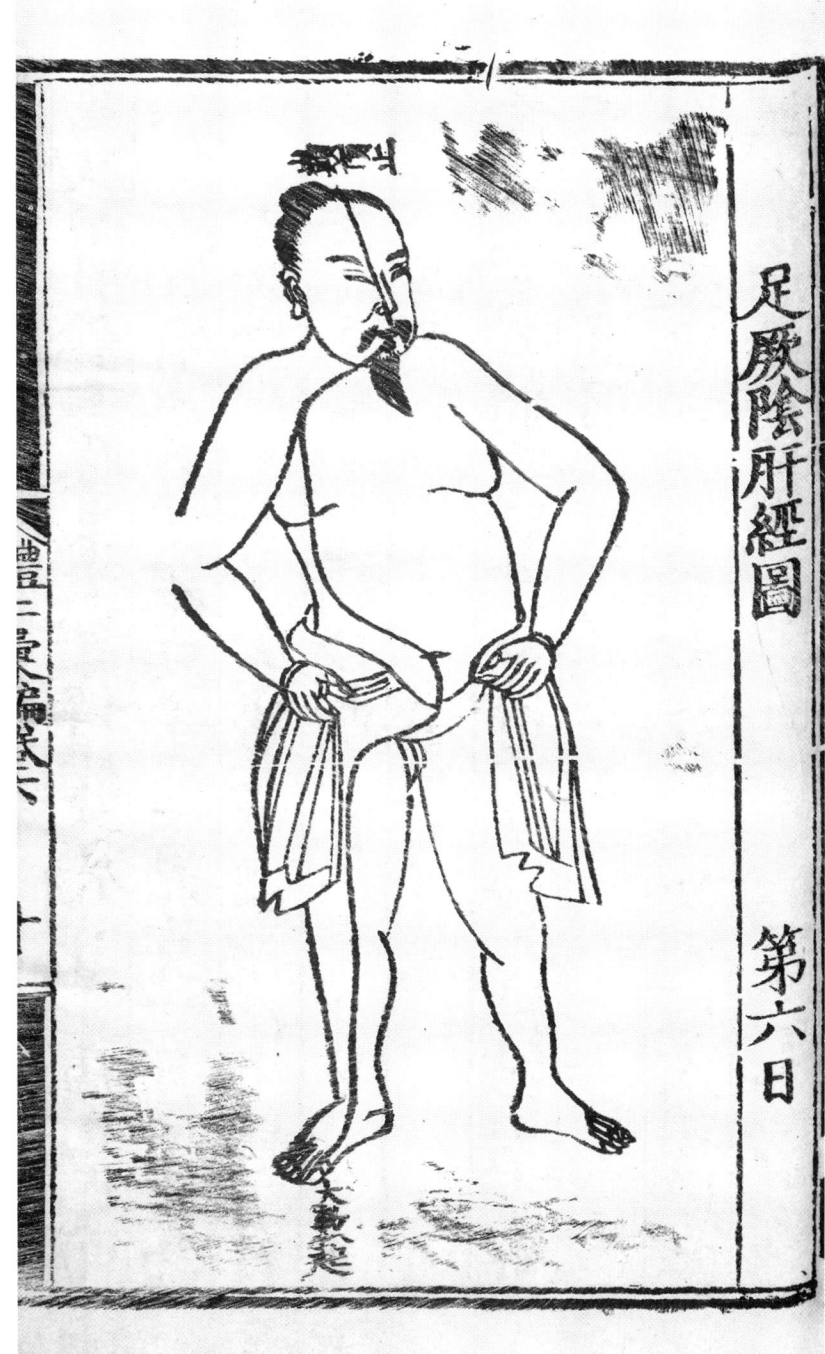

用光詳考傷寒六經傳變至六日盡病則已而安間有專在一經而不再傳亦有一日雙傳為重者宜辨之古又云傷寒不服藥為中醫病自安此為醫者之錯悞而言也

傷寒至捷法

發熱惡寒身體痛脉浮無汗怎生醫十神湯與香蘇散有汗傷風用桂枝

四五日來口舌乾發熱身疼卧不安先服人參敗毒散小柴胡湯在後畨

七八日来熱在内口渴心煩腹脹彙小便赤少大便
難大柴胡湯好通利
發熱口乾大便洩小便赤少煩燥結小柴胡湯兼五
苓加上黃連真一絶
汗下之後病不解依然熱渴如見怪解毒湯兼小柴
胡諸般熱病皆無碍
傷寒有四證相類
食積寒痰并脚氣更兼亦有患勞煩要識四般相類
證不與傷寒一例看

此四證皆發熱惡寒若似傷感表證一同而用藥却異不可混治故詳之

彭用光嘗考傷寒書謂傷寒與他證不同投藥一差死生立判李子建述有傷寒十勸最為明白不可不知人家有病請醫未至或無醫缺藥鄉落之處人能知此十勸則不致誤而所益非輕今謹詳述于后請刊流行家喻戶曉實陰騭也

○一傷寒頭痛及身熱便是陽證不可服熱藥傷寒傳三陰三陽共六經内太陰病頭不痛身不熱少

陰病有反熱而無頭疼厥陰病有頭疼而無發熱故知頭疼身熱即是陽證若妄投熱藥决致死亡

○二傷寒必須直攻毒氣不可補益邪氣在經絡中若隨證早攻之只三四日痊安若妄謂先須正氣却行補益使毒氣流熾多致殺人

○三傷寒不思飲食不可服温脾胃藥且傷寒不思飲食自是常事終無餓死之理如理中丸之類不可輕服若陽病服之致熱氣增重或至不救丁香巴荳之類尤不可服

○四傷寒腹疼亦有熱證不可輕服温煖藥難經云疼為實故仲景論腹滿時痛之證有曰疼甚者加大黄疼甚而加大黄意可見也惟身冷厥逆而腹疼者方是陰證須消息之每見腹疼便投熱藥多致殺人

○五傷寒自利當看陰陽證不可例服補藥煖藥止瀉藥自利惟身不熱手足温者屬太陰身冷四逆者屬少陰厥陰其餘身熱下利皆屬陽當隨證依仲景法治之每見下利便投煖藥及止瀉藥者致

多死亡

○六傷寒胞脇疼及腹脹滿不可妄用艾灸常見村落間有此證無藥便用艾灸多致毒氣隨火而盛膨脹發喘此以不知胞脇疼自屬少陽腹脹雖屬太陰仲景以為當下之病此外惟陰證脉微弱可灸

○七傷寒手足厥冷當看陰陽不可例作陰證有陰厥有陽厥醫者少能分辨陽厥而投熱藥殺人速於用刃蓋陽病不至極熱不能發厥仲景所謂熱深厥亦深熱深更與熱藥寧復得生而身熱至三

四日後熱氣已深大便秘小便赤或譫言昏憒及別熱證而發厥必是陽厥宜急用承氣湯以下之若初得病身不熱大便不秘自引衣蓋身或下利或小便數不見熱證而厥者即是陰厥方可用四逆湯之類二厥所以使人疑者緣為其脉皆沉然陽厥脉沉而滑數陰厥脉沉而弱又陽厥時復指爪却溫或有時發熱陰厥則常冷此為可別

○八傷寒病已在裏即不可用藥發汗然傷寒證須看表裏如發熱惡寒則是在表正宜發汗如不惡

寒反惡熱即是裏證若一例發汗則所出之汗不是邪氣是真氣使邪氣未除而真氣已涸死者必矣又别有半在表半在裏之證及無表裏之證不惟皆不可下亦皆不可汗但隨證治之

○九傷寒飲水爲欲愈不可令病人恣飲過度病人大渴當與之水以消熱故仲景以飲水爲欲愈人見此說遂令病者縱飲因而爲嘔爲喘爲咳逆爲下利爲腫爲悸爲痞爲結胸小便下利者多矣且如病人欲飲一碗只可與半碗常令不足爲善

○十傷寒病初安不可過飽及勞動或食羊肉行房及食諸肉骨汁并飲酒如病方愈不須再服藥無脾胃尚弱食飽不能消化病即再來謂之食復病方好氣血尚虛勞動太早病即再來謂之勞復又食羊肉行房並死食諸肉骨汁并飲酒再病必重

右傷寒十勸誠可爲病家醫家之便益治法也

○傷寒三陽三陰辨證用藥治法

太陽無汗麻黄爲最太陰有汗桂枝可先小柴胡爲少陽之要領大柴胡行陽明之秘堅至三陰則

難拘定法或可溫而或可下宜數變以曲全生意
或可方而或可圓
○傷寒表證分別治法以便病家與醫家四時用
傷寒表證是如何左手脈浮緊無汗惡寒身熱多頭項
俱疼脈浮取輕手按之脈浮大而緊施方施劑汗之和冬麻黄湯十神湯春夏羌活冲和湯
○傷寒裏證治法宜次第
傷寒裏證心腹疼邪傳入裏脈重取數洪不惡寒而惡熱蒸
其脈數沉無自汗二便秘少下之生輕則大柴胡湯重則三承

氣湯選用

○陽證

陽證身熱頭疼痛體重咽乾難卧動或有譫語及循衣脉息弦洪宜審用

脉洪大有力用十神湯　九味羌活湯　解肌湯　大柴胡湯　葛根湯　三承氣湯次第選用

○陰證

陰證身涼二便清病初自汗也頭疼也無煩燥也無渴脉息沉微自可明

脉沉微無力　用五積散　理中湯　四逆湯　三建湯

○陰毒　手指甲青至節　三建湯　此症極危

○灸　關元　氣海　丹田　臍中

○陽證似陰

陽證身凉冷四肢小便赤少大便稀心煩口燥脉沉數白虎湯兼竹葉奇

脉沉數有力　竹葉石膏湯　柴胡五苓湯　三黃解毒湯

○陰證似陽

陰證如陽面赤紅小便清利大便通渾身微熱沉

遲脉真武湯兼用理中

脉沉遲弱 五積散 羌附湯 附子理中湯

○灸 服藥脉不回灸 氣海 神闕 丹田

○陽厥

陽厥時時指爪温心煩便秘口乾論脉來沉細中還疾承氣柴胡昆可吞

脉沉而數東垣曰熱深深厥亦深前仲景與子建所論而思濟子所考俱同宜用大柴胡或承氣以下胃中燥結黑糞數枚病斯漸安 輕用柴苓湯加大黄老人用枳朮導

滯丸柴
苓下

○陰厥
陰厥身凉熱不回二便通滑不煩時脉来沉伏知
端的三建湯兼四逆宜
脉沉微昏憒 先以星烏乾姜湯 隨用三建湯

○灸
此證倉卒無藥只灸關元氣海丹田効

○血證黄
發黄恰似烟薰色小便自利大便黑唇焦嗽水血
家黄桃仁承氣湯堪擇

蓄血發黃 此由脾胃熱甚失於汗失於下以致之抵當湯桃仁承氣湯選用

○濕證黃疸

發黃渾似橘皮明小便不利大便行濕熱相蒸名曰疸茵陳湯共五苓平

蓄熱陰黃 頭汗出四肢沉重如癱俱用茵陳湯加五苓兼小柴胡加梔子湯

○發癍 發狂

陽毒發癍是如何梔子大黃黑奴科

此證甚危紅赤易治如黑癍則胃爛難治如陽毒五日內可治六日七日難治 人參石膏化癍湯玄參升麻石膏湯

大青四物湯

○温毒　葛根橘皮湯　黄連橘皮湯　調胃承氣湯　猪膽鷄子湯

○黑奴丸方○治湯毒發癍煩燥大渴倍常時行熱病六七日未得汗脉洪大或數面赤目脹身痛大熱煩燥狂言欲走渴甚又五六日以上不觧熱在胞中口噤不能言為壞傷寒醫所不治棄為死人精魂已竭心下纔煖撥開其口灌下即活此方真能活人丸灌藥下咽即甦省

黄芩　芒硝　麻黄　釜底煤

小麥奴　灶突墨　梁上塵各一兩　大黃一兩一錢

右為末煉蜜為丸如彈子大新汲水化下飲水盡足當發寒寒已汗出乃差若時頃不汗再服一丸須見微利若不大渴不可與此藥

傷寒五臟受病脉證相尅訣

○心臟○心病舌強笑面赤燥煩掌熱口乾讝臍上動氣洪緊數反得沉微命不全

用光曰心病火脉宜洪大今反微水入火宮相尅所謂脉證相反所以命難全

○肝臟○肝家面青目痛悶筋急怒容臍左氣脉當

弦急又兼長浮濇短兮名不治

肝病木脉宜弦長今反短濇金来木位相尅是亦相反所以名不治

○脾臟○脾家不食面皮黃體重肢疼喜卧床動氣當臍脉緩大弦長而緊是凶殃

脾病土脉宜緩大今反弦長是木到土宮相尅所謂凶殃

○肺臟○肺家面白帶憂愁吐血寒温喘嗽求臍石氣兮沉細濇大而牢者死根由

肺病金脉宜細濇今反大而牢是火浮金位所以死而不治

○腎臟○腎家面黑爪甲青耳閉足寒泄腹疼臍下

氣亏脉沉滑緩而大者死之形

腎病水脉宜沉滑今反緩大是土入水宮相尅而難存活

○傷寒表證

○表麻黄湯○治傷寒表證發汗春分後忌之

麻黄一錢五分　桂枝一錢　杏仁一錢　甘草一錢

右作一貼水煎温服取汗

○桂枝湯○治傷寒有汗惡寒表證

桂枝二錢　赤芍藥一錢半　甘草一錢半

右作一貼水薑棗煎温服

○羌活冲和湯○此方易老所製治春夏秋三時傷寒初起或傷風脉緩有汗惡寒發熱及傷寒發熱冬月今人亦有用之

羌活　防風　黄芩　白芷　甘草各一錢

川芎七分　生地黄　白朮各一錢此古方今此二味量减一半

右作一貼水二鍾煎温服服後汗未止加黄芪一錢五分白芍藥一錢又不止以小柴胡加芍藥桂枝各一錢

○九味羌活湯○此方通治四時傷寒大陽解利之

神劑
羌活　蒼朮各一錢五分　防風　黄芩　白芷
甘草　生地黄　川芎各一錢　細辛四分
右作一貼水二鍾煎至一鍾取汗愈如有汗减蒼
朮加白朮二錢渴加知母一錢五分石膏二錢若
濕土司天加蒼朮一錢半久雨亦加
已上二方俱可代麻黄桂枝二方
○葛根解肌湯　十神湯　香蘇散　人參敗毒散
藿香正氣散　六神通解散　升麻葛根湯瘡初起亦

用此方　已上十一方俱治傷寒在表宜選用

○補中益氣湯○此方通治四時勞役房室內傷傷寒如不謹挾外感宜加減方在內傷傷寒門可查用仍在醫家脉下消詳

兩感傷寒此症極重表裏雙傳然有治之而生未有不治而能生者也經云不治張仲景亦曰不治此前賢濶論治之亦間得生者惟大羗活湯加減取効

○大羗活湯○治兩感傷寒

羗活　獨活　防風　防己　黃芩　黃連

甘草製　蒼朮　白朮去蘆　川芎　生地黃

白芷　知母各一錢

右用水二鍾煎至一鍾去滓將藥澄清帶熱服飲之不解再服四五貼亦可病愈止藥餘證照上次第用藥十中可活三五人

○小柴胡湯○治傷寒半表半裏宜此和解

柴胡二兩　半夏姜製八錢　黃芩　人參

甘草各七錢五分

每服八錢生薑三片棗二枚水一鍾煎服

半表半裏宜和解加減小柴胡法

○如胸中煩而不嘔去半夏人參加瓜蔞仁煩者熱也嘔者氣逆也今煩而不嘔則熱聚而氣不逆邪氣欲漸成實也參甘恐補去之無助熱夏味辛散去之以無逆氣也瓜蔞仁苦寒用之以通鬱熱於胸中

○若渴者去半夏恐燥津液加人參之甘潤瓜蔞根之苦潤相合則津液生而渴已也

○若腹中痛去黄芩加芍藥宜通而寒邪入裏裏氣

不足寒邪壅則腹中痛芩苦寒性堅而寒中去之則中氣易和芍藥味酸而利中加之則裏氣得通而腹痛自愈

○如脇下痞鞕去大棗之甘温恐令滿加牡蠣之酸鹹則痞消而硬耎矣

○若心下悸小便不利者去黃芩之苦寒使畜水浸行加茯苓之甘淡能滲利則津液流通矣

○若不渴外有微熱去人參因微熱有表邪恐其主內之物也加桂枝取汗發散表邪也

○若欬者去人參大棗生薑加五味子乾薑肺氣逆則欬參棗薑丼温補中則肺氣愈逆故去之用五味子之酸收斂肺氣乾薑之辛熱以散内之寒氣則欬自止識諸此者小小變通觸類而長焉若加葛根芍藥治少陽陽明合病

○右此一方專爲半表半裏而設盖以既非汗之所宜又非吐下之所當是以立和觧散而加減焉

○傷寒入裏○用後方

○裏大柴胡湯○若表證未盡除裏證又急此藥通

表裏而治之法也
柴胡二兩　黄芩七錢半　芍藥三錢　半夏六錢半
枳實四錢　大黄一兩
右作三服每服姜三片棗一枚煎服
○調胃承氣湯○治傷寒不惡寒反惡熱大便秘譫語嘔者不用枳實恐傷上焦虚無之元氣調胃之名此也
甘草五錢　大黄一兩酒浸　芒硝九分
右剉水一鍾先煎甘黄至七分去滓入芒硝再煎

一沸温服取利近只用五錢作一服

○小承氣湯○治六七日不大便腹脹滿陽明無表證汗後潮熱狂言而喘是上焦痞實受傷故不用芒硝則不傷下焦之血分真陰謂不伐其根也

大黄一兩　厚朴五錢　枳實六箇半

右剉一服水煎温服取利未利再服

○大承氣湯○治胃實譫語五六日不大便腹痛少陰舌乾口燥病在三焦俱傷痞滿燥實俱全謂之大承氣者此也

大黃五錢 厚朴一兩 枳實五箇 芒硝五錢

右水二鍾半煎厚朴枳實至一鍾半入大黃煎七分去滓入芒硝煎一二沸温服以利為度未利再服已上四方為攻裏下藥宜酌用勿妄投恐老弱氣虛者若真邪熱毒入裏用之勿疑

傷寒陰證

○理中湯○治自利不渴而嘔脉微身冷

人參 甘草 乾姜 白术各七錢半

每服七錢水煎温服

●附子理中湯

前方加附子一枚童便製過

○四逆湯○治大陰脾經自利不渴身痛手足冷等證可服

甘草一兩　乾姜七錢　附子半箇生用

右剉每服一兩水一盞煎七分温服

○建中湯○治少陰惡寒手足倦脉微細二三日可服之

桂枝　甘草各一兩　芍藥二兩

右剉作三服每加薑二片棗四枚水煎去滓入錫一合微火令洋温服嘔者不用錫

○陽毒○脉大面赤斑斑如錦紋咽痛吐下膿血

○升麻湯主之

升麻一錢 當歸 甘草各二分 雄黄研一分

桂枝一分 鱉甲半兩 蜀椒半分

右㕮咀水二升煎一升温服食頃再服手足出汗解未解再服得吐尤佳

○葛根龍胆湯亦治陽毒 ○玄參升麻石膏湯亦治發癍陽毒

○陰毒○其狀如被杖喉痛嘔逆唇青面黑四肢厥冷腹痛甘草湯主之

甘草　鱉甲　升麻　當歸　桂枝各二兩

蜀椒　雄黃各一分

右作一服水五碗煎取二碗去滓溫溫每飲一盞食頃再服溫被覆當汗吐則愈不吐不汗再服

○硫黃丸○附子飲子亦治陰毒

○百合證○百合病者百脉一宗悉致其病欲飲不能欲行坐不能欲卧不能如寒熱熱却無寒熱口苦

小便赤脉數用百合知母湯主之

百合十枚　知母一兩半

百合先洗漬一宿當白沫出去其漬水别以清泉水一升半煑百合取一升去滓又别以泉水一升煑知母取半升去滓同百合湯煎至一升待温分作三服

○百合湯洗方　百合病爲一月病不解變成渇者以百合湯洗之

用百合一升如前製法水一斗煎數沸洗周身慎

風仍食白米湯北方用麵條湯

○痓病○卧不着蓆如小兒腰背去蓆二指大人側掌此病難治痓病脉弦宜上下行即上吐下利之法痓病不宜大發汗及針灸宜小小汗

○柔痓○桂枝加葛根湯○桂枝湯加葛根四兩有汗為柔痓

○剛痓○葛根麻黄湯○無汗為剛痓

○葱熨法○治陰證身靜而重語言無聲氣口鼻氣氷冷且氷漿不入大小便不禁面上惡寒如刀割

先用此法後用四逆湯服之葱一大把以索纏葱白如臂大以刀切去根及青留白白長二寸許以火先炙一面令熱勿至灼火以此熱面着病人臍上及臍下而上面以熨斗盛火熨之令熱氣透入腹中更作三四餅壞則易之俟病人漸甦手足温有汗乃服四逆湯

秘結○蜜導法○治自汗大便秘結不通且便於老人并日久不能服藥者又恐服硝黄變為别證又有屎已入直腸者以此法或猪膽汁法最便益

用蜜二合於銅器中微火煎之稍凝如飴狀撚之
勿令焦欲可丸併手捻作條子如指大長二寸當
熱時急作條子冷即硬納谷道中以手急抱欲大
便急去之
○猪膽法○治自汗小便利而大便燥硬不可攻宜
此法治之便也
取大猪膽一枚和醋少許以竹筒灌入谷道中一
時當大便出
○油灌法○倉卒無猪膽與蜜鄉村小民不便只以

真麻油口含以竹筒磨光先入谷道中留一半在谷道外口含油一盞用力於竹筒内吹入盡少時大便出極効

○風引湯加附子○治傷寒證口鼻氣絶但心頭温面色和六脉動如此不省六七日皆棄爲死尸用此湯灌下即省加三五服方効

寒水石　石膏　赤石脂　白石脂

紫石英各六分　附子炮　龍骨四分　大黄四分

甘草三分　牡蠣炒二錢　乾姜四錢　桂枝三錢

右為粗末每五錢水一盞煎八分去滓温服

○傷寒表裏證及變證大率以上諸方及醫臨時加減用

大小青龍湯　大小陷胸湯　防風通聖散

茵陳五苓散　益元散　梔子豆豉湯

瓜蒂散　三黄解毒湯俱可選用

○瘟疫　衆人病一般

三黄敗毒散　倍加酒大黄與人中黄鼠粘子連喬山梔之類服之

補用參芪芎歸於人中黄酒大黄兼用

升麻葛根湯　甘桔湯　黑奴丸可選用

○大頭傷寒　有時毒疫發於鼻兩目上面陽明也發耳上下并頭角少陽也若頭上腦後下項大陽也

普濟飲子消毒　柴胡　黄連　黄芩　玄參

甘草　桔梗　連翹　鼠粘子研　升麻　白芷

馬勃　姜蚕　板藍根　如無以青黛五分代之

調入藥　已上各一錢虛弱加人參一錢五分

胃虛少食加白朮陳皮　一方加防風荊芥各一錢當歸一錢　如大便硬秘少加酒大黃微下之水二鍾煎至一鍾去滓徐徐食後服之[illegible]服藥就臥使藥性上行也

荊防敗毒散　增損防風通聖散　加牛蒡子玄參犀角

○雷頭風　清震湯主治

升麻　葛根　赤芍藥　生荷葉　甘草

蒼朮　水煎食後徐徐服之

○姙娠婦人傷寒　以四物湯加減法

四物湯　葱白湯　黄芩白术散　前胡湯

梔子大青湯　柴胡湯　阿膠散　參蘇飲

○姙娠塗臍法使胎固不落用竈心土名伏龍肝研爲末塗婦人臍下用水調塗方四寸如着乾則易換之病差乃止酒調泔清調皆可

○產後傷寒　以補氣血藥兼傷寒藥用

五積散加減　陽旦湯　荆芥散　增減柴胡湯

小柴胡湯　蜀漆湯　竹葉防風湯

均宜加入芎歸參芪

〇小兒傷寒　惺惺散　麻黃黃芩散

升麻黃芩湯　連翹飲　人參散　辰砂五苓散

治乳母即治小兒如乳子病必乳母服藥若自五

七歲以上不吃乳者宜小兒服然必戒飲食生冷

熱味

〇辟瘟法　入瘟疫之家不相傳染法

川芎　蒼朮　白芷　零陵香　藁本各等分

右爲末每一兩入蚌粉四兩和勻常撲身以辟之

○不染瘟方　用光明雄黃細研以筆濃點鼻內兩傍中則疫氣不能入亦辟諸惡怪夢神効

○第一雙解散　防風通聖散　合益元散一名通解散

○防風通聖散

防芎歸芍大麻黃　薄翹芒硝半兩強

苓梗石膏加一兩　滑三草二要相當

荊芥白术山梔子　二錢半重細消詳

右大黃芒硝麻黃三味對證旋入自利去大黃芒硝自汗去麻黃

○益元散又名天水散

滑石一兩　甘草二錢　為末分三服白湯調下

○五苓散○治傷寒發渴小便不利有熱無小柴胡湯用之

猪苓一錢半　澤瀉一錢半　茯苓二錢　肉桂三分　白朮一錢

右㕮咀白水煎服

黄連解毒湯○治傷寒燥熱諸藥不能退熱者用此立效

黄連　黄芩　黄栢　山梔子炒各二錢

水二盞煎至一盞熱服如腹滿嘔吐欲作痢者每服加半夏厚朴茯苓各二錢生薑三片煎服

○傷寒證治總畧歌

發熱憎寒體痛時　脉浮無汗怎生醫
十神五積香蘇散　有汗傷風用桂枝
汗後依然病不除　三朝四日莫躊躕
或用參蘇或敗毒　加些凉劑病當舒
病傳入裏腹膨滿　口乾熱盛小柴管
病若仍前熱泄多　只用柴苓湯一碗

六日七日病轉熱　前後不通好水啜
或有亂語及循衣　大柴承氣可通別
下後仍前病不休　黃連解毒免人憂
病後虛煩熱未靜　白虎竹葉石[illegible]摟
陽厥還須用大柴　不然承氣[illegible]通挨
陰厥四逆并真武　三建加之自忖裁
胞膈停痰氣悶時　可將瓜蒂吐之宜
怔忡水停微有喘　青龍十棗最堪題
陽毒發斑是如何　梔子大黃黑奴科

咽喉腫痛還曾治　甘桔湯中也要過
膈痰冷氣如何治　理中丸子君須記
去血還須抵當湯　噫氣不絕旋覆華
小便不通五苓宜　豬苓八正皆曰奇
大便不通蜜導法　硝黃服後熨其臍
熱吐五苓半夏加　冷吐四逆茱萸佳
狐惑聲嗄人不曉　大黃牡蠣衆皆誇
發黃梔子蘗皮同　退疸茵陳極有功
治蓄桃仁犀角類　大黃甘遂解結胸

昏沉多睡姜附湯　煩燥無眠酸棗方
少陰自利白通美　脚氣續命越脾當
柔痓桂枝加乾葛　剛痓麻黃葛根活
陰證似陽四逆宜　陽證如陰白虎奪
食復勞復怎生醫　枳實梔子内中追
陽易陰易如何治　燒裩鼠糞湯要知
吐蛔烏梅與理中　風濕黃芪朮附通
腹中急痛如何治　桂枝加於大黃中
吐血解毒與三黃　筋惕肉瞤真武湯

肺實喘嗽青龍美　衂血不止茅花強
往來寒熱成瘟瘧　小柴胡湯還可托
咳逆皆因胃有寒　乳下艾灸羌附單
熱深咳逆成陽逆　大小柴胡自去搴
此是醫家入門法　更宜自己用心參

○瓜蒂散○　治傷寒四五日病在胸膈痰氣緊滿於上不得息者當以此吐之

瓜蒂一兩炒黃　赤小豆一兩

右㕮咀每服三錢水一盞半入豉一合同煎至六

分去滓温服以吐得快爲度亡血體虚不可服

○小青龍湯○治傷寒表證不解心下有水氣乾嘔發熱咳嗽微喘又治受寒咳嗽喘急

半夏湯洗二兩半　乾姜　細辛各一兩　麻黄二兩　肉桂一兩　芍藥　甘草　五味子各二兩

右㕮咀每服五錢水一盞半煎至七分食後温服

○大青龍湯○治傷寒頭痛發熱惡寒無汗煩燥六脉浮緊

麻黄三兩　桂枝一兩　甘草一兩　杏仁二十箇

大棗五箇　生姜十片　石膏三兩

每服五錢用水一盞半煎至八分溫服取汗為度不可過汗恐亡陽若汗多不止用麩粉撲之或牡蠣粉尤効

○甘桔湯○治少陰咽痛

甘草　桔梗各二錢半

右用水一盞半煎至八分通口服

○酸棗湯○治傷寒吐下後心煩乏氣晝夜不眠

酸棗炒研　麥門冬　甘草　知母　茯苓

川芎各一錢　乾姜五分

右用水一盞煎至七分温服

○十神湯○治時令不正四時傷感代麻黄桂枝湯

紫蘇　甘草　陳皮　乾葛　香附子　升麻

川芎各一兩　麻黄　白芷　赤芍藥各五錢

右㕮咀每服五錢水一盞半姜三片煎至七分去滓熱服不以時候如發熱頭疼加連鬚葱白中滿氣實加枳殻名和解散取汁兩廣不用麻黄地熱多汗別省可用

○竹葉石膏湯○治傷寒已經汗下表裏俱虛津液

枯竭心煩發熱氣逆欲吐及諸煩熱並宜服之

人參　甘草　麥門冬各一錢　半夏一錢半　石膏三錢

右入青竹葉生姜各五六片煎一半去渣入粳米百餘粒再煎至米熟去米溫服不拘時候熱極發狂加石膏一兩知母二錢

○茵陳湯○治陽明裏熱極甚煩渴熱鬱留飲不散以致濕熱相摶而身發黃疸但頭汗出身無汗小便不利渴飲水漿身必發黃宜茵陳湯五苓散利大小便

茵陳去梗半兩　大黃二錢半　大梔子五箇

右作一服水二鍾煎至一鍾不拘時候以利為度

○玄參升麻湯○治傷寒失下熱毒在胃發斑甚則煩燥譫語　加石膏知母

玄參　升麻　甘草炙各三錢

右作一服水二鍾煎至一鍾不拘時服

○抵當湯○大陽病六七日表證仍在脉微而沉反不結胸其人發狂熱在下焦小腹硬滿小便自利而狂大便黑色為有血也當下瘀血宜服之

大黃一兩酒洗　水蛭十枚炒去子杵碎用石灰炒紫黃色去灰只宜多炒半黑為妙

虻蟲十箇去翅足炒　桃仁七箇去皮尖

右作二服每服水二鍾煎至七分不拘時服

○大陷胸湯○傷寒太陽表證未解醫反下之結胸熱實心下痛按之石硬脉沉而緊者

大黃七錢為末　甘遂一錢為末　芒硝三錢

右作一服水二鍾先煎大黃至一鍾去渣下硝再煎一沸下甘遂末不拘時服快利為度

○小陷胸湯○小結胸病心下痞滿而軟按之則痛

脉浮滑者

半夏湯洗五錢　黄連二錢　瓜蔞實二錢

右作一服水二鍾先煮瓜蔞至一鍾半後入藥煎至一鍾不拘時候服

○温膽湯○治傷寒瘥後調理

半夏湯炮　茯苓去皮　陳皮去白

枳實炒各二錢　甘草五分　竹茹一錢

右作一服水二鍾姜三片煎至一鍾不拘時服

○加味温膽湯○治心膽虚怯觸事易驚夢寐不安

氣鬱生涎涎與氣摶變生諸證或短氣困乏或復自汗四肢浮腫飲食無味心虛煩悶坐卧不安

枳實麩炒 半夏湯炮 白茯苓去皮 橘紅

人參一錢半 竹茹 香附 麥門冬

柴胡 桔梗一錢 甘草半錢

右作一服水二鍾生薑三片紅棗二枚煎一鍾不拘時服

○内感傷寒

即内傷房事或辛苦工作或讀書辛苦或勞應接

又有飲食過度酷飲無節此二者俱發熱頭痛惡寒身強體痛勞極感風則頭如破全似外感傷寒之症庸醫不識誤投發表枉人性命不可枚舉用光累治以補中益氣湯下咽即甦每見以發表之劑隨手而夭此等內傷右手氣口之脉三倍大於左手人迎也房勞者發熱如火炙又有頭如破此等方中下三錢人參甚則加附子若小腹下痛極陰縮者必用燒酒熱服數盃以炒熱鹽熨臍下以艾灸臍中有以燒酒熱瓶綿隔熨肚臍者或三建

湯兼四逆湯倉卒只剪下所交婦人裩襠對陰處燒灰調熱酒服神効

○補中益氣湯

黄芪蜜炙一錢半　人參去蘆一錢　白术去蘆一錢　當歸身一錢

陳皮去白炒一錢　甘草炙一錢　柴胡去蘆酒炒五分

升麻去枯酒炒五分　此柴升二味能升提陽氣下陷柴胡能使胃中之清氣左旋而上達升麻能使胃中之清氣從右而上遷有此妙用人多未考焉

右作一貼水二鍾姜三片煎服

或加炒黃栢三五分以救腎水而瀉中之伏火也
○如身大熱只二三服氣和微汗而愈○如口乾
加乾葛如神短少加五味子○如身刺痛乃血少
加當歸○如頭痛加川芎蔓荊子○如頂痛加藁
本細辛○如痰加半夏生姜○如嗽咳夏加五味
子麥門冬秋加黄芩麻黄春加佛耳草冬加款冬
花又嗽乃肺中伏火去人參○如飲食不下乃胃
中有寒或氣滯加青皮陳皮木香寒月加益智仁
草豆蔻夏加芩連秋加檳榔砂仁○如心痞加枳

[illegible]芍藥○如腹脹加枳實木香砂仁厚朴天寒加姜桂○如腹痛加白芍藥炙甘草有寒加桂心夏加黃芩甘草芍藥冬加半夏益智草豆蔻○如脇痛加宿砂柴胡甘草○如臍下痛加熟地黃不已乃是寒加肉桂○如大便秘加當歸酒蒸炒大黃○如脚軟加黃芪防己

右此減加寒熱在醫看臨時機變不可執一也

内感極重與外感直中三陰經四肢冷面青六脉微無頭疼無大熱而不省事者必用此方

○理中湯

人參去蘆二錢半　白朮去蘆陳壁土炒過二錢　炙甘草一錢

乾姜炮二錢

加附子名附子理中湯○加炙甘草去人參白朮名四逆湯○加川烏鹿茸名三建湯○此必審真房勞及冬月真傷寒方可用

右水一鍾姜五片煎七分溫服

加川附子大圓淨一兩五錢重者用童便煮過和塩少許煮三次水乾去皮用三錢

如重加鹿茸去毛酥炙一錢半　川烏童便塩水煮過去皮一錢半

如痰加南星半夏童便生姜汁煮去皮臍各一錢半　如病重艾灸臍中氣海關元如小腹痛必熱鹽熨臍下穩

治十全大補湯亦要藥

此方加減變症治真房勞與直中陰經霜降後春分前之傷寒者極効但宜醫者審證審脉真正者方可用若陽厥之症用之即夭慎之慎之

夾食傷寒兩手寸脉弦緊脾脉洪大或沉濡者是當分氣血施治飲者水也傷無形之氣食者物也傷有形之血能知如下方分氣血用藥乃易見効不誤殺

人

○生姜五苓湯○治傷飲冷傷脾大飲酒而傷氣

生姜　猪苓　澤瀉　白朮去蘆

白茯苓　半夏姜汁泡　枳實炒　甘草各等分

右水姜煎服取微汗此治輕者

如重而畜積為滿脹者去甘草加芫花醋浸炒乾

甘遂麵裹煨去心　大戟長流水煑三次去皮晒乾各七分　牽牛碎研末二錢

空心服下之

○半夏神麴湯○治過食寒硬物食傷太陰厥陰或

體仁彙編卷六　四十三

嘔吐痞滿脹澼

陳皮　半夏　乾生姜　神麯

三稜　莪朮　白茯苓　枳實

山查肉各一錢　宿砂仁五分

右水姜煎熱服

○枳朮青皮湯○治過食熱物有虛吻大陰厥陰嘔吐痞脹瀉痢或不瀉痢者

枳實　白朮　橘紅　黄連姜汁炒

青皮　麥芽　白芍藥　山查肉各一錢

酒大黃一錢半　甘草三分

右水煎服下之不下亦自内消

此上飲食三方加減驗所傷何飲食用之對症必效病已即止不可過劑

潛谿曰急在上者因而越之以瓜蒂散吐之或無藥處以炒鹽二兩調滚湯吐之不吐以鵝翎或手指探吐尤勝服藥此因飲食過度脹痛不可忍急無藥者施此得吐而愈且速也

傷風傷食七方

外感傷風鼻塞聲重左脉浮緩者是

○芎芷香蘇散加荆芥防風各七分名荆防芎蘇散

川芎一錢　白芷一錢　薄荷八分　蘇葉八分

香附一錢　陳皮二錢　甘草一錢　羌活一錢

右水二鍾姜三片葱二寸煎八分熱服食遠煎渣

有痰加半夏茯苓　咳加杏仁桑白皮

○局方神术散○治傷風頭痛鼻塞聲重

蒼术五兩　藁本　白芷　細辛

羌活　川芎　甘草炙各一兩

右末三錢水一䀀姜三片葱三寸煎傷風鼻塞葱茶調下

○消風百解散○治頭疼發熱咳嗽鼻塞聲重

荆芥　白芷　陳皮　麻黄　蒼术　甘草

右咀姜三片葱白三根煎

○川芎茶調散○治諸風上攻頭目昏疼鼻塞聲重

薄荷八兩　荆芥　川芎各四兩　羌活

白芷　甘草各二兩　細辛一兩　防風一兩半

右為末每服二錢食後茶調下

○消風散○治諸風上攻頭目昏眩項背拘急鼻塞聲重及皮膚頑麻瘙痒癮疹婦人血風

荆穗　甘草炙　陳皮去白　厚朴各半兩

白姜蚕炒　人參　茯苓　防風

芎藭　藿葉　蟬蛻去土炒　羌活各三兩

右爲末每服二錢荆芥茶清調下瘡癬温酒調下

○金沸草散○治肺經受風頭目昏疼咳嗽聲重涕唾稠粘

荆芥穗四兩　前胡　麻黄　旋覆花各三兩

甘草炙　赤芍　半夏各一兩

右咀姜三片棗一枚煎服活人書減麻黄赤芍加細辛赤茯苓

○柴胡升麻湯○治頭痛壯熱惡風體疼鼻塞咽乾痰盛欬嗽啼唾稠粘

柴胡　前胡　黄芩各六兩半　荆芥七兩半

赤芍　石膏各十兩　升麻五兩　桑白皮

乾葛各七兩

右㕮咀每服一兩水姜煎熱服

有痰加半夏貝母

傷飲食

内經曰陰之五宫傷在五味人當節厚味戒酷飲如或有傷者用生姜五苓飲（治飲酒傷）半夏神麯湯（治過食寒硬生冷傷）枳朮青皮湯（治過食熱味煎炒）三方詳上夾食傷寒門如遇仙丹木香檳榔丸枳朮丸枳朮導滯丸可選用

傷暑

（有中暑冒暑傷暑三者有輕重之别虚實之分四方）

○黄連香薷飲○治腹痛水泄悪心者冒暑之症

香薷一斤　黄連四兩　厚朴半斤（姜汁炒）

右爲末每貼用五錢水煎熱服

○白虎湯○治身熱頭痛燥亂不寧者或身如刺痛此暑傷熱在内也此方主之或解毒湯無用

人參一錢半　知母二錢　石膏五錢　甘草一錢

右作一貼入米一撮水煎服

○柴胡天水散○治中暑脉數盗汗不止發寒熱者此熱在肺分

柴胡一錢　黄芩二錢　滑石末五錢　甘草炙一錢

右爲末水煎服或白湯調亦好

夏月天熱中渴是陽証　中暑是陰証脉沉弱者不可用凉藥宜清暑益氣湯加附子　熱用五苓散天水五苓散

○生脉散

麥門冬去心　人參　五味子各一錢半

右作一貼水煎服

此方夏月通用加黃芪一錢半更佳

濕一方

○羌活勝濕湯○脾胃受濕身重怠倦好卧

羌活　獨活各一錢　藁本　防風

甘草炙各五分　蔓荊子研三分　本方外加

防己一錢　白朮一錢　黃芪一錢

右作一貼水姜煎熱服

○二陳湯○平胃散○枳朮丸○升陽除濕湯可選用

痢疾

內經曰熱積氣滯而為痢又曰夏月過傷生冷多以致秋來乃發痢潛谿曰行血則血膿自愈調氣則後重自除此治痢之大法也初宜用過仙骨三錢空心下之下五七次白粥補之

黃芩一錢二分（半生半酒炒）白芍藥二錢五分（半生半酒炒）

黃蓮一錢（姜汁炒）升麻一錢（酒洗）赤茯苓一錢半（去皮）澤瀉一錢

白朮一錢　猪苓一錢　滑石末二錢　甘草五分

水二鍾姜一片燈心一根煎八分空心温服

如身熱加柴胡乾葛○如口渴加五味子天花粉麥門冬○如血多加生地黃地榆當歸乾姜○如白多加半夏蒼朮少加南星以化其積滯○如行血加桃仁紅花○如腹疼不可當加炒芍藥三錢桂五分○如行氣加檳榔木香○後重不可當加

滑石末五錢檳榔三錢〇如脫肛加秦艽柴胡牡
蠣仍用五倍子煎湯洗
久痢則枳朮丸　八仙糕　鮮黃牛肉湯　西瓜
自然汁　香蓮丸可間服而愈以上五方選用
小兒用　湖蓮肉去心　乾山藥去皮蒸過
各等分為小丸或為末調米湯服效

霍亂

上吐下泄或腸痛如割或脉伏者有寒中有熱中
分治

○生姜理中湯○治口不渴而痛者此寒傷中也

乾生姜三錢 白术一錢半 人參一錢半 甘草炙一錢

右水煎熱服即安

○加味五苓湯○治口渴身熱此暑熱傷中也

猪苓七分 澤瀉七分 白术五分 赤茯苓一錢

天花粉二錢 乾葛一錢 香薷 黄連

甘草各等分

右水姜煎服

如熱極加石膏知母○泄極加升麻黄芩滑石○

腹痛加炒芍藥五錢桂三分寒痛亦如此

鬱兼順氣

○開鬱湯

香附米童便製研 蒼朮如土製 神麯炒 山梔研炒

連翹去穰 陳皮炒 撫芎 貝母

枳殼炒 白茯苓 蘇梗各一錢 甘草五分

水姜煎服痰加半夏南星○熱加柴芩○血鬱加桃仁紅花○濕鬱加白朮羌活○氣鬱加檳榔木香○食積加山查砂仁神麯

泄瀉 此有五當分治

按内經曰瀉水腹不痛者濕也○飲食入胃不住完穀不化者氣虚也○腹痛瀉水腸鳴痛一陣瀉一陣者火也○或瀉或不瀉或多或少者痰也○腹痛甚而瀉瀉後痛減者食積也 當因其病而用其藥加減詳于左

○胃苓芍藥湯

陳皮 不去白炒一錢　蒼朮 米泔浸鹽水炒一錢　黄芩 一錢半

澤瀉 一錢　猪苓 一錢　白朮 去蘆煨過一錢

白芍藥 酒炒二錢　赤茯苓 一錢半　黄連 薑汁炒七分

甘草五分　半夏姜汁炒過一錢三分　肉桂二分

水二鍾姜三片燈心百根煎八分空心温服

如泄瀉注下如水本方加蒼术車前子微炒倍加

白术為末米湯空心調下製造如前煎服亦可

如濕熱甚下泄肛門如熱湯者本方去桂加滑石

末二錢　黄芩一錢　山梔炒一錢　木通去節八分

如腹中痛下泄清冷喜熱手湿熨者口不燥渴乃

寒泄也本方倍桂加肉豆蔻有氣加木香肉蔻必煨

紙槌去油　病甚者略加丁香附子各二分如前製作丸服

如人泄谷道不合或脫肛此元氣下陷及大腸不
行故令而然用白朮芍藥炒 神麯微炒 陳皮不去白炒
肉豆蔻麵裹煨 柯子肉五倍子烏梅為丸以四君
子湯加防風升麻煎湯送下
如食積時常腹痛瀉積先以木香檳榔丸或東垣
枳實導滯丸推逐之而後以四苓加厚朴蒼朮
神麯麥芽之類作丸服之以安胃氣
如瀉水腹不痛者屬氣虛宜四君子湯倍白朮加
黃芪升麻柴胡防風補以提之俱如前製造

泄瀉日夜無度諸藥不効者用針沙地龍猪苓三味各等分共為細末生葱擣汁調方匕貼臍上小便長而瀉止

吐瀉日久垂死宜灸天樞氣海三穴立止

天樞穴在臍旁各開二寸○氣海穴在臍下一寸五分

○加味香薷飲○治感暑泄瀉取効亦速

香薷一錢　黃蓮八分　扁豆炒研一錢五分　陳皮八分

茯苓二錢　厚朴炒七分　白术炒一錢五分　黃芩一錢五分

白芍藥炒二錢　甘草五分

水二鍾姜棗煎空心服○後重加檳榔滑石末○

小便短加猪苓澤瀉木通○口渴加天花粉

彭用光曰凡泄瀉當以白术茯苓為主盖以理

脾胃也餘當分五治萬舉萬全

瘧疾

内經曰夏傷於暑秋為痎瘧然無痰不成瘧此先賢

確論乍寒乍熱者邪氣與正氣相激搏而然如邪

氣陰盛而入内則陽微而外寒如正氣陽復而入

内則陰微而外熱亦有痹寒而為牝瘧此濕傷陰分也又有痺熱而為牡瘧此熱傷陽分也又有三陰瘧三陽瘧屬五臟備詳于左若久必多劑方祛邪復正欲求急效似非調治之宜

○柴苓二陳湯

柴胡三錢半去蘆　黄芩二錢　陳皮一錢　半夏姜汁煮去皮製一錢半

白茯苓去皮一錢　白朮八分　澤瀉五分　猪苓五分

山梔子炒一錢　甘草五分　藿香五分　蒼朮泔製一錢　末

黄連五分姜汁炒

右作一服水二鍾薑五片煎八分温服初起頭貼
内加葱五根取汗
○如連日或間日發作惡寒發熱腰背頭項俱痛此屬太陽經瘧也宜二陳湯加柴胡羌活藁本防風
○如連日或間日發作先寒後熱或寒少熱多或俱熱不寒目痛鼻孔燥此屬陽明經瘧也宜用二陳湯加乾葛升麻石膏知母白芷
○如連日或間日發作或先寒後熱或寒熱間作脇痛口苦或嘔吐惡心此少陰經瘧也宜二陳湯倍

加柴胡及黄芩人參青皮
○如於子午卯酉日發寒熱嘔吐舌乾口燥此少陰
經瘧也宜二陳湯加當歸川芎黄栢黄蓮柴胡
○如辰戌丑未日發寒熱嘔吐不嗜食或腹滿自利
此太陰經瘧也宜二陳湯加蒼术白术柴胡芍藥
○如於寅申巳亥日發惡寒發熱寒多熱少或腹痛
引陰器如淋狀善恐此厥陰經瘧也宜用二陳湯
加桂枝附子乾姜柴胡升麻
○内經云瘧屬三陽宜汗宜吐麻黄葛根柴胡常山

草果烏梅之屬治之瘧屬三陰宜下宜温宜和大柴胡湯柴胡桂姜湯柴胡四物湯附子理中湯加升柴之類選而用　思濟堂加減法○如熱甚加柴芩○如痰甚加半夏南星○如咳加知母貝母前胡○如飲食少加山查神麯半夏○如有食積加三稜莪朮青皮○如大便秘加大黄桃仁○如小便赤短加滑石木車前子瞿麥○如久病自汗加黄芪人參托住正氣二三貼後用本方○如有當吐者加酒蒸常山烏梅微入酒以吐之不可大吐○如有當下者加

大黄下之

○禳瘧法臨發日抱雄鷄一時令患人作犬聲極效

一說半邊白半邊黑者一次愈

○一法治瘧連年不愈者呪要桃杏棗梨呪曰吾從東南来路逢一池水水裏一條龍九頭十八尾問伊食甚的只食瘧疾鬼念一遍吹果上念七遍吹果上七次令病人於五更鷄犬不聞特面東而立將果食訖於淨室中安卧忌食瓜果葷肉熱物此法十治八九隨處可以救人桃杏棗梨隨便用一樣

痿

○東垣健步丸○治膝間無力屈伸不得腰腿沉重等症

羌活　柴胡　滑石炒　甘草炙

瓜蔞根各三錢　肉桂五分　防風　澤瀉各三錢

川烏　苦參各二錢　防己酒洗一兩

右為末酒糊丸如梧桐子大每服七八十丸空心愈風湯下

○起痿蒺藜丸○治腎氣虛憊腰膝酸疼行步無力

沙苑蒺藜二兩微炒 川牛膝二兩酒洗去蘆 川杜仲二兩炙去絲
肉蓯蓉三兩酒浸去鱗 川萆薢二兩 防風一兩去蘆酒洗
葫蘆芭二兩微炒 補骨脂二兩酒炒 甘枸杞二兩
兔絲子二兩五錢酒淘浸蒸
右為細末酒煮猪腰子搗爛如泥和丸如梧桐子
大每服七十丸或百丸空心温酒送下

怔忡驚悸健忘

彭用光曰屬血虛有勞便動屬虛時作時止者痰因
火動瘦人多是血少肥人只是痰多時覺心跳者亦

是血虛怔忡無時驚悸有時而作大法四物湯安神丸之類有痰者用痰藥

○驚悸養心湯　治肥人因痰火而忽然跳動驚起

黄芪　茯神　半夏麯　川芎各半錢

遠志　桂心　栢子仁　酸棗仁炒

五味子　人參各二分半　甘草四分

右細切作一服生姜三片大棗一枚水一盞煎至七分服如停水加茯神檳榔各三分同煎

安神丸

黄連一錢半酒洗　硃砂一錢水飛　生地黄酒洗

當歸身酒洗　甘草炙各半錢

右為末湯浸蒸餅為丸如黍米大每服十五丸食後津唾嚥下或猪心血為丸卧時津嚥下

○温膽湯○治心膽怯怔忡易驚

半夏　竹茹　枳實各二錢　生姜四錢

陳皮三錢　甘草一錢

右切作一服水二盞煎至一盞去滓食後温服

○定志丸○治心氣不足恍惚多忘及怔忡驚悸

人參 白茯神各三兩 遠志去心 石菖蒲各二兩

右為細末煉蜜為丸如梧桐子大硃砂為衣每服

五十丸食後白湯下

○八物定志丸○平補心氣安神鎮驚除膈間痰

遠志去心 石菖蒲 麥門冬去心 茯神去皮木

白茯苓各一兩 人參一兩半 白朮半兩 牛黃二錢另研

右煉蜜為丸如梧桐子大硃砂為衣每服二十丸

白湯送下

○天王補心丹○寧心保神益血固精壯力強志令

人不忘清三焦火痰除驚悸升精氣潤咽乾養元氣之上劑也

熟地黃一兩四錢四分　白茯苓一兩三錢三分　栢子仁一兩五錢

丹參一兩三錢二分　石菖蒲一兩一錢四分　百部一兩六錢

牛膝一兩三錢　酸棗仁一兩一錢三分　玄參一兩三錢五分

當歸一兩一錢四分　天門冬一兩六分　甘草一兩六錢六分

遠志去心一兩六錢五分　杜仲炒去絲一兩三錢三分　五味子一兩六錢

金箔二十張

右爲細末煉蜜爲丸如彈子大每用一丸卧時燈

心紅棗煎湯化下

積聚

○治積塊方

用海石三稜莪术香附已上俱用醋煑桃仁紅花五靈脂

之類爲丸石醎白术湯下

○一方治婦人血塊如盤有孕難服峻藥

香附四兩醋煑桃仁一兩去皮尖海石二兩醋煑白术一兩

右爲細末神麯糊丸服

○保和丸○傷食消化用

山查即糖毬子六兩　神麯炒四兩　半夏二兩　茯苓二兩
陳皮　蘿蔔子　連翹各一兩
右為末糊丸如梧桐子大每服七十丸食後用白
沸湯下

○香稜丸○消導積癖氣塊

三稜　青皮　香附子　陳皮　蓬朮各三兩
黄連　神麯炒　鱉甲醋炙　麥芽　乾漆
桃仁各二兩　硇砂此味炒用　砂仁　歸稍
木香　甘草各一兩　檳榔六箇　山查四兩　枳實炒

枳殼炒 蘿蔔子各三兩

右爲末醋糊丸如梧桐子每服五七十丸白湯下

○蘿蔔湯○治一人初覺有積服此利下如鵞卵大即愈用蘿蔔切如麵條半盞熟油半盞二處同炒黄色入水二盞煎至一盞連蘿蔔空心温服通後以米湯調養二三日

痞滿

○枳實導滯丸

大黄一兩 枳實麵炒去穰五錢 神麯炒五錢 白茯苓去皮

黄芩酒洗　黄蓮去毛　白术去蘆炒以上各三錢　澤瀉二錢

右為細末湯浸蒸餅為丸每服五七十丸滚水送下食遠服量虚實加減

黄疸濕熱也

○腎疸湯○治腎疸目黄甚至渾身黄小便赤澁

羗活　防風　藁本　獨活　柴胡各五錢

茵陳七錢　升麻五錢　茯苓五錢　澤瀉　人參各三錢

白术五錢　葛根五錢　猪苓四錢　蒼术一錢　黄栢三錢

神麯六錢　甘草三錢　車前子二錢

右剉每服一兩水煎空心稍熱服

○小温中丸○治黄疸及食積又可制肝燥脾虚者以白术作湯使

針砂十兩炒紅醋七次再炒另研　苦參夏加冬減　山查各二兩

吴茱萸一兩冬加夏減　香附子一斤童便浸　神麯半斤

川芎半斤夏減　白术五兩

右爲末醋糊丸如梧桐子大空心淡鹽湯下

○一方治酒疸

枳實　梔子　葛根各二兩　豆豉一兩　炙甘草五錢

右剉水煎服

○治穀疸方

苦參三兩　龍膽草一兩

共為末用牛膽一箇以煉蜜和丸如梧桐子大每服五十丸空心白水下或生姜湯下

○灸法○黄疸宜灸令病人脊骨自上數至下第十三椎下兩傍各量一寸灸三七壯神効

○紫金丹治積疸

針砂煅　紫金皮醋浸　香附炒　三稜醋浸　陳皮　青皮

厚朴　蒼术浸炒　砂仁各一兩

右為末醋糊丸如梧桐子大每服三五十丸温酒白水任下

氣實心悶痛身黄用吐藥撫芎梔子桔梗茶芽虀汁煎湯飲後探吐是其治也

三消

潜谿曰養肺降火生血為主分上中下治

上消者肺也多飲水而少食小便如常

中消者胃也多飲食而小便赤黄

下消者腎也小便濁淋如膏之狀

大法黄蓮天花粉二味為末藕汁人乳汁生地黄汁佐以蜜姜汁為膏和二末噙舌上徐徐以白湯少許送下能食者加石膏

○猪肚丸

黄蓮五兩　麥門冬　知母　栝蔞根各四兩

右為細末入公猪肚内縫煑熟乘熱於石臼中搗爛如乾加煉蜜丸如梧桐子大每服一百丸食後米飲下可清心止渴

〇黄芪飲〇治三消

黄芪蜜炙六兩　炙甘草一兩

每服二錢水煎服

潜谿活套云三消者多屬血虚不生津液俱宜四物湯為主〇治上消者本方加人参五味子麥門冬、天花粉煎入生藕汁生地黄汁人乳飲酒人加生葛汁〇中消者本方加知母石膏滑石寒水石以降胃火〇下消者本方加黄栢知母熟地黄五味子之類以滋腎水又間當飲繅絲湯為上策

腫脹

按丹溪曰此病之起固非一年根深而勢篤似緩而極危膠固難治理宜補脾養肺以制肝使脾無賊邪之慮滋腎水以制火使肺得清化之令却鹽食淡以防助邪免思戒房以保母氣切不可行峻利之藥暫消復脹真氣傷而去死不遠欲求速效自取禍耳知王道者可以語此

朝寬暮急血虛暮寬朝急氣虛朝暮急氣血俱虛治腫脹大法宜補中行濕利小便以人參白朮為君蒼

术陳皮茯苓為臣黃芩麥門冬為使以制肝木少加厚朴以消腹脹氣不運加木香木通氣下陷加升麻柴胡提之血虛加補血藥痰盛加利痰藥隨症加減用之無不効者

腰已上腫者宜發汗腰已下腫者宜利小便此仲景之法也

○中滿分消丸○治中滿鼓脹水脹熱脹

黃芩去朽細切酒拌炒二次六錢 黃連 枳實麸炒黃色

半夏湯泡七次去皮臍各五錢 姜黃 白术

人參各二錢半　甘草炙　猪苓去黑皮各一錢　乾生姜
砂仁　白茯苓各二錢　厚朴姜製五錢
知母去毛酒洗　澤瀉　陳皮去白各三錢
右為細末蒸餅糊丸如梧桐子大每服百丸熱白
湯或淡姜湯下

○丹房奇術○治腫脹不服藥自去水
真水銀粉二錢　巴豆肉研去油四兩　生硫黄一錢
右三味研成餅要勻先用新綿一塊鋪臍上次以
餅當臍掩之外用帛縛如人行三五里自然瀉

下惡水待行三五次除去藥以温白粥補之久
患者隔日取水一餅可救二三十人神效

痼冷

○附中理中丸○治脾胃虛冷心腹疼痛或嘔瀉霍
亂轉筋等證

大附子童便煮二次　人參　當歸　白朮
甘草炙　乾姜炮各等分

右為末煉蜜丸如彈子大每一兩作十丸每服一
丸白水化下愚以十全大補湯切中其病○人

參肉桂當歸白茯苓陳皮黃芪白术川芎白芍
藥甘草各等分水姜煎空心服

秘結

○潤燥湯

升麻二分　生地黃二分　熟地黃　當歸稍

大黃酒溫煨　生甘草　桃仁泥　麻仁各一錢

紅花五分

右除桃仁麻仁另研細外餘細切作一服水一盞
半入桃仁麻仁煎至一盞去柤空心稍熱服

○潤腸丸○治脾胃中伏火大便閉澁或乾燥閉塞不通全不思食及風結血閉皆能治之

桃仁湯泡去皮畧炒 麻仁去殼各一兩 當歸稍 大黃酒濕煨 羌活各半兩

右除桃仁麻仁另研如泥外其餘杵為細末為丸如梧桐子大每服三五十丸空心白湯下如風濕溫大便不行加煨皂角仁大黃秦艽以利之如脉澁覺身有氣澁而大便結者加郁李仁大黃以除氣澁燥

○香油法○蜜導法方見傷寒門

淋閉

○通關丸即滋腎丸治不渴而小便閉熱在下焦血分

黃栢酒洗焙乾　知母酒洗焙乾各一兩　肉桂半錢

右爲末熟水爲丸如梧桐子大每服一百丸空心白湯下服後須頓兩足令藥易下行也如小便已利莖中如刀刺痛當有悪物下爲驗○如夜多小便服八味地黃丸用益智仁去澤瀉効

○導氣除燥湯○治小便閉塞不通乃血澁致氣不

運而竅通也

茯苓去皮 滑石各一錢 黃柏二錢酒炒 知母去毛酒浸炒

澤瀉各一錢半

右細切作一服水二盞煎至一盞空心稍熱服

○小便不通 八正散 益元散選用

生車前草 搗取自然汁半盞入蜜一匙熱服

○蒲黃湯○治心腎有熱小便不通

赤茯苓 木通 車前子 桑白皮 荆芥

赤芍藥 燈心 炙甘草

右為末每服二錢葱頭一根紫蘇五葉煎湯調服

○小便不禁者屬熱屬虛如熱者五苓散加觧毒湯虛者五苓加四物湯

○韮子丸○治老人下元虛冷小便不禁或成白濁

韮子六兩炒　鹿茸四兩酥炙　蓯蓉酒浸　牛膝

熟芐　當歸各二兩　巴戟去心　兎絲子酒浸各一兩半

杜仲　石斛　桂心　乾姜炮各一兩

右為末酒糊丸如梧桐子大每服一百丸空心湯酒任下夜卧時亦服

○又方○治小兒小便不禁夜多遺尿

益智仁一兩鹽水浸一宿炒乾去殼

右為末每用二茶匙米湯調下　灸氣海神効

一人年七十者秋間患小便不通二十餘日百方不効後得一方取地膚草擣自然汁服之遂通雖至微之物而有迴生起死之功故錄於此以為濟利之一助云地膚草古云白地草即落帚草也本草云地膚子利膀胱能洗皮膚之熱湖廣此草極多

闕格

丹溪曰寒在上而熱在下故多死法當吐以提其氣之横格不必在出痰也用二陳湯探而吐之吐中便有降

辟瘴通用

天下以東南地暖而西北地寒咸謂東南有瘴氣邊謂士大夫遊宦四方謂水土不服則可若兩廣山峻樹茂水惡地濕漚熱甲於天下所以有瘴病時作仕宦初到及商賈往此多為濕熱所苦宜常預服至於別省可以酙酌通用

○理脾却瘴湯○遊宦四方水土不服常用此方若任兩廣尤宜多服

陳皮炒一錢　白朮去蘆一錢　白茯神去皮木一錢　黃芩炒一錢

蒼朮米泔浸鹽水炒八分　黃連姜汁炒七分　前胡七分　神麯八分

半夏姜汁炒一錢　山梔仁炒一錢　甘草五分　山查肉去核一錢

右水二鍾姜三片煎八分溫服不拘時一日一服

或問日一服可免瘴病何也蒼白二朮去濕芩連清熱化毒二陳化痰查麯理脾百病自却去矣更戒酒色慎起居為宜

○枳术丸

枳實炒一兩　白术去蘆炒一兩　橘紅炒一兩

蒼术炒一兩　黃連姜汁炒七錢　黃芩酒炒七錢

山查肉蒸過一兩　山梔仁炒五錢　神麯炒一兩

右為末淡姜湯煑米糊為丸白湯下百丸

○三黃丸　加枳實白术尤宜

黃連　黃芩　黃栢　山梔子各炒等分

右為末陳皮煎汁煑糊丸白湯下

右三方百粤仕宦經商最宜常服未病時却瘴之

法如有病選用後方

外感凡仕宦任遊天下水土不服感冒於人則頭疼身痛惡寒發熱左脉浮大者暫時外境任中用

○芎蘇香葛散

香附　蘇葉　茯苓　乾葛　荆芥　陳皮

半夏　前胡　川芎　白芷　甘草　防風

蒼术各一錢　○各省用麻黄一錢惟兩廣則用羌活蒼术

右水二鍾姜三片葱二根煎八分熱服如三四日後有惡寒此外感尚在表亦宜服此

○和解柴胡湯○四五日後不惡寒而發熱者
柴胡　黄芩各二錢　陳皮　半夏　芍藥　升麻
乾葛　赤茯苓各二錢　滑石一錢半末　甘草八分
右水二鍾姜三片煎八分温服○小便赤加猪苓
澤瀉口渴加天花粉麥門冬熱甚加石膏知母
竹葉如六七日内大便秘加枳殼大黄下之
○九味羌活湯○治四時感冒傷寒極穩
羌活一錢半　防風一錢　蒼术一錢半　黄芩二錢　川芎一錢
生地黄一錢　白芷　甘草各錢　細辛四分

右作一服水二鍾姜三片煎熱服有汗加白术去蒼术渴加石膏知母熱甚加柴胡黄芩大便不通加酒大黄

○六神通解散○外感傷寒發熱頭疼用此甚效

防風一錢半 去蘆　滑石二錢半 研末　黄芩二錢 酒洗

石膏二錢半 研末　蒼术三錢　甘草一錢

右作一服姜三片葱白五寸豆豉五十粒煎熱服

春夏用防風　秋冬用麻黄 若兩廣只可用防風

○萬病遇仙丹○能治百病内熱血分兩廣尤便

黑牽牛一斤半生半炒取頭末　大黄酒浸曬乾　三稜　莪朮

小皂角去蒸子　茵陳　枳殼去穰　檳榔各四兩俱生用

右為細末用大皂角四兩打碎去子煎濃湯去渣

煮麵稀為糊丸如梧桐大晒乾瓷罐收大便不

通空心白湯送下一錢五分如不通再加一錢

小便不通燈心木通湯下

以後丸數隨病輕重加減

婦人血塊月經不通當歸桃仁湯下○有癥瘕臥

時桃仁紅花湯下○積熱者半飽時有痞塊者半

飢如上焦熱食後如中焦熱午時如下焦熱空心俱白湯下○如熱口渴天花粉湯食後○痢疾初起桃仁湯二錢○久痢一錢即愈○瘧疾濃姜湯二錢○久瘧一錢○咳嗽杏仁湯食後○心氣疼小腹疼姜湯下○癱病發熱滚水下○食積痛滿者姜湯下○顛狂病滚水温下○老人便秘桃仁麻仁俱研碎煎湯下○小兒食積陳皮湯小兒丸要極小者每次十九或十五二十因兒大小加減○癎病姜湯下

此丸用之要看虛實久新如實而新者多服數丸虛而久者少服數丸全在活法不可輕意妄投如通利用白稀粥補病退七分止藥以俟自完切不可過劑如未見効再服自見其効也

○木香檳榔丸○治鬱結內熱氣分

木香五錢　檳榔尖小者　青皮醋炒　陳皮　黃柏

莪朮　枳殼　香附各一兩　當歸酒洗一兩五錢

大黃一兩酒蒸十次

右為細末水稀糊為丸如梧桐子大用白湯下

上焦食後　中焦半飢　下焦空心　年久夜卧

新病多服　久病少服常服俱白湯下三十五十

七十至一百九止

以上二方兩廣所必用者不可不知

便濁　車前草一味濃煎湯空心服亦效

○半苓丸○治白濁

神麯　半夏燥濕　猪苓分水

右為末麵糊丸服燈心湯送六十丸空心下

虛勞者用補陰藥胃弱者兼用人參及升麻柴胡

升胃中之清氣五苓散亦可用只加炒山梔升麻

柴胡

遺精即夢遺

濕熱兼痰流入膀胱下陷宜升提清去伏火若思

想而得當清心宜安神丸

○一方

白茯神去木一錢遠志肉一錢石菖蒲一錢滑石二錢

右爲末米湯調服

○二陳湯　加升提滋陰降火藥

更宜灸腎腧二穴取穴以前臍相對後背脊中樣平臍心點記中心兩邊各開一寸半是灸穴

陳皮去白炒一錢 半夏姜汁泡一錢半 桔梗 白朮去蘆

升麻酒炒 柴胡酒炒各一錢 石菖蒲七分 甘草一錢

白茯苓泔水浸鹽水炒 山梔子炒黑各一錢半 黃栢二分 知母三分

右剉水姜煎空心食遠服定志丸安神丸可選用

方見怔忡門

○固真丸○治纔睡着即泄精

白龍骨一兩 韭子一合

右爲細末每服二錢此空心用酒調服此二味藥

大能澁精固真氣煖下元

○枸杞丸○補精氣

枸杞子冬採者佳　黄精

右各等分爲細末二味相和擣成塊捏作餅子乾

復擣爲末煉蜜爲丸如梧桐子大每服五十丸

空心温水送下

○韭子丸○治腎臟虚冷腰胯痠疼脚膝冷痺夜多

小便夢寐遺泄日漸羸瘦面無顔色及治女人惡

露赤白帶下

右用韭子七升淨揀以醋湯煮千百沸取出焙乾旋炒如油麻香搗羅為細末煉蜜和丸如梧桐子大每服二十丸加至三十丸空心温酒送下

○大茴香丸○治小便白濁出髓條

大茴香　酸棗仁炒　破故紙炒　白术　人參

白茯苓　牡蠣用左顧者砂鍋内慢火煨爆為度　益智各等分

右為細末用青鹽酒糊丸如梧桐子大每服二十丸食前用温酒或米飲送下

○豬肚丸○治遺精止夢遺泄精思飲食壯健肢體有效

白朮去蘆炒五兩　苦參色白者佳三兩

牡蠣粉左顧者火煅童便醋拌如此七次布包井水中浸三日晒乾另研四兩

右三味爲細末用公豬肚一箇洗淨砂罐內煮極爛熟石臼或木臼內搗如泥糊和藥末再加肚汁搗半日一二萬下如小豆大每服四十丸日進三服或四次米湯送下久服自覺身肥而夢遺止妙效甚奇

膈噎翻胃

○五噎散○治五噎食不下嘔噦痰多咽喉噎塞胸膈滿痛

人參七分 桔梗一錢 沉香一分半 半夏姜汁泡二錢

白朮一錢 甘草炙八分 白豆蔻五分 杵頭糠二錢

蓽澄茄五分 枇杷葉一錢 乾生姜二錢 木香不見火二分

右作一貼水二鍾生姜七片陳倉老米一撮煎至一鍾食前一服食後一服臥時一服

○五膈散○治胸膈痞悶諸氣結聚脇肋脹滿痰逆

惡心不進飲食

枳殼去穰麩炒　青皮醋炒　大腹子洗者　半夏麴炒各一錢五分

木香三分　天南星姜汁泡一錢二分　乾生姜泡二錢

麥芽炒一錢　草菓仁七分　白朮去蘆陳壁土炒過一錢五分

炙甘草五分

右作一貼水二鍾生姜七片煎至一鍾空心少服

食後多服

○瓜蔞實丸○治胞膈痞滿胷脇作痰喘急妨悶此

丸五膈五噎翻胃皆服之有効者

瓜蔞仁（炒去殼取淨仁另研）枳殼（去穰麩炒）半夏（姜汁煮七次去皮臍）

桔梗（米泔浸去蘆）各一兩淨末

右為細末用濃姜汁煮神麴粉為糊丸每服五七十丸食後姜湯下一日吃三次

○一方　以手巾裹杵頭糠時時拭齒治卒噎或刮下杵頭細糠口内含之或煎湯細細呷嚥下效

○東坡家藏仙方○单用藍靛白湯化下數次效凡用藥内必用藍靛或青黛亦好

翻胃多用熱藥恐未合宜反燥傷津液惟有四物

二陳四君子加減用

○大倉丸○治翻胃及飲食不進脾胃弱者宜服之

白荳蔻　縮砂仁各二兩　陳倉米一升用黃土炒熟去土不用

右爲細末用生姜自然汁合和爲丸每服一百丸

食後姜湯下

○又一方○用真阿魏末五錢加取大路邊行人拋

下乾糞炒過存性作末五錢同阿魏末和勻五

更初以薑片蘸食能起死回生

瘡瘍

愚按外科發揮心法固為詳明于諸方然簡易之極效者惟槐花酒金銀花酒灸法騎竹馬灸此四方最便於倉卒及鄉落無藥之處以此治之亦有神效

○槐花酒方○治百種瘡毒初覺頭腦背面及身上下有瘡即用槐花四兩於鍋内炒香入酒二大碗煎一二沸即傾出去滓將酒盡服瘡即消未退再用新槐花四兩炒酒去滓服雖有極大之勢服此槐花酒亦退矣此神藥方不善飲作兩三次服

○金銀花治驗方

一園丁患發背甚危取金銀藤五六兩搗爛入熱酒一鍾絞取汁酒温服柤罨患處四五服而平彼用此藥治瘡足以養身成家遂棄園業諸書云金銀花治瘡瘍未成者即散已成即潰有回生之功

○灸法此蒜瘡上灸法○用蒜一片在瘡上用艾入蒜上灸夫瘡瘍之證有諸中必形諸外者引而發之在內者踈而下之灼艾之功甚効毒氣鬱結氣血凝滯輕者或可藥散重者藥無全功河間云痛者灸至不痛不痛者灸至痛毒氣自然隨火而散云矣

第一圖

先發男左女右臂腕中由橫紋起用薄篾一條量至中指齊肉盡處不量指甲爲則剪斷

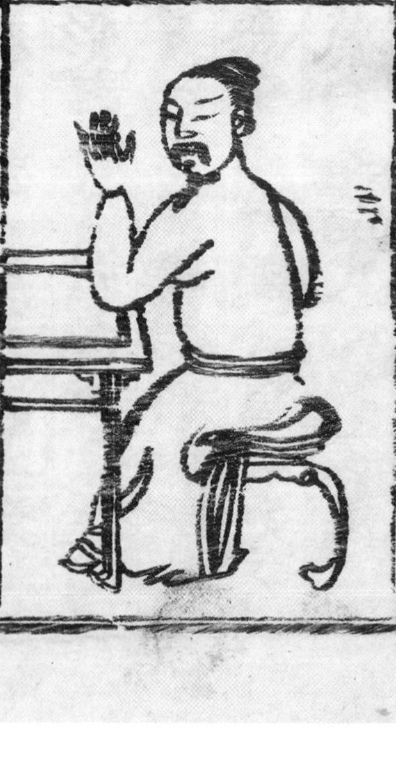

第二圖

男以左手女以右手先由中指用薄篾量取中間一節兩橫紋斷爲則名同身寸

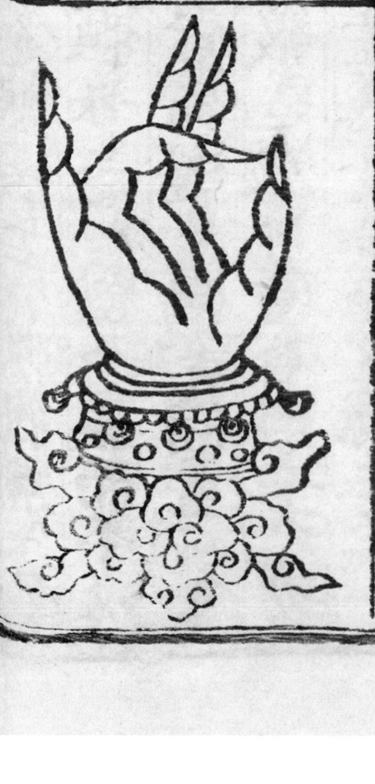

第三圖

先令病人脫衣以竹杠一條騎定兩人前後扛起足要離地兩傍更以二人扶定毋令動搖却以第一圖則子從尾閭起貼脊量至則子盡處以墨記之後却以第二圖則子就于墨點記處兩邊各量一則盡處各以墨點之即是灸穴左右共二穴各灸九壯或十五壯其瘡勢即消散毒亦拔矣

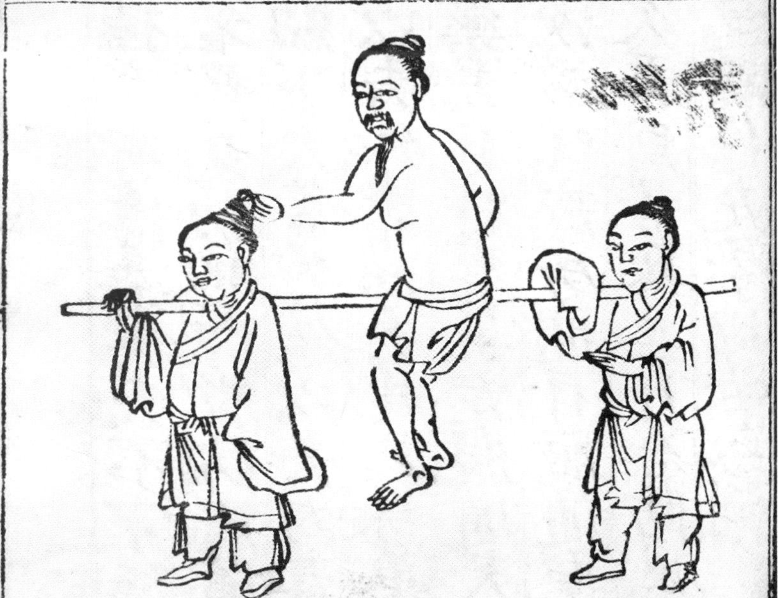

癘風　　癘與癩通

用光曰此病之起多因熱極亦有傳染與夫不守禁忌之人多有而不能救治者愚見初起即服防風通聖散五六十貼止頭二三貼下大黃芒硝以去內毒第九第十貼下麻黃發汗以去外毒却去此三味单服通聖散至五十貼則止藥五日待胃氣定服通天再造散以下其虫此後只淡滋味戒房間日服通聖散更服苦參酒一日三五次再用苦參二斤合防風通聖散二料去黃硝麻黃三味作丸子以苦參酒一

日吃三次此病可保平安要服二三年此丸守禁忌

萬舉萬全也

○防風通聖散方見上

○通天再造散

鬱金半兩　皂角刺獨生黑大者去木　大黃炮各一兩

白丑頭末六錢半生半熟

右為末每服五錢日未出時以無灰酒調面東服之當日必利下惡物或臭膿或蟲如魚口黑色則是多年赤色乃是近日數日後又進一服無

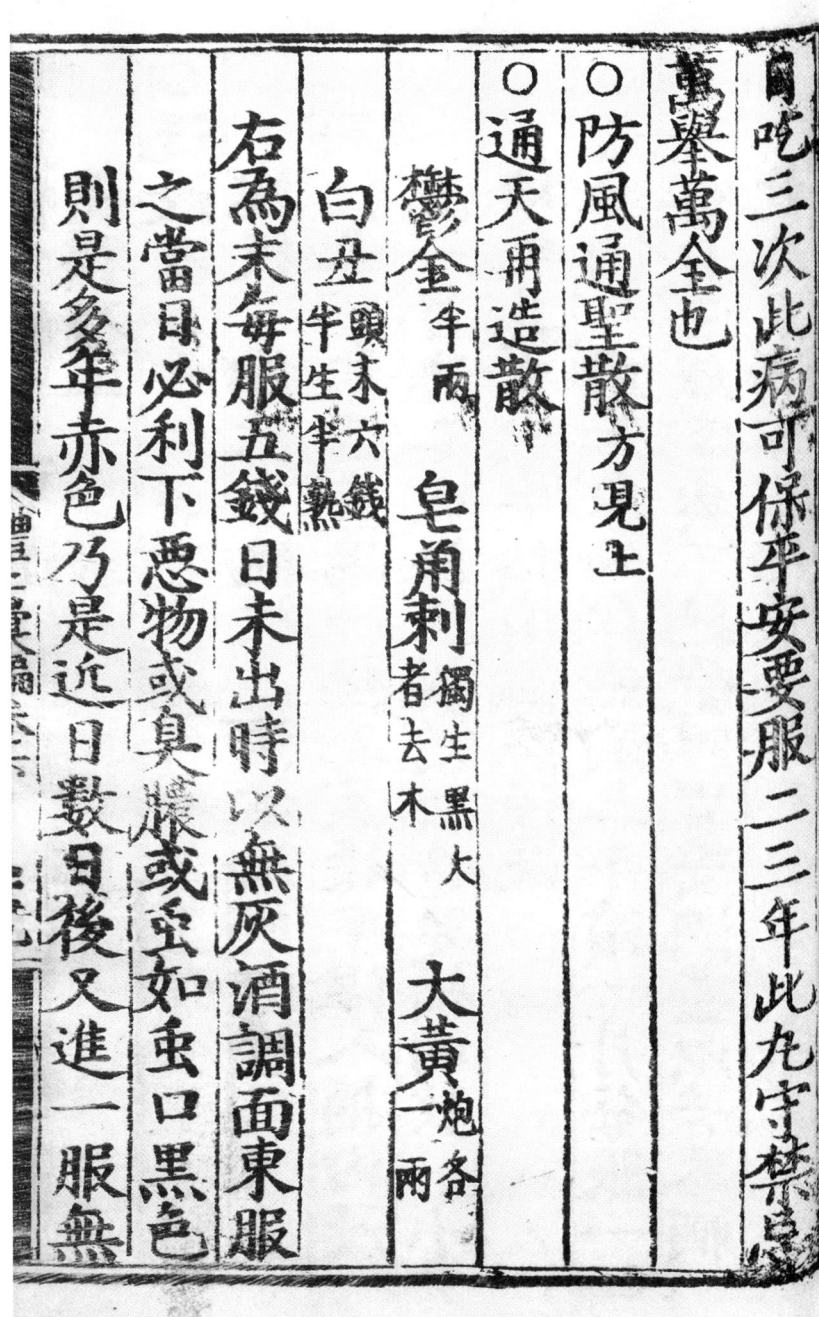

虫積乃止

○洗浸方

槐枝　柳枝　桃枝　橘葉枝　楮枝

五枝各一斤濃煎湯一桶先熏後半温入桶内浸洗一月洗二次極佳其桶新造要桶内放一小椅坐其中水平頸項温温浸洗

○苦參酒　用苦參五斤好酒三斗漬一月每服一合日三服常與不絕覺脾胃安酒盡以苦參晒乾為末酒糊作丸服

○苦參丸

苦參一斤　防風　滑石　赤芍藥

川芎　當歸　甘草　山梔

連翹　黃芩　黃連　白朮

荊芥　羌活　獨活

金銀花末各一兩糊丸酒下

已上諸方治癘病兩廣謂之大麻風江右謂之大皮風初起時依次序服此藥可保平復久患者服之亦可半愈延年不死

○苦參酒方○治内熱消瘡毒補心養氣

用苦參半斤洗淨剉碎分作二處將絹袋兜浸酒一埕春冬浸一月秋夏浸十日後早晚開服大治瘡科之神藥平居無病浸此酒能消一切風毒理脾常服每鐘用半斤有瘡用一斤每鐘酒一十五壺

痔

潜谿曰痔漏因風熱燥歸于大腸也治血為主大法用芩涼大腸人參黃連生地黃槐角涼血生血當

歸和血川芎升麻枳殼寬腸

○洗藥

用五倍子朴硝桑寄生蓮房煎湯先薰後洗腸風

獨在胃與大腸出用黃芩秦艽槐角青黛升麻

○治痔漏疼

熊膽一分　片腦一粒

右同研蜜調塗瘡上其痛立止

○槐角丸○治諸痔及腸風下血脫肛

槐角一兩去梗　防風　地榆　枳殼麩炒

當歸　黃芩各半兩

右爲細末酒糊爲丸如梧桐子大每服五十丸空心用米湯飲送下

○芎歸丸○治痔下血不止

川芎　當歸　神麯炒　槐花微炒

黃芪　地榆各半兩　荆芥穗　頭髪燒存性

木賊　阿膠炒各一兩

右爲細末煉蜜爲丸如梧桐子大每服五十丸食前用米飲送下

○蝸牛膏○敷痔瘡極効
蝸牛一枚　片腦　麝香各少許
右同研爛用磁盒盛次早取汁敷瘡上
○蝟皮丸○治諸痔出血裏急疼痛
蝟皮一兩　槐花微炒　艾葉炒黃　白芍藥
枳殼　地榆　川芎　當歸
白礬　黃芪　貫衆各半兩　頭髮三錢燒存性
猪後懸蹄垂甲十枚炙焦　盈尺皂角一挺去弦核醋炙黃
右為細末煉蜜和丸如梧桐子大每服五十丸食

前用米飲送下

○止血方○治痔瘡血出不止

右用明血竭爲末敷之

便毒

○便毒雙解散○治便毒内藴熱氣外挾寒邪精血交滯腫結疼痛

川大黄三錢　澤瀉　牽牛　白芍藥

桃仁去皮尖各二錢　辣桂　甘草各一錢

右作一服水二鍾生姜五片煎至一鍾食前服

○復原通氣散○便毒初發用此

南木香　玄胡索　天花粉酒浸　舶上茴香炒

白牽牛炒　白芷　當歸　青木香

甘草各半兩　穿山甲酒浸炙焦二兩

右為細末每服二錢食前温酒調服木香湯亦可

○敷藥方○治便毒腫痛

雄黄　乳香各二兩　黄柏一兩

右為細末用新汲水調敷腫處自消

○麝香輕粉散○治血瘀瘡陰蝕瘡耳瘀瘡一切惡

瘡皆治

麝香　輕粉(各半錢)　乳香　沒藥　白礬(飛過各一兩)

右為細末量瘡乾貼

○廻生金銀花散○治瘡瘍痛甚色變紫黑者

金銀花(連枝葉俱用剉研二兩)　黃芪四兩　甘草一兩

右㕮咀用酒一升同入壺瓶內閉口重湯煮三兩

時辰取出去滓頓服之一方無黃芪

乳硬

乳癰用蒲公英同忍冬藤入酒煎服即欲睡是其効

也

○柴胡連翹湯○治男子婦人馬刀瘡即瘰癧

中桂一分　當歸稍五分　黍粘子炒研　炙甘草

酒黃栢　生地黃各一錢　柴胡一錢半　黃芩炒

酒知母　連翹各一錢半　瞿麥二錢

右細切作一服水一盞稍熱服食後

○柴胡通經湯○治小兒項側有核堅而不潰名曰

馬刀瘡

柴胡去蘆　連翹　當歸稍　生甘草　黃芩

黍粘子　荆三稜　桔梗各三分　黄連五分　紅花少許

右細切作一服水二盞煎至一盞去粗食後稍熱

服忌苦藥泄大便此上焦病所以不宜泄大便

○南星散　治皮膚頸項面上瘤大者如拳小者如

栗或軟或硬不痒不痛宜用此藥切不可輒用

針灸多致不効

生南星大者一枚

右細研爛入好醋五七點杵如膏如無生者即以

乾者為末醋調如膏先以細針刺患處令氣透

却以膏藥攤貼覺痒則頻換貼取効

凡癭氣先須斷厚味用海藻一兩黃栢二兩為末

至掌中時時舐之以津涶嚥下待消三分之二

止藥

結核

凡結核在項在臂在身如腫毒不紅不痛不作膿

者多是痰注不散名曰痰核用二陳湯加酒炒

大黃黃蓮連翹桔梗柴胡各二分胞已上食後

服已下空心服

○萬病解毒丸

射干 文蛤即五倍子 杏仁 石膏 土硃

大戟 山豆根 山茨菰 續隨子去殼去油

白藥子 青黛 大黃酒蒸 蚤休即金線重樓各二兩

麝香二錢 威靈仙 白芷各一兩 風化硝

黃蓮各半兩

右為末糯米糊為丸如彈子大青黛活石細研為衣陰乾此藥解一切毒蠱毒鼠莽毒河豚毒魚毒菌毒疫毒死牛馬肉毒喉痺骨鯁竹木刺毒

並用急水磨下癰疽發背疔腫瘡瘍毒蛇犬咬蜈蚣蜂蝎螫毒刀斧湯火傷並用井花水磨下併塗傷處婦人鬼胎惡氣積塊虫積心胸瘀滿肚腹膨脹並用好酒磨下

○灸法　以大蒜爛搗成膏塗瘡四圍留瘡頂以艾炷灸之以爆為度如不爆稍難愈宜多灸百餘壯無不愈者

○内托護心散　疔瘡及惡瘡初起宜即用此藥先服數次護心不為毒氣攻心病易治療切不宜

遲同灸法宜早也

乳香一兩　真菉豆粉四兩一方用二兩

右爲細末每服二三錢煎甘草湯或新汲水調下

○太乙膏○治一切癰疽瘡節貼之神効

玄參　白芷　當歸　桂肉　大黃　赤芍藥

生地黃各一兩　黄丹　真麻油二斤

右細切入油浸夏三日冬十日春七日文武火煎

黑色去柤入黄丹再熬以槐柳枝不住手攪滴

水中成珠不軟不硬磁器收貯量瘡大小攤貼

○神異膏○治諸般癰腫癧毒殊效

露蜂房有蜂兒多者一兩　玄參半兩　黃芪七錢半

全蛇退半兩鹽水洗淨晒乾　杏仁一兩去皮尖　黃丹十二兩飛過

香油二斤　亂髮如鷄子大一團無病壯年男子者佳皂水洗淨

此膏乃瘡科之神藥人多忽之

右先將香油入亂髮於銚中文火熬候髮焦枯盡以杏仁投入候杏仁黑色用真綿濾出柤再將油入鍋內然後下黃芪玄參二味文火熬一二時久住火候片時火力稍息放入露蜂房蛇退

二味以挪枝不住手攪慢火熬至紫黑色又再用綿濾過去粗入爐中文武火熬下再急攪千餘轉滴水中成珠子膏即成矣冬月略嫩些夏月略硬些磁罐盛貯隨意攤貼

○極効散○治一切惡瘡久不愈

孩兒茶　拳黄鷄煨存性　象牙煨　龍骨煨

珍珠煨　花椒去目炒　青胡桃生用　麝香少許

生白礬煅半　孩兒臍帶煅此味多不能收難得

右各等分為末量貼患處神効

○將軍散

大黃一味為細末醋調搽患處凡瘡輕淺者即可消散

諸虫

○五鳳丸○治大人肝勞熱生長虫在肝為病令人恐畏不安眼中赤纏

烏鷄卵五枚去黃　黃蠟三兩　乾漆四兩炒烟盡

粳米粉半升　東引吴茱萸根切三升

右五味以茱萸根乾漆杵為細末和入銅銚中火煉可丸如小豆大隔宿勿食清晨以米飲下一

百二十丸蟲即爛盡

○療蛔蟲方○治小兒

酸石榴根東引者切二兩　檳榔十枚細切

右二味為末以水七升煮取二升半去柤再同粳米粉煮如硬稠糊丸空腹服一百丸少間蟲焦死快利神効

○又經驗方○治婦人陰蝕瘡陰戶中有細蟲其癢不可當食入臟腑即死令人發寒熱與勞症相似　先用蛇床子煎湯洗淨挹乾敷後藥

梓樹皮不拘多少焙乾爲末入枯礬四分之一麝香少許敷之立効

曾治一婦人因採桑見桑有金虫如蚕者被其毒謂之金蚕毒腹中疞痛欲死予治以樟木屑濃煎湯與之大吐吐虫有金絲如亂髮者一塊腹痛減十分之七八又與甘草湯連進二三盞而安

○癬瘡方

川槿皮一斤紅薄者佳　剪草一兩剪草即剪毛也出浙江杭州金華等處

藜蘆一兩 班猫十箇 巴豆十箇 白芨一兩

右剉碎用河水煎成濃汁又用白礬五錢煎滚傾出用大筆於癬上搽數十次以厚爲度次日即勢減二三次日又如前用搽未了藥次日又搽

○治楊梅瘡方○極效不可擅服輕粉致生後患

防風 白鮮皮 牛旁子炒研 羗活 赤芍藥
川芎 金銀花 山梔炒 當歸 白茯苓
連翹 滑石末 陳皮 黄蓮 荆芥
白朮 玄參 黄芩 甘草各一錢

冷飯團淨一兩頭貼用酒大黄一錢五分利下之

右作一貼水三碗半夏一錢姜五片葱五寸煎八分服煎渣

○搽藥

孩兒茶五分硃砂三分輕粉三分銅綠三分

白礬枯五分銀硃五分

右為細末用槐葉煎湯洗瘡上拭乾搽上些些許極痛後即愈先用槐花煎水洗

○比天膏

片腦　牛黃　乳香　沒藥　龍骨　血竭
赤石脂　射香各三錢　輕粉　麻黃　川芎
白芷　薄荷　草烏　全蝎各一兩　防風
連翹　黃芩　黃連　大黃　知母　貝母
當歸　蒼朮　羗活　梔子仁　桔梗　柴胡
荆芥　五倍子　白芨　海漂硝各一兩　川山甲
木鱉子　大楓子　椿枝　桑枝　槐枝各二兩
亂髮一兩　蛇蛻二條　柳枝嫩者一兩，外用硬柳枝作扶子攪
右片腦麝香牛黃乳香沒藥龍骨血竭赤石脂輕

粉另研俱為細末其諸藥俱剉碎用芝麻油浸一
宿外蜜陀僧二斤研細每藥一料用麻油十斤以
浸過為度文武火煎至藥枯髮焦無蹤影退火待
冷去滓復入火以蜜陀僧四五錢時時入內用槐
枝不住手攪用水一碗滴藥在水內成珠不散方
入乳香五味攪勻退火待温方入片腦射香牛黃
三味攪勻入磁罐內收過一七方可用如貼身疼
痛及半身不遂風濕等疾取生姜搗爛連汁炒熱
擦患處二三十遍拭乾火焙膏藥貼上如覺痒則

揭起少頃再烘再貼此藥治疾大抵無弗效者如
貼噎膈氣蠱加狗寶三錢如無狗寶用天鵞油三
錢代之

○兩防二活湯○治身體痲木有核遍身見人謂之
生飯南人謂之鼓槌風俗謂之風疾或係傷痰熱
氣滯

防風　防已　獨活　羌活
連翹各五分　烏藥七分　木瓜六分　檳榔五分
白茯苓一錢　陳皮　半夏各一錢　當歸五分

生地黃五分　赤芍藥　蒼朮各一錢　金銀花五分
玄參七分　萆薢二錢　牛膝七分　黃連五分
升麻一錢　木香三分　荊芥二分　白蒺藜炒八分
牛蒡子炒研末五分

右作一貼每用水二碗薑三片葱白五寸煎八分
帶熱服取汗
初一貼下麻黃一錢　中二貼加當歸一錢
後二貼下酒大黃一錢半
五貼可愈其効如神

○神効梵傳膏○專治遠年近日諸瘡瘰癧發背癰疽寒濕閃挫一切無名腫毒熱瘡杖瘡惡瘡

清油三斤要真　槐柳枝六把

血餘即亂髮用男子的二兩此味先用皂角花椒水泡淨晒焙乾

木鱉子四十九箇去皮　巴豆二兩去皮　當歸一兩半　人參一兩

苦參三錢　槐子三錢　百藥煎二錢　大麻子二兩

杏仁　川芎　香白芷　草烏

官桂　甘草　花椒去目　大黃

黃連　川山甲歟　兩頭尖各三錢

右木鱉子以下十九味俱剉粗片
黄丹一斤半用水飛焙過　阿魏三錢　松香二兩
木香　乳香　沉香　丁香各三錢
麝香一錢　没藥三錢　血竭三錢
右木香以下七味俱為細末
右先將清油入鍋内滚下槐、柳枝熬焦取出，下血餘熬枯取出，下木鱉子等十九味熬焦取出，將藥鍋取下，令温冷，用生絹濾去渣，淨的將油再下鍋，火熬滚，下黄丹，用柳枝不住手攪，此時用慢火細熬滴水中成珠不散是驗為度可特下阿魏松香二味攪勻急將鍋取下令冷時減火性乃下木香等七味細末攪勻却用涼水一桶将藥投下水中着手挼扯數次取出用磁盆一箇放藥于內一日換水浸至七日七夜方用磁罐盛之若用以滚水中化開量瘡腫大小裁厚綿紙攤或青布攤貼瘡上其効如神無淑之人不可傳也此方有回生之妙

○禿瘡

韶粉一兩　烏龍尾五錢煅存性　松香一兩

右為細末用清油稠調剃頭後厚敷即愈

○臁瘡方周蕙

乳香　沒藥　龍骨各二錢　蜜陀僧二錢

海螵蛸一錢五分　肥皂子五枚煅存性　各為末用綿紙雙重以針刺亂孔清油濕紙夾藥在內再用鵞翎蘸油掃藥濕透縛貼隔日一番兩面貼之

○疥瘡

水銀五錢　花椒一兩焙乾　硫黃一兩　蛇床子一兩

枯礬一兩　韶腦五錢　蜜陀僧一兩

右爲細末再用大楓子肉一兩研成膏同前藥研
勻桕油調搽
○又方亦治癬瘡取野大黄根洗淨切爛用好釅醋
浸一夜爪破瘡以前醋塗數次即愈
貧窮通用
按本草云山查子能理脾胃消化飲食山梔子能補
陰下氣降妄火且能開鬱車前子能滋腎水通利小
便炒過能壯陽補精髓久服令人生子是皆至賤之
藥在在有之而能醫至貴之病世有貧窮之人有病

不能求藥束手待死深可矜憫今以隨處所有此三藥詳其製造俾貧民之有病者得採而製服之庶不致於危殆也

○理脾散○治腹脹食不化時發熱

山查子肉即糖毬子七八月山野之間皆有取來剖去核取肉蒸過晒乾收起爲末每用五錢米湯下一日吃三次或米糊爲丸每用白湯送一百丸一日吃兩次腹痞自消飲食自進脾胃健旺久服効

○清熱解鬱湯○治發煩熱惡寒諸病并吐血衄血

小便赤大便難

山梔仁連殼研碎半黑爲度炒後覆地上一時出火毒

每用五錢水一碗姜一片煎八分去渣温服百病

自除

○疏導滋陰散○治小便短無下部虧損

車前子路傍取回晒乾炒過研碎

每用三錢姜一片煎湯去渣空心温服大能補益

○長春湯○治瘦弱者

側栢葉向東採嫩者回家陰乾畧炒研為極細末

每日用二錢白湯調下或病久羸弱卧床者與山查肉二味各二錢煎湯去渣温服能起久病人

○治痢疾便方○赤白皆屬熱不可謂赤熱而白寒但赤自小腸血分白自大腸氣分而來耳

連根葉子車前草一大把水洗淨用姜三片無姜亦可水二碗濃煎一碗去渣空心温服下次新取一大把再煎調炒山梔子細末三錢空心温服効

○一品丸○治風熱上攻目昏眩及療偏正頭疼
用大香附子去毛皮水煑一時久細切焙乾為
細末煉蜜為丸如彈子大每服一丸水一盞煎
至八分通口服婦人用醋湯煎服

○治壁虱○黎蘆百合石菖蒲蓽撥川椒鬼面烏碾
末將來摻床薦蟻虱蚤虱盡皆除

○又方○龜板燒之即絶加雄黃燒

○辟蚊○六月蚕沙夜明沙浮萍更加苦楝花每到
黃昏燒一炷蚊虫飛過別人家

○又方

木鱉　川芎　雄黃　樟腦各等分

右爲末燒薰

蠟丸說

彭用光曰此有數方廣人多製造蠟丸貨賣治病士大夫多用之以充土儀然此有宜用者有不宜用者有宜小兒者有宜大人者不可輕服且貴重香竄之藥多能散真氣務必對症斯能取効然用光每見病人悞服禍不旋踵故特分辯於各方之下

以便於用者之宜否也

○牛黃清心丸○治中風言語蹇澁神思昏憒怔忡健忘顛狂等症

肉桂一兩七錢半　牛黃一兩二錢　射香肉一兩

片腦一兩三味俱另研　羚羊角一兩　人參二兩五錢去芦

白茯苓一兩一錢半　芎藭一兩二錢半　防風一兩二錢去芦

阿膠一兩七錢半炒　乾姜七錢半炮　白朮一兩五錢去芦

雄黃八錢另研　犀角二兩　白芍藥一兩五錢

柴胡一兩二錢半去芦　甘草五錢　山藥十兩去紅皮炒

麥門冬去心一兩五錢　桔梗一兩二錢半　杏仁一兩一錢半去皮尖
黃芩一兩五錢　神麯二兩五錢炒　白蘞七錢半
蒲黃二兩五錢炒　大豆黃卷一兩七錢半　當歸一兩半酒洗
大棗一百箇去核去皮蒸搗膏
金箔一千二百片藥末重計四十八兩五錢該
入熟蜜七十二兩用生蜜六斤每藥一兩分作
十丸用黃蠟包裹收候用開取以姜湯化開服
各藥各為末秤淨後合和一處再研勻同棗膏
煉蜜為丸金箔為衣蠟包

○蘇合香丸○治中風暴不知人事急以白湯化下及擦牙小兒搐風昏迷量小大服之皆効此雙料

蘇合油二兩　片腦二兩另研　乳香一兩另研　丁香

沉香　檀香　木香　白术去蘆

訶肉去核　犀角　射香肉　香附米童便製

蓽撥　安息香　硃砂各四兩　各研末

右藥末共二十七兩入煉熟蜜四十一兩用蠟包裹凡用姜湯化下藥每兩作十丸凡蠟丸皆如此法

○抱龍丸○專治小兒傷風瘟疫身熱昏睡氣粗風熱痰實壅嗽又治驚風潮搐及蠱毒中暑沐浴後並可服壯實小兒宜時與服之則免痰熱驚悸之證大人有前病者亦宜倍服之

雄黃二錢半水飛　辰砂少別研五錢　天竺黃一兩

天南星炒為末臘月納牛膽中陰乾百日取出四兩如無只將生乾者去皮臍炒熟用然不及膽星　射香半兩別研恐大多今用二錢半

右為末煮甘草膏丸如皂子大溫水化下百日兒每丸分作三服一歲兒半丸五歲兒一二丸童男

二五九室女白帶伏暑用塩少許細嚼一二九新汲水送下臘月用雪水煮甘草和丸尤佳一法用漿水或新汲水浸南星三日煮三五沸去皮取白肉切焙炒黃色為末每八兩以甘草二兩半拍破用水二碗慢火煎熬至半碗去粗旋旋洒入南星末徐徐研之令甘草水盡入餘藥為丸蠟包裹如上法服用

○琥珀抱龍丸○治小兒鎮驚寧神退心熱夜啼化痰止咳大人有前病者亦宜倍用之

琥珀　天竺黃　檀香　人參去芦
白茯苓各一兩五錢去皮　粉草三兩　枳殼炒
枳實各一兩炒　山藥十兩炒　硃砂五兩　牛膽星一兩
珍珠五錢　牛黃一錢　金箔三百片為衣
右為末藥味計重二十九兩一錢計入熟蜜四十
三兩正用生蜜三斤十一兩淨若用蠟包裹如
上法取用
○大神効活絡丹○治風濕諸痺筋骨疼痛清心明
目寬胞盃血養氣爕膝腰疼痛口眼喎斜行步

艱辛筋脉拘攣年四十以上每服一丸至老不生風疾大有神効潛谿曰若慎服者如油入麵不得出慎之慎之

白花蛇二兩酒浸焙乾　烏稍蛇半兩酒浸焙乾　麻黄二兩去節

細辛一兩去土　全蝎一兩半去毒炒　兩頭尖二兩酒浸

赤芍藥一兩　貫芎二兩　防風二兩半去芦

葛根一兩半　没藥一兩另研　血竭七錢半另研

硃砂一兩另研　烏犀屑半兩　地龍半兩去土

甘草二兩去皮炙　丁香一兩去枝　白姜蚕一兩炒

乳香一兩另研　麝香半兩另研　片腦一錢半另研

官桂二兩去粗皮　草豆蔻二兩去皮　川羌活二兩

虎脛骨一兩酥炙　玄參一兩　牛黃二錢半另研

威靈仙一兩半酒浸去土芦　天麻二兩　藿香二兩去土

天竺黃一兩　敗龜板一兩酥炙　人參一兩去芦

何首烏二兩　白芷二兩　烏藥一兩

安息香一兩　青皮一兩醋炒　黑附子一兩炮去皮臍

香附一兩童便製炒　白豆蔻一兩　骨碎補一兩

黃連二兩　茯苓一兩去皮　黃芩二兩

白朮一兩去芦　熟地黃二兩酒洗　松香脂半兩

大黃二兩酒洗　當歸一兩半　木香二兩

沉香一兩　金箔為衣

右各味各碾秤淨末後合和一處煉蜜為丸如彈子大每服一丸細嚼温酒茶清嗽下隨證上下服之頭風擂茶下如用蠟包裹如上法

已上五丸方詳明註於其下凡用切不可輕恐悮為患不小

瘴氣辯

彭用光曰凡仕宦携家小初入廣地水土不服者能戒去煎物及油炒醬煿鷄鴨麵食與夫生冷燒酒之類若感其嵐瘴之毒或惡寒發熱類瘧之病必輕須服解毒柴芩湯可隨手作効柴胡黄芩各二錢陳皮半夏各一錢猪苓澤瀉白术各五分茯苓一錢黄蓮甘草各四分水二鍾姜三片煎服渣再煎或三五貼或四五貼即安仍戒飲食一七日若過食煎煿醬麵已上厚味則病必重宜用承氣湯無三黄竹葉石膏湯斯能去其積熱瘴毒也枳實一錢厚朴二錢大黄三錢朴硝二錢石膏五錢知母一錢黄蓮黄芩黄栢各七分山梔仁一錢甘草五分作一貼竹葉七片白水煎空心服通利三五次以白稀粥

補亦有熱深一服方能通利者在臨時消息之否則病重日久惟瘴熱口渴以致危殆醫不知此反用補藥遂致夭枉實為可矜若士夫君子能戒慎無每晨迴避瘴氣必待日光先飲食之然後出外此則能免諸病也北人多好煎煿至廣地熱不知避忌習俗不改貪食熱味婢僕尤甚所以凡染瘴病極甚危殆此則不諳風土縱口腹之慾以自取之書此以為處瘴鄉者之戒耳

潛谿曰凡瘴夏末秋初天熱發春冬少○饑餓在

其地者發○弱人飲食過飽者發○飲酒過多者發○犯色慾者發○秋夏食鴨肉者發○食時新菜果笋蕨之類者發○早行足沾露水者發○路上步行過紅土水者發○經其地遇雨者發（慎備雨具）○半夜失盖受寒者發（熱天難防）○食糯米飯又食鮓或飲冷水者發○歇臥處有穢氣臭多者發○食甘蔗柑子及飲樹頭酒者發○平日有舊病腹中有草藥又服君臣藥者不治○犯色慾又飲燒酒者不治○春秋時月人感山嵐瘴霧毒氣發寒熱

胸膈飽悶不思飲食此毒氣從鼻口入內也治當清上焦解內毒行氣降痰不宜發汗○凡人感冒山嵐煙霧蛇虺毒氣其症惡寒戰慄發作頭疼休作無時仲夏得者為炎瘴為青草瘴孟秋得者為黃茅瘴為橄頭瘴或因飢飽或由虛怯或涉溪澗或衝煙霧者謂之黑腳瘴蝦蟆瘴瘂瘴所感不同方亦異用○平日不喜酒色調節飲食又知以上避忌夜卧潔淨不臭穢氣雖犯瘴月分病不能侵大段此病只是乘虛而入不可不知○經商客旅

亦當知戒○凡鷄魚鵞鴨諸肉及麵皆不宜用油
煎醬煿此等大能發瘴生病
○治瘴用好新桃仁二升煑去皮尖好阿魏二兩老
酒一升同煑酒盡焙乾於絹袋内盛如入煙瘴之
地即每日空心爛嚼七枚酒下極妙（貧不能具用生姜口含嚼）
○治瘂瘴秋頭等瘴用蜀漆半斤檳榔三兩五錢爲
細末麵糊丸如梧桐子大每服四十五丸臨卧冷
水或酒任下先卧三十丸至鷄鳴時再服十五丸
取其吐瀉如不吐瀉以鷄翎於口中探引即吐若

病重服之不吐再用蜀漆三錢擂爲末烏梅三箇用水一盞煎至七分露至二更調蜀漆末服推動前藥吐之後若痢疾用萬兩金爲細末滾水調露一宿再温服忌生冷油膩麵葷腥之物若瘧疾臨發日早服之蜀漆即常山莖葉萬兩金地榆也

○治挾嵐瘴溪源蒸毒之氣其狀血乘上焦病欲來時令人迷困甚則發燥狂妄亦有啞不能言者皆由敗血瘀心毒涎聚於脾經所致用柴胡半夏甘草黄芩人參大黄枳殼等分㕮咀每服五錢姜棗

煎空心服啞瘴食後服　潛谿方用山梔仁炒一錢陳皮炒五分水一鍾煎服此却瘴之法也

○治瘴瘧大熱煩燥用生地龍三條研爲末入生姜汁薄荷汁生蜜各少許新汲水調下

○治瘴毒用故草鞋底去兩頭燒作灰井花水服之

○又方用犀角尖羚羊角磨水服之

○又方用扁豆花嫩葉擂爛熱酒服柤塗腦前後効

○治瘴氣不時發用知母貝母常山檳榔各等分㕮咀大人每服六錢小兒三錢水煎三次用絹盖露

一宿微温空心服永不再發莫令婦人雞犬見之
○治瘴瘧用丹砂雄黄各一兩並研細水飛過令乾
鬼臼半兩爲末阿魏一兩用酒半升熬成膏再研
勻以阿魏膏丸如雞頭大緋絹袋貯十丸常執手
中頻嗅其氣瘴瘧不能着人如遇已病者井花水
嚼下三丸五丸即瘥
○治山嵐瘴氣并發瘧者經驗神効用草果一箇去
皮常山長一寸破作四塊用好酒一椀熬過入常
山草果在酒内泡過一夜發日早五更令患人望

東空心飲盡酒煖蓋睡至酒醒已愈矣所用酒看
人量多少用之無不立効
○又一方治蠱瘴諸病用一枝箭草藥名雲南産者
二錢爲末酒調下

解蠱毒說

潛谿曰蠱毒試法嚼生黄豆不覺腥者蠱豆皮脫爛
者蠱噙白礬味甘不澁者蠱○凡中蠱毒不論年
月遠近煑鷄卵去殼以小銀釵一隻揷其中併含
入口飯頃取視釵卵俱黑者是○若於人家飲食

即以犀角攪之白沫泛起則有毒○凡中毒用敗
皷皮燒爲末服方寸匕病人當自呼蠱主姓名可
令解之○唾津液水椀中沉是蠱浮非蠱○凡中
毒其証面目青黄力乏身痛唇口乾燥煩燥迷悶
胸膈脹滿腹中切痛如虫齧又如虫行唾吐鮮紅
小便淋瀝大便濃血雜下病人所食之物皆變化
成虫侵食腑臟食盡則死矣死則病氣流注復染
著於傍人是謂之蠱毒○蠱乃聚毒虫於器所成
故字從虫從皿中之者不即死或經數月或一二

年始發彼亦有解法方其用時不但食物中或置屋梁或滐樹葉候人於下飲食有珠絲飛下著所食物最爲難防野食者以傘障之可也○凡在人家飲食將舉筯先云汝家莫有蠱否仍取盤尖上一臠置于卓上已而懷歸投厠中則不能傷○又法從右入門舉眼從左直上數屋椽一遍或以脚踢門檻三下則吉○凡入蠱家默誦呪七遍則其術不行呪曰姑蘇琢磨耶琢吾知蠱毒生四角父是穷窿窮母是舍耶女眷屬百千萬吾今悉知汝

摩訶薩摩訶○防蠱用預知子帶衣領中遇蠱則有聲亦能療蠱毒○既知中毒急以石榴皮煎汁飲之吐出活物立愈

○治蠱毒十二水腹滿急痛除積聚利大小腸用綿大戟生在向陽處者各月取根陰乾削去皮為末糊丸如梧桐子大每服二十丸力壯者三十丸或為末每服三分力壯者五分俱空心用白湯送下良久腹中刺痛其蠱毒之物自然下利待不痛方用溫粥補之調養五六日胃氣稍平仍前再煎一

服調攝如前中蠱淺者一二服愈深者六七服方除病根蠱毒試驗不真不可輕服恐泄元氣或用合成千金錠子尤妙盖內有紅牙大戟也

○千金錠子　此方兼治瘴氣百病百般瘡毒皆能取効

五倍子去內虫三兩　續隨子即千金子壓去油一兩另研

山茨姑二兩　紅牙大戟一兩五錢　射香當門子二錢另研

硃砂二錢　雄黃二錢

右用糯米粥為丸搗千下印成錠子四十箇端午

日或七月七日合爲妙凡用凉水磨服半錠及搽患瘡上治一切藥毒蠱毒瘴氣癨疾及自縊溺死驚死未經宿心頭温者磨水灌入即甦中風百病熱酒服小兒蜜水磨服

○辟蠱用荸薺采俗名地栗須用江南所産大者切晒爲末常隨身每以白湯調二錢匕傳聞下蠱之家知有此物便不敢使其術矣

○治蠱毒下血月數行者用升麻末三錢溪水調服良煎濃汁飲之亦可

○治蠱毒及宿食痰涎霍亂等症用極鹹鹽湯三升熱飲一升探口令吐宿食使盡不吐更服吐訖飲三吐乃止此法大勝諸治俗人以為淺近而不用守死而已凡有此病即須用之立效

○治百蠱不愈用白鷄鴨血灌口中良

○吐蠱用五倍子二兩硫黄一錢甘草三寸一半炮去火毒一半生用丁香木香射香各十文輕粉三文糯米二十粒共八味入小砂瓶内水十分煎取至七分候藥面皺為熟生細絹濾去滓通口服病

人平正仰卧令頭高閣覺腹間有衝心者三即不得動若吐出用桶盛之如魚鰾之類乃是惡物吐罷飲茶一盞瀉亦無妨旋煮白粥補忌生冷油膩醬醋十日後服解毒丸三兩服又經旬日平復○獨行根煮汁服亦吐蠱毒

○解毒丸用豆豉七粒巴豆去殼兩粒二味入百草霜一處研細滴水丸如綠豆大以香茅（香茅即香薷）湯吞下七丸

○去蠱毒用連翘煮服之良又用馬兜鈴根或苗煎

服得吐而愈

○殺三尸寸白虫逐蠱毒氣用乾漆炒盡烟用酒服之

○解諸藥毒殺小蚘寸白蚘用山豆根口中嚼嚥唾煎湯服亦可無治喉閉

○治中惡腹痛蠱毒注忤鬼氣猫犬百病用烏藥㕮咀煎服

○治諸毒用升麻不拘多少濃煎汁飲之

○又方用葛粉水調服無粉生葛擣汁亦妙

○又方用甘草長七寸四十九根厠坑中浸四十九日淨洗爲末蜜丸瓶放遇中毒時口中嚼化即解即安

○又方用白扁豆爲末新汲水下二三錢頓服得利

○又方用菉豆研爲末新汲水調服豆粉亦可

解諸毒并救急嘗驗易方

潜谿曰解砒霜毒此毒於肉飯中得之者則易治飲酒中得之者則散歸百脉難治若在胸膈作楚可吐在腹中可下急服藥得吐泄則愈

○又方用釅醋多飲之吐泄即解不可飲水

○又方用生麻油一大盞灌之立愈人糞汁或用大糞灌之皆効

○救自縊死凡救自縊死者極須按定其心勿截繩徐徐抱解之心下尚温者以氈罷覆口鼻兩人吹其兩耳立活

○又方灸四肢大節陷大指本文穴名曰地神各灸七壯

○又方刺雞冠血滴口中即活男雌女雄

○救落水死者以竈中灰布地令厚五寸以甑側著灰上令死人伏於甑上使頭小垂下抄鹽二方寸匕內竹管中吹下孔中即當吐水水下因去甑下死人著灰中壅身使出鼻口即活

○又方綿裹皂角末內下部中須臾水出即活

○又方綿裹石灰內下部中水出盡則活

○又方屈兩脚著在生人兩肩上死人著生人背即負持走吐出水便活

○又方灸臍中數十壯經宿者猶可活

〇解巴豆毒黄連煑汁服之良

〇解天雄烏附毒用大小黑豆濃煎汁飲之

〇又方用飴糖汁服之

〇解鈎吻是草毒煑桂汁飲之

〇解大戟毒用菖蒲搗汁服之

〇解合口椒毒取新汲水飲之

〇解椎黄毒用防巳煎湯解之

〇解班猫毒用澤蘭葉搗汁飲之

〇解藜蘆毒用葱煑汁服之良

○解鶴鳥毒即孔雀毛并膽也用乾葛三兩為末水調頓服良

○解飲食毒未審是何毒解用蕎麦甘草生用各二兩細剉以水五盞同煎取二盞停冷去滓服入口便活

○解六畜肉毒用犀角磨濃水服一碗良

○又方用水調壁土黄土或竈底土服之立解

○解食羊肉毒用甘草煮汁一二碗飲之

○解食自死六畜毒用黄栢末服一二錢不解再服

○解食魚毒用陳皮煮濃湯極冷飲之立驗

○解食鵝鴨中毒方以糯米泔温服二盞即消

○解食鱔魚中毒可食蠏即解之

○解食鱔鱉青蛙等毒用生豆豉一大合新汲水半碗浸令豉濃頓服之即瘥

○解河豚魚毒一時困急急以清油多灌之吐盡毒物方愈

○解虎咬傷先吃清油一碗次用油洗瘡口良

○又方急服自然生姜汁

○又方用白礬研末敷傷處

○治虎咬傷用砂糖水調塗仍服砂糖水一二碗

○治風犬咬傷防風五錢牽牛炒大黄各三錢班猫米炒一錢射香三分雄黄三錢爲末每服三錢温滚水調不拘時遇傷即調服利下惡物小便中出

○治顛犬咬兼治常犬傷用真虎脛骨或腦骨研末二錢熱酒或白湯任下

○又方用白礬爲末摻瘡口再用班猫九箇畧炒過研末酒調下小便中利下惡物即愈

○治馬咬及踏人傷用艾灸瘡上并腫處又用人屎或馬屎燒灰為末皆可敷

○治蛇咬傷急飲好醋一二碗令毒氣不隨血走或清油一二盞亦可然後用藥

○治蜈蚣咬傷用鷄屎塗之良

○治蜘蛛傷以醋磨炷鐵汁及桑白皮汁傅之亦治蜈蚣毒

○治黄蜂螫用熟油洗之清油擦之亦可

○治蝎螫痛不可忍用白礬半夏等分為末醋調貼

痛止

○治蚯蚓咬以鷄屎傅之

○又方急煎鹽湯浸洗腫處即消

○治百蟲入耳用韭汁和醋灌之

○又方清油灌之立出

○治溪毒射工搗蒼耳汁服一升良

○治誤飲蛇交水研雄黄服

○治溪毒兼辟射工夏月出行取知母爲末自隨欲入水先取少許投上流亦服之

○治毒矢所傷搗藍汁一升飲之并傅瘡上若無藍取青布漬攪汁飲之并淋瘡口中

○又方內鹽臍中灸之

○治箭頭不出煎地黃汁或作丸服之

○治箭鏃不出或肉中有聚血取婦人月經布燒作灰入酒飲之

○又方用象牙屑敷患處或磨汁傅之矢即出

○治箭鏃入骨不可拔者用巴豆半粒蜣螂一箇去翅足殼同微炒研勻塗傷處所須痛定必微痒且

忍之候不可忍便撼動拔之立出以黄蓮貫仲温
湯洗之仍用牛膽製風化灰傅之

○治金瘡破腹腸突出取人屎乾之為粉傅之腸即
入矣

○治金瘡血出不止用柳絮封之良

○又方擣車前草傅之血即絕連根取用立効或飲
人屎三升愈

○治金瘡腹中瘀血用牡丹皮為散水服三指撮立
尿出血

○治金瘡苦刺百治不瘥者用葱一把以水三升煮數服漬洗瘡止痛良

○治棒杖刀斧傷疼痛不可忍者用防風去蘆南星湯洗剉散每服三錢水酒各半盞生姜搥碎同煎通口服甚者不過三服立効

○治刀傷五月五日採百草和礦石灰入甘草末少許假如百草石灰共四兩甘草末五錢共搗成餅陰乾但遇刀傷碾為末即掺按上血即止傷口即好不潰

○治無名腫毒凡覺腫起者用獨瓣大蒜切如錢覆腫處上用艾灸不拘壯數不痛灸至痛若痛灸至不痛効

○治嘔吐日夜不止神効用生半夏五錢搗碎生姜五六片水一碗濃煎湯熱服三五次

○治諸腫毒以馬齒莧水煮冷服一升及塗瘡上効

○治疔瘡腫危急欲死搗菊花葉敷上即醒冬月無花用菊根

○治疔瘡及無名腫毒用楟木虫即人家竈上出者

不拘多少研爛敷之少時疔出毒散即消如神効

○治乳癰用生瓜蔞一箇當歸二錢半甘草節二錢半共搗如泥用酒三碗煮至二碗調乳香没藥各七分温服渣敷瘡上如此七次

○治穿掌毒以新桑葉搗爛包盒上即愈

○治毒瘡生於手指赤腫堅硬徹骨疼痛不可忍者用乳香少許泥蜂窩壁間棵之共為末釅醋調塗乾則以醋潤

○治詐腮腫毒用防風荊芥連翹牛旁子羌活甘草

各等分爲粗末水煎三兩服毒散後方可塗藥恐
毒氣入喉難治赤小豆末醋調服

○治便毒以生姜一大塊米醋磨取千步峯泥敷之
即消千步峰係人行地上行日久其皮突起者是

○治打破頭開不合用魚鰾膠燒灰三錢調酒服之
即合

○治頭不生髮用生半夏爲末麻油調搽先用生姜
擦三次

○又方用生鯽魚全燒灰油細辛末同調擦即生

○治丹毒入四肢者易治入腹者難治用生地黄生松葉豆藁豆豉大黄梔子黄芩不拘得一味搗末水和貼之即瘥

○治跌打損急卒便易方用童便一甌酒一甌相對温服如此一日吃三次安愈極速

○治卒死無脈者用灸熨斗熨兩脇下即瘥或灸鼻下人中穴亦治尸厥

陰騭論

彭用光嘗聞諸司馬温公之訓曰積陰德於冥冥之

中以為子孫長久之計愚嘗服膺而弗能深自愧省之無已况先哲有曰古來醫道通仙道半積陰功半養身似此則為醫者當恭誠盡敬切脉用藥不可忽畧務合經義以脉之虛實辯症之寒熱論病之久新因人之厚薄順時之寒暄君臣佐使務得其宜則用藥必効切不可貧富而兩施救人於危迫之頃不可計利而遲悞下藥致人性命夭枉雖途人乞丐之求藥者亦必詳問細察與對症之藥必如醫自己父母之心則可以保全人命否則天地鬼神陰必鑒臨此

心不欺即為醫者之陰騭也若貴人富室王公上卿能行方便陰騭則活救天下四海萬萬蒼生豈醫家一掬之小康可比然原仁心則一也所有應時諸方通治於人有効者富貴之家能修合數料施捨貧民客商路途往来人等服之得病痊愈亦陰騭也

○陰騭丸散

瘴疾方 瘴方通用 兩廣尤效

柴胡五錢 黃芩二錢半 陳皮八分 半夏一錢半 茯苓一錢
猪苓一錢 澤瀉一錢 白朮一錢 藿香七分 甘草七分

右作一服用水一碗半生姜三片煎八分温服煎渣口渴加石膏天花粉各二錢惡寒加桂五分惡熱加黄連乾葛各一錢輕者一二服重者三五服必効

痢疾方

陳枳殻去穣炒一錢　黄連姜汁炒一錢　黄芩一錢半　升麻一錢　白芍藥三錢　滑石末二錢　柴胡　陳皮　山梔仁炒　茯苓各一錢　甘草五分　白术七分　紅多加地榆生地黄白多加半夏黄芩白术初起加大黄煨二錢

口渴加天花粉乾葛熱加柴胡升麻
右作一服水一鍾姜三片燈心一百寸煎空心服
○萬應膏○治一切瘋氣寒濕手足拘攣骨節酸疼
男子痞積女人血瘕及腰疼脇疼諸般疼痛結核
轉筋頑癬頑瘡積年不愈腫毒初發楊梅腫塊未
破者俱貼患處肚腹疼痛瀉痢瘧疾俱貼臍上痢
白而寒者尤効咳嗽哮喘受寒悪心胞膈脹悶婦
人男子面色痿黃脾胃等症及心疼俱貼前心負
重傷力渾身拘痛者貼後心與腰眼諸疝小腸氣

等証貼臍下治無不効

木香　川芎　牛膝　生地黃　細辛　白芷

秦艽　當歸尾　枳殼　獨活　防風　大楓子

羌活　黃芩　南星　蓖麻子　半夏　蒼朮

貝母　赤芍　杏仁　白斂　芧香　両頭尖

艾葉　連翹　川烏　甘草節　肉桂　良姜

續斷　威靈仙　荊芥　藁本　丁香　金銀花

藿香　紅花　青風藤　烏藥　蘇木　玄參

白鮮皮　姜蚕　草烏　桃仁　五加皮　山梔

牙皂　苦參　川山甲　五倍子　降真節　骨碎補
蒼耳頭　蟬蛻　蜂房　鱉甲　全蝎　麻黃
白芨已上各一兩　大黃二兩　蜈蚣二十條　蛇蛻三條
桃枝　柳枝　榆枝　槐枝　桑枝　楝枝
楮枝各二十一寸

右切為粗片用真麻油一十二觔浸藥在內夏浸三宿春五宿秋七宿冬十宿方煎以藥枯油黑為度用麻布一片濾去渣貯磁罐內另以片子松香不拘多少先下淨鍋鎔化後方加藥油量

香二觔用油四兩試水輭硬仍濾入水缸中令人抽扯色如黃金即成膏矣每製一料計膏十七觔約用銀八九錢量攤中大膏藥一萬有餘可濟人五千之數所費者少所濟者衆富者固不俟言少有力之家亦可製此貧者又可以資身誠妙方也此膏嘗施數萬人無一不効蓋不止於百試百驗耳

○萬病遇仙丹○木香檳榔丸○三黃枳朮丸三方見上皆能清熱理脾驅逐諸等熱病照前製造合丸施

濟貧民實莫大陰隲若兩廣之地多濕多熱治病必兼用蒼白二朮去濕芩連解熱去毒別省施治不在此例以上應時丸散等方延用光因病酌量增減屢試有驗若既便於士夫之日用又利於民庶之去疾請信而試之决不誤也

體仁彙編試効要方卷之六終